U0229705

一体化PET/MR 临床应用图谱

Atlas of Hybrid PET/MR in Clinical Applications

主 编 李 彪 林晓珠

科学出版社

北 京

内 容 简 介

本书介绍了PET/MR在不同临床情境中的扫描方案、常见图像伪影识别及应对解决方法、全身正常表现，以及常见的临床应用领域，后者为本书的主要内容，包括颅脑疾病、头颈部肿瘤、腹部疾病、盆腔疾病、血液系统疾病、乳腺及软组织肿瘤和心脏相关疾病等，通过展示分析典型病例及部分少见病例体现PET/MR在已知肿瘤的分期与再分期、检测/排除肿瘤复发和（或）转移、疗效监测、寻找原发灶、对常规影像学诊断不明确的病变进一步鉴别诊断、指导放疗或活检计划等方面的诊断价值。

本书可供核医学科、影像科医生及技术人员等参考阅读。

图书在版编目（CIP）数据

一体化PET/MR临床应用图谱 / 李彪，林晓珠主编. —北京：科学出版社，2020.6

ISBN 978-7-03-065430-4

Ⅰ. ①一… Ⅱ. ①李… ②林… Ⅲ. ①计算机X线扫描体层摄影－图谱 ②核磁共振成象－图谱 Ⅳ. ①R814.42-64 ②R445.2-64

中国版本图书馆CIP数据核字（2020）第095714号

责任编辑：马晓伟 / 责任校对：杨 赛
责任印制：赵 博 / 封面设计：黄华斌

科 学 出 版 社 出版
北京东黄城根北街16号
邮政编码：100717
http://www.sciencep.com

北京汇瑞嘉合文化发展有限公司 印刷
科学出版社发行 各地新华书店经销

*

2020年6月第 一 版 开本：787×1092 1/16
2020年6月第一次印刷 印张：14 1/4
字数：320 000

定价：168.00 元
（如有印装质量问题，我社负责调换）

谨以此图谱献给
上海交通大学医学院附属瑞金医院核医学科
成立60周年

《一体化 PET/MR 临床应用图谱》编写人员

主　编　李　彪　林晓珠

副主编　张　敏　张　淼

编　者　（以姓氏笔画为序）

王　超　上海交通大学医学院附属瑞金医院

戎　嵘　西门子医疗系统有限公司

李　彪　上海交通大学医学院附属瑞金医院

李贵进　西门子医疗系统有限公司

张　敏　上海交通大学医学院附属瑞金医院

张　淼　上海交通大学医学院附属瑞金医院

张　睿　西门子医疗系统有限公司

林晓珠　上海交通大学医学院附属瑞金医院

屈统郅　西门子医疗系统有限公司

孟宏平　上海交通大学医学院附属瑞金医院

赵欣智　西门子医疗系统有限公司

席　云　上海交通大学医学院附属瑞金医院

黄新韵　上海交通大学医学院附属瑞金医院

序

近年来，医学影像技术飞速发展，单一成像模式已经不能满足临床的需要，双模态和多模态影像设备是核医学的发展方向。PET/CT 曾被美国《时代周刊》评为最富有创意和商业化的三大发明之一，推动了 PET 在肿瘤、神经和心血管疾病中的临床应用。随着临床需求的不断提高，高软组织分辨率、多维度影像学参数信息获取和更精准定量分析正影响着临床影像诊断路径。2010 年，西门子医疗系统有限公司首先推出了全球第一款一体化 PET/MR，2014 年和 2018 年通用电气医疗公司和上海联影医疗科技有限公司也分别推出各自的一体化 PET/MR。

一体化 PET/MR 通过 PET 和 MR 同步成像，实现功能代谢与解剖结构的精准对位，促进了分子影像学的发展，是精准医学的利器。目前一体化 PET/MR 在全球已装机 200 余台，主要在中国、北美及欧洲。从全球应用来看，至 2019 年底，PubMed 共收录 PET/MR 相关论文约 800 篇，其中临床应用方面，肿瘤占比 60%，神经系统占 27% 和心血管系统占 13%。在我国，一体化 PET/MR 在公立医疗和非公立医疗机构装机量增长非常迅猛，国家卫生健康委员会（简称"卫健委"）在 2015 年和 2019 年分别批准 5 家和 28 家医疗机构配置 PET/MR。军队医疗系统也批准了 8 家医疗机构配置。随着装机量的增加，我国 PET/MR 的临床应用蓬勃发展，进一步增强了我国核医学在全球的影响力。

该图谱由上海交通大学医学院附属瑞金医院核医学科李彪教授及林晓珠主任主编。该院是国家卫健委首批批准配置 PET/MR 的五家医疗机构之一。2018 年 5 月完成装机后投入运行，运行至今，在引入国外先进应用经验的基础上，结合我国实际情况，建立了临床常规的操作流程和规范，以规范化流程最大限度发挥不同系统疾病诊疗能力。该图谱在国内 PET/MR 装机数量不断增长的背景下，以临床实践为基础，通过 10 个章节介绍了扫描方案的规范化、图像伪影的解决、正常显像特点，并精选了包括颅脑疾病、头颈部肿瘤、腹部疾病、盆腔疾病、血液系统疾病、乳腺及软组织肿瘤和心脏相关疾病共 88 例典型病例。

该图谱为国内首批出版的 PET/MR 临床应用图谱，内容丰富，实用性强，主要由从事 PET/MR 的临床一线中青年骨干医师参与编撰，他们经过了核医学、放射学及超声学等的规范化培训，具备较高的临床及综合影像学基础，能抓住诊断要点，在临床工作中发挥了重要作用。希望该图谱能成为影像科及临床医师不可或缺的参考书。

中华医学会核医学分会第十一届主任委员

山西医科大学校长

2020年4月10日

近年来，分子影像学发展迅速，其设备正从传统的单模式向双模式和多模式方向发展。单模式医学影像技术包括CT、MR、SPECT和PET等，这些单模式技术本身发展已经非常成熟，在临床应用和临床前期研究中发挥着重要的作用。双模式和多模式的分子影像技术则将解剖、代谢、功能等信息整合起来，为疾病的诊断、个体化治疗方案的制定、疗效评价，以及转化医学的研究提供了更全面、更可靠的影像学支持。

双模式分子影像技术中目前最成熟且投入临床应用的是PET/CT和SPECT/CT，其在肿瘤、神经系统、心血管疾病的早期诊断、临床分期和疗效监测中发挥了重要作用。上海交通大学医学院附属瑞金医院于1999年引进PET，2007年更新为PET/CT。经过十余年的发展，^{18}F-FDG PET/CT已广泛应用于临床，其在肿瘤学领域占据越来越重要的地位，特别是肿瘤早期疗效监测及肿瘤分期与再分期。

尽管PET/CT已成为影像诊断的重要工具，但与之相比，PET/MR的优势在于辐射剂量更少，组织对比度更高，真正同步采集定位更精准，可消除运动伪影等，其在神经退行性疾病及癫痫、神经内分泌肿瘤、头颈部肿瘤、腹部肿瘤、前列腺癌、骨骼及软组织良恶性病变鉴别、心脏功能评估和小儿肿瘤等方面具有独特的价值。同样是双模式成像，但PET/MR检查技术和影像解读复杂程度远高于PET/CT，可以说进入了一个全新的领域。

上海交通大学医学院附属瑞金医院是国家卫健委首批批准配置PET/MR的五家医疗机构之一。作为备受瞩目和期待的高端临床分子影像设备，PET/MR的引进经历了长期的论证和筹划。为了使PET/MR装机后充分发挥其优势，在医院领导的大力支持下，核医学科在人才储备等方面做了充分准备，包括：①多名医师及技师获得NMI和MR上岗证。②引进放射科高级职称医师。③多名技师进行3.0T MR上机培训。④选派2名年轻主治医师分别赴法国和德国学习PET/MR一年。同时，囊括主任、副主任、主治医师（各1名）、技师（1名）及主管护师（1名）的科室团队赴德国慕尼黑工业大学附属医院临床实训PET/MR 3个月。⑤成立瑞金分子影像临床研究中心，并邀5名双聘教授实力加盟。⑥获批《第Ⅳ类放射性药品使用许可证》，开展非FDG特异性分子探针的研制和应用等。

2018年5月完成了PET/MR装机并投入运行，截至2019年12月底已完成

1400 余例的扫描，其中 59% 为肿瘤，40% 为神经系统疾病，1% 为心血管疾病。PET/MR 对我们来说是新生事物，尚未达到可以著书立说的阶段，因此，本着客观开放的态度，我们采用临床病例图谱的形式进行编撰。PET/MR 的应用充满机遇和挑战，为了能够及时与同道交流并分享我们的经验，在繁忙工作之余，我们认真收集、整理了大量病理结果明确的病例，并按照解剖部位和系统相结合，以临床应用分类为框架，精心挑选典型和疑难的病例并将其收录入本图谱中，同时也包含一些尚在临床研究中的病例。为方便读者了解相关领域的最新进展，各章节对于 PET/MR 在相应疾病中的国内外应用情况作了系统性综述。病例部分则包含较翔实的相关病史、检验结果、影像解读和分析思路，力求还原临床实践场景，并在此基础上总结经验以提高认识。

本图谱共 10 章，收录 88 个典型病例，其中肿瘤 73 例（包括头颈部、消化道、妇科、前列腺、血液及软组织等肿瘤）、非肿瘤 15 例（包括癫痫、神经退行性疾病及心脏相关疾病）。^{18}F-FDG 是目前常用的显像剂，^{18}F-FDG PET/MR 主要应用于癫痫，头颈部、上腹部、女性盆腔肿瘤，以及肿瘤筛查等。然而，另有一些临床诊断需求迫切的疾病，如神经内分泌肿瘤、前列腺癌、阿尔茨海默病、帕金森病、心脏相关疾病等需要采用特异性显像剂来满足其临床需求。由此可见，更多的特异性显像剂是充分发挥 PET/MR 临床价值和推动其发展的关键所在。因此，本图谱中除 ^{18}F-FDG 以外，也介绍了 ^{18}F-PSMA-1007、^{18}F-AV45、^{18}F-Fallypride、^{68}Ga-DOTATATE、^{18}F-NaF 等显像剂，为相关疾病早期诊断、分期及疗效监测提供了分子水平的影像学依据。此外，在本图谱的第一章和第二章我们还分别总结了不同临床应用场景和部位的 PET/MR 检查扫描方案、影响 PET/MR 图像质量的相关因素及应对解决的方法，力求提供 PET/MR 临床实际应用相关的技术经验和理论背景。

本图谱从酝酿到完成，经历了 6 个月的时间，由于我们在 PET/MR 应用领域刚起步，编撰时间仓促且水平有限，图谱中难免有疏漏与不足，恳请读者批评指正。随着 PET/MR 在我国应用的普及和经验积累，我们将在今后的工作中对本图谱中的内容不断总结、完善和更新。我们真切希望，这本图谱能够起到抛砖引玉的作用，为影像医学与核医学、临床其他学科专业人士学习、认识 PET/MR 提供帮助。

上海交通大学医学院附属瑞金医院

2020 年 4 月 10 日

目　录

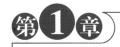

一体化PET/MR扫描方案

正电子发射计算机断层显像（PET）/磁共振（MR）是目前最先进的多模态、多参数成像设备，其成像技术复杂，成像时间相对较长，检查成本高。因此，如何根据不同的临床需求，设计不同的扫描方案，获得最佳成本/效益，并解决临床问题是PET/MR检查中非常关键的问题。由于PET/MR在临床应用时间较短、装机量较少，并且MR序列的选择也因病变部位和类型不同而异，目前尚未有公认的扫描方案。笔者根据上海交通大学医学院附属瑞金医院的实际情况，针对不同的临床情形，制定了如下扫描方案。MR增强扫描根据具体病变诊断需要，由当班医生决定是否进行增强。衰减校正扫描参数采用设备生产商提供的设置（DIXON水脂分离序列，每床位19秒），未列入本章表内。为了尽量减少膀胱区放射性浓聚对其邻近病灶的影响，体部扫描一般由足侧向头侧逐个床位依次进行。PET采集根据需要进行静态采集、动态采集和表模式（list mode）采集，PET图像重建方式为高清模式，采用有序子集最大期望值法（ordered subsets expectation maximization，OSEM）＋点扩展函数（point spread function，PSF）。

第一节 全身快速扫描

全身快速扫描的扫描范围为颅顶至大腿上段，扫描时间较短，主要针对肿瘤筛查并且难以长时间配合完成检查的患者及氟-18标记的前列腺特异性膜抗原（^{18}F-PSMA）PET/MR全身扫描。全身快速扫描约需采集20分钟，具体扫描参数及示意图如表1-1、图1-1所示。

表1-1 全身快速扫描PET/MR参数

序列/参数	TR/TE（ms）	翻转角	信号平均次数（次）	采集时间	层厚/层间距（mm）	采集分辨率（平面内）（mm）
MR						
全身横断面T$_2$WI（HASTE）	1400/108	90°	1	1分7秒	6/0	1.30×1.30
全身横断面DWI（$b=50$，800）＋ADC	5400/49	90°	1/2	1分21秒	6/0	1.60×1.60
全身横断面T$_1$WI Dixon	4.00/（1.23/2.46）	9°	1	18秒	3.1/0.62	0.70×0.70
部位/参数	重建方式	迭代次数（次）	子集	滤波方式	滤波函数	矩阵
同步PET，颅顶至大腿上段，4分钟/床位×5床位						
全身	OSEM＋PSF	4	21	Gaussian	4mm	172

注：T$_2$WI，T$_2$加权成像；T$_1$WI，T$_1$加权成像；HASTE，半傅里叶采集单次激发快速自旋回波序列；DWI，弥散加权成像；b，扩散敏感系数；ADC，表观扩散系数；TR/TE，重复时间/回波时间；OSEM＋PSF，有序子集最大期望值法＋点扩展函数。

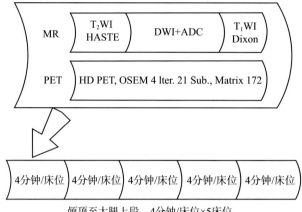

图1-1　PET/MR全身快速扫描示意图

HD PET，高清重建PET；lter，迭代；Sub，子集；Matrix，矩阵

第二节　全身常规扫描

一、头部＋体部（颅顶至大腿上段）

头部＋体部扫描的扫描范围为从颅顶至大腿上段，头颅单独采集，颅底部至大腿上段连续采集，为PET/MR全身检查常规扫描方案。头部和体部常规扫描需分别采集8～10分钟、20分钟，具体扫描参数及示意图如表1-2、图1-2所示。

表1-2　头部＋体部（颅顶至大腿上段）PET/MR扫描参数

序列/参数	TR/TE（ms）	翻转角	信号平均次数（次）	采集时间	层厚/层间距（mm）	采集分辨率（平面内）（mm）
MR						
头颅横断面T$_2$WI（TSE）	4000/96	150°	1	58秒	5/1.5	0.3×0.3
头颅横断面DWI（b＝0，1000）＋ADC	5400/36	90°	2/3	1分32秒	5/1.5	1.6×1.6
头颅横断面T$_2$-Flair	8500/92	150°	1	2分1秒	5/1.5	0.4×0.4
头颅矢状面T$_1$WI	2200/12	150°	2	2分8秒	4/1.2	0.9×0.9
体部横断面T$_2$WI（HASTE）	1400/108	90°	1	1分7秒	6/0	1.30×1.30
体部横断面DWI（b＝50，800）＋ADC	5400/49	90°	1/2	1分21秒	6/0	1.60×1.60
体部横断面T$_1$WI Dixon	4.00/（1.23/2.46）	9°	1	18秒	3.1/0.62	0.70×0.70

续表

序列/参数	TR/TE（ms）	翻转角	信号平均次数（次）	采集时间	层厚/层间距（mm）	采集分辨率（平面内）（mm）
可选序列						
矢状面 T_1WI	500/9.6	150°	2	4分40秒	3.0/0.6	1.0×1.0
矢状面 T_2WI-fs	3200/57	150°	1	4分41秒	5.0/1.0	1.0×1.0
矢状面 T_1WI Dixon	634/12	120°	2	1分12秒	3.5/0.7	1.1×1.1
矢状面 T_2WI Dixon	3500/80	120°	2	1分	3.5/0.7	1.1×1.1

部位/参数	重建方式	迭代次数（次）	子集	滤波方式	滤波函数	矩阵
同步PET，头颅，8分钟/床位						
头颅	OSEM＋PSF	6	21	Gaussian	2mm	344
同步PET，颅底至大腿上段，4分钟/床位×4床位						
颅底至大腿上段	OSEM＋PSF	2	21	Gaussian	2mm	172

注：TSE，快速自旋回波；T_2-Flair，T_2加权快速反转恢复序列；Gaussian，高斯。

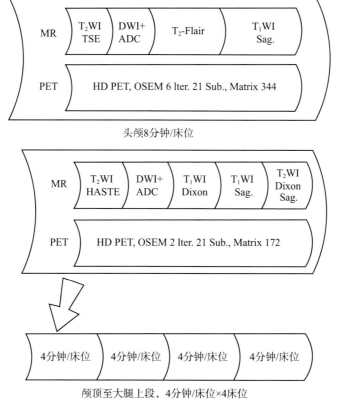

图1-2 头部＋体部（颅顶至大腿上段）PET/MR扫描示意图

二、头部＋全身（颅顶至足尖）

头部＋全身扫描的扫描范围为颅顶至足尖，头颅单独采集，颅底部至大腿上段连续采集，下肢另外连续采集，主要针对累及全身的疾病，如多发性骨髓瘤、黑色素瘤，以及已知病变累及下肢的患者。头部＋全身扫描共约需采集45分钟，具体扫描参数及示意图如表1-3、图1-3所示。

表1-3　头部＋全身（颅顶至足尖）PET/MR扫描参数

序列/参数	TR/TE（ms）	翻转角	信号平均次数（次）	采集时间	层厚/层间距（mm）	采集分辨率（平面内）（mm）
MR						
头颅横断面 T$_2$WI（TSE）	4000/96	150°	1	58秒	5/1.5	0.3×0.3
头颅横断面 DWI（$b=0$，1000）＋ADC	5900/85	90°	3/3	1分29秒	5/1.5	1.6×1.6
头颅横断面 T$_2$-Flair	8500/92	150°	1	2分1秒	5/1.5	0.4×0.4
头颅冠状面 T$_1$WI	2000/12	150°	1	1分44秒	4.5/0.45	0.9×0.9
头颅横断面 T$_1$WI	1800/9.5	150°	1	1分12秒	5/1.5	0.9×0.9
体部横断面 T$_2$WI（HASTE）	1400/108	90°	1	1分7秒	6/0	1.3×1.3
体部横断面 DWI（$b=50$，800）＋ADC	5400/49	90°	1/2	1分21秒	6/0	1.6×1.6
体部横断面 T$_1$WI Dixon	4.00/（1.23/2.46）	9°	1	18秒	3.1/0.62	0.7×0.7
双下肢冠状面 T$_1$WI	500/9.5	140°	1	1分18秒	5/1.5	1.2×1.2
双下肢冠状面 T$_2$WI-fs	4800/84	150°	1	1分57秒	5/1.5	1.2×1.2

部位/参数	重建方式	迭代次数（次）	子集	滤波方式	滤波函数	矩阵
同步PET，头颅8分钟/床位						
头颅	OSEM＋PSF	6	21	Gaussian	2mm	344
同步PET，颅底至大腿上段，4分钟/床位×4床位						
颅底至大腿上段	OSEM＋PSF	2	21	Gaussian	2mm	172
同步PET，下肢，4分钟/床位×3床位						
下肢	OSEM＋PSF	3	21	Gaussian	2mm	172

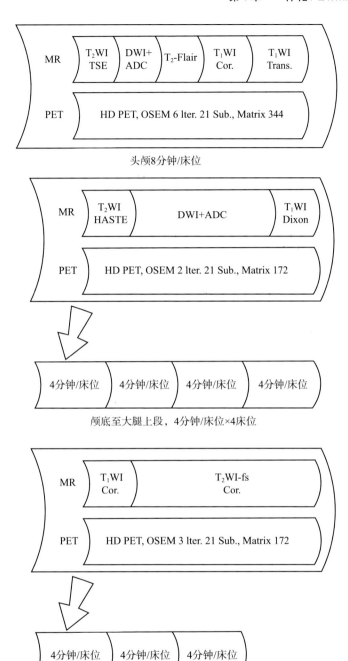

图1-3 头部＋全身（颅顶至足尖）PET/MR扫描示意图

第三节　全身常规＋局部扫描

对于已知局部病变或全身扫描发现局部病变的患者，在全身扫描完成后再针对局部病变进行单床位PET扫描，同步扫描的MR序列根据具体部位及病变进行选用。

一、颈部

颈部PET/MR扫描参数及示意图见表1-4、图1-4。

表1-4　颈部PET/MR扫描参数

序列/参数	TR/TE（ms）	翻转角	信号平均次数（次）	采集时间	层厚/层间距（mm）	采集分辨率（平面内）（mm）
MR						
横断面T$_1$WI（fast-Dixon）	740/15	156°	1	2分33秒	4/0.4	0.5×0.5
横断面T$_1$WI（FLASH）	300/2.48	70°	2	1分56秒	4/0.4	0.6×0.6
横断面T$_2$WI（TSE）	4600/66	132°	2	1分57秒	4/0.4	0.6×0.6
横断面T$_2$WI-fs（blade）	4000/90	160°	1	3分54秒	3/0.3	0.7×0.7
冠状面T$_2$WI（TIRM）	2200/46	160°	1	2分22秒	4/0.4	0.8×0.8
横断面DWI（$b=50，800$）＋ADC	6730/（49/76）	180°	2/6	4分37秒	4/0.8	1.7×1.7
矢状面T$_2$WI（Dixon）	3430/71	137°	2	3分2秒	3/0	0.5×0.5
冠状面DWI（$b=0，800$）＋ADC	5290/（64/107）	180°	2/6	3分37秒	4/0.8	1.7×1.7
增强T$_1$WI（Dixon）	6.68/（2.46/3.69）	12°	1	2分30秒	2/0.4	0.7×0.7

部位/参数	重建方式	迭代次数（次）	子集	滤波方式	滤波函数	矩阵
同步PET，颈部1床位，静态采集10～15分钟						
颈部	OSEM＋PSF	3	21	Gaussian	2mm	172

注：FLASH，快速小角度激励；TSE，快速自旋回波；TIRM，快速反转恢复压脂功能。

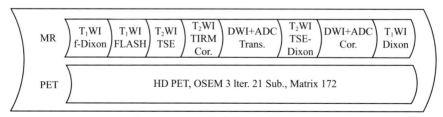

颈部1床位，静态采集10～15分钟

图1-4　颈部PET/MR扫描示意图

二、乳腺

乳腺 PET/MR 扫描参数及示意图见表 1-5、图 1-5。

表 1-5　乳腺 PET/MR 扫描参数

序列/参数	TR/TE（ms）	翻转角	信号平均次数（次）	采集时间	层厚/层间距（mm）	采集分辨率（平面内）（mm）
MR						
横断面 T₁WI（fl3d）	6.05/2.46	20°	1	1 分 10 秒	1.3/0.26	0.9×0.9
横断面 T₂WI（TIRM）	3800/61	80°	2	2 分 40 秒	4/0.8	1.1×1.1
横断面 DWI（$b=50$，800）＋ADC	8900/73	90°	3	3 分 7 秒	4/2	2.0×2.0
矢状面 T₂WI-fs	5600/73	80°	1	2 分 42 秒	4/0.8	0.6×0.6
横断面 T₁WI-fs（VIBE）动态增强	5.33/2.67	10°	1	6 分 1 秒	1.6/0.32	0.9×0.9

部位/参数	重建方式	迭代次数（次）	子集	滤波方式	滤波函数	矩阵
同步 PET，乳腺 1 床位，俯卧位静态采集 10～15 分钟						
乳腺	OSEM＋PSF	2	21	Gaussian	4mm	172

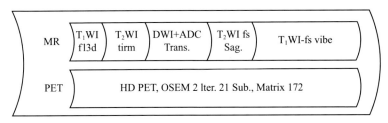

乳腺 1 床位，俯卧位静态采集 10～15 分钟

图 1-5　乳腺 PET/MR 扫描示意图

三、上腹部

上腹部 PET/MR 扫描参数及示意图见表 1-6、图 1-6。

表 1-6　上腹部 PET/MR 扫描参数

序列/参数	TR/TE（ms）	翻转角	信号平均次数（次）	采集时间	层厚/层间距（mm）	采集分辨率（平面内）（mm）
MR						
冠状面 T₂WI（HASTE）	1400/95	154°	1	38 秒	5/1	1.5×1.5
冠状面 T₂WI-fs（TSE，BLADE）	2200/93	120°	1	2 分 10 秒	6/0	1.3×1.3

续表

序列/参数	TR/TE（ms）	翻转角	信号平均次数（次）	采集时间	层厚/层间距（mm）	采集分辨率（平面内）（mm）
横断面 T$_2$WI-fs（TSE，BLADE）	2200/93	120°	1	1分55秒	6/0	1.3×1.3
横断面 DWI（b=50，800）+ ADC	5670/53	90°	1/4	2分11秒	5/1	1.7×1.7
横断面 T$_1$WI-fs（VIBE）	4.21/（1.32/2.55）	14°	1	19秒	3/0.6	0.6×0.6
MRCP-trig	2400/700	120°	1.4	2分43秒	1.3/0	1.0×1.0
横断面 T$_1$WI-fs增强（VIBE）	4.56/2.01	9°	1	18秒	3/0.6	1.2×1.2
冠状面 T$_1$WI-fs增强（VIBE）	3.16/1.1	9°	1	21秒	1.8/0.36	1.4×1.4

采集法方式/参数	重建方式	迭代次数（次）	子集	滤波方式	滤波函数	矩阵
同步PET，上腹部1床位，静态采集10～15分钟或呼吸门控或运动校正						
静态	OSEM + PSF	4	21	Gaussian	4mm	172
呼吸门控	OSEM + PSF	6	21	Gaussian	2mm	172
运动校正	OSEM + PSF	2	21	Gaussian	4mm	172

注：BLADE，刀锋伪影校正；VIBE，三维容积内插体部检查。

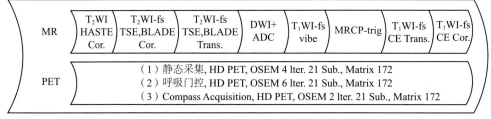

上腹部1床位，静态采集10～15分钟或呼吸门控或运动校正

图 1-6　上腹部 PET/MR 扫描示意图

　　呼吸门控：采用外接设备采集呼吸运动信号曲线，仅提取运动幅度最小的期相内的 PET 数据进行重建，PET 采集需使用表（list）模式。

　　运动校正：通过同步采集的 T$_1$W 图像（Star VIBE）将一个呼吸周期的 PET 图像分解成6个期相、校正至参考水平，PET 采集需使用"list"模式。

四、男性盆腔

　　男性盆腔 PET/MR 扫描参数及示意图见表 1-7、图 1-7。

表1-7　男性盆腔PET/MR扫描参数

序列/参数	TR/TE（ms）	翻转角	信号平均次数（次）	采集时间	层厚/层间距（mm）	采集分辨率（平面内）（mm）
MR						
冠状面T$_2$WI（TSE）	3800/89	150°	1	1分8秒	4/0.8	0.6×0.6
矢状面T$_2$WI（TSE）	8000/129	120°	2	2分16秒	4/0.8	0.6×0.6
矢状面T$_2$WI-fs（TSE）	4580/68	124°	2	2分13秒	4/0.8	0.6×0.6
横断面T$_2$WI（TSE）	7500/127	120°	2	2分23秒	4/0	0.5×0.5
横断面T$_2$WI-fs（TSE）	5800/87	150°	2	2分25秒	3/0.6	0.8×0.8
横断面DWI（b＝50，1000、1500、2000）＋ADC	3990/（66/92）	180°	1/2/2/2	6分15秒	3.5/0	2.0×2.0
横断面T$_1$WI（TSE）	550/12	160°	1	1分20秒	4/0.8	0.6×0.6
横断面T$_1$WI动态增强（twist）	4.83/1.87	12°	1	5分29秒	3.6/0	1.4×1.4
横断面T$_1$WI-fs增强（Dixon）	4.00/（1.23/2.46）	9°	1	20秒	3/0.6	1.4×1.4
冠状面T$_1$WI-fs增强	3.16/1.1	9°	1	21秒	1.8/0.36	1.4×1.4

部位/参数	重建方式	迭代次数（次）	子集	滤波方式	滤波函数	矩阵
同步PET，盆腔1床位，静态采集10～15分钟						
盆腔	OSEM＋PSF	4	21	Gaussian	4mm	172

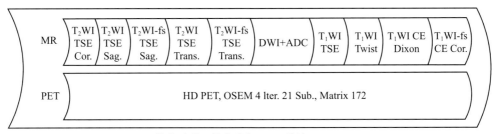

盆腔1床位，静态采集10～15分钟

图1-7　男性盆腔PET/MR扫描示意图

五、女性盆腔

女性盆腔PET/MR扫描参数及示意图见表1-8、图1-8。

表1-8　女性盆腔 PET/MR 扫描参数

序列/参数	TR/TE（ms）	翻转角	信号平均次数（次）	采集时间	层厚/层间距（mm）	采集分辨率（平面内）（mm）
MR						
矢状面 T_2WI（Dixon）	2800/85	120°	2	2分20秒	4/1.2	0.7×0.8
冠状面 T_2WI（TSE）	4070/115	160°	2	2分14秒	4/0.8	0.9×0.9
横断面 T_1WI（TSE）	600/10	160°	1	1分43秒	5/1.0	1.1×1.1
横断面 DWI（$b=50$, 800）+ADC	8900/72	90°	2/2	2分14秒	5/1.0	3.0×3.0
矢状面 DWI（$b=50$, 800）+ADC	4130/（58/93）	180°	1/2	4分22秒	3.5/0	1.8×1.8
横断面 T_1WI（Dixon）	4/（1.23/2.46）	9°	1	20秒	3.0/0.6	1.4×1.4
横断面 T_1WI增强（Dixon）	4.00/（1.23/2.46）	9°	1	20秒	3/0.6	1.4×1.4
矢状面 T_1WI（fs）增强	3.52/1.2	9°	1	26秒	1.8/0.36	1.1×1.1

部位/参数	重建方式	迭代次数（次）	子集	滤波方式	滤波函数	矩阵
同步PET，盆腔1床位，静态采集10～15分钟						
盆腔	OSEM+PSF	4	21	Gaussian	4mm	172

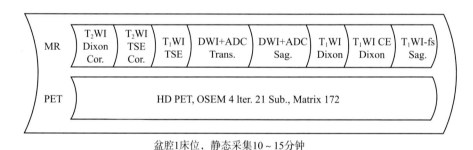

盆腔1床位，静态采集10～15分钟

图1-8　女性盆腔 PET/MR 扫描示意图

第四节　局部扫描

仅进行局部采集的情况主要见于脑部和心脏。

一、脑部

阿尔茨海默病及其他神经退行性疾病、癫痫、原发性脑肿瘤是脑部 PET/MR 检查的常见适应证。脑部 PET/MR 检查需采集60～90分钟，常用的扫描参数如表1-9、图1-9所示。

表1-9　脑部PET/MR扫描参数

序列/参数	TR/TE（ms）	翻转角	信号平均次数（次）	采集时间	层厚/层间距（mm）	采集分辨率（平面内）（mm）
MR						
矢状面T$_1$WI（TIRM）	2000/12	150°	2	3分8秒	4/1.2	0.9×0.9
横断面T$_2$WI（TSE）	5000/96	150°	1	1分12秒	5/1.5	0.3×0.3
横断面T$_2$-dark fluid（TIRM）	8500/92	150°	1	2分1秒	5/1.5	0.4×0.4
横断面DWI（b＝0，1000、2000）＋ADC	3870/（73/111）	180°	1	3分25秒	5.0/1.5	1.4×1.4
MR可选序列						
3DT$_1$WI（MPRAGE）	1900/2.44	9°	1	5分4秒	1/0.5	0.5×0.5
3DT$_2$-dark fluid（SPACE）	4500/386	90°	2	7分18秒	0.9/0	0.5×0.5
海马冠状面T$_2$WI（TSE）	5500/95	150°	2	2分18秒	3/0	0.6×0.6
海马冠状面T$_2$-dark fluid（TIRM）	7000/92	150°	2	2分34秒	3/0	0.4×0.4
横断面DTI（b＝0、1000、2000）	4500/99	90°	10/2/2	6分59秒	5.0/1.5	1.7×1.7
横断面ASL	2500/13	90°	1	3分52秒	8/2	4.0×4.0
横断面SWI	26/20	15°	1	7分17秒	1.2/0.24	0.7×0.7
增强横断面PWI	1650/31	90°	1	2分17秒	4/1.2	1.8×1.8
MRS（135）	1700/135	90°	3	6分53秒	15/0	10×10
3D T$_1$WI增强（MPRAGE）	1900/2.44	9°	1	5分4秒	1/0.5	0.5×0.5
横断面T$_1$WI-fs增强（FLASH）	644/2.46	34°	1	1分31秒	4/1.2	0.7×0.7
冠状面T$_1$WI-fs增强（FLASH）	793/2.46	70°	1	3分25秒	4/1.2	0.7×0.7
矢状面T$_1$WI-fs增强（FLASH）	680/2.46	70°	1	2分56秒	3.5/0.35	0.7×0.7

部位/参数	重建方式	迭代次数（次）	子集	滤波方式	滤波函数	矩阵
同步PET：①头颅1床位，静态采集15分钟；②根据需要进行动态采集						
头颅	OSEM＋PSF	6	21	Gaussian	4mm	344

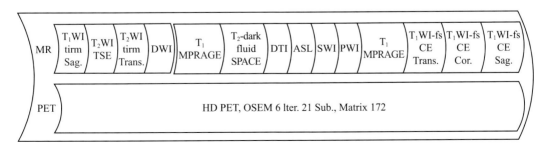

①头颅1床位，静态采集15分钟；②根据需要进行动态采集

图1-9　脑部PET/MR扫描示意图

二、心脏

在生理情况下，心肌所需能量大部分来自脂肪酸，少部分来自葡萄糖。受饮食的影响，空腹时，血浆中胰岛素水平较低，心肌主要利用脂肪酸作为能量来源，而在进食后，血浆中胰岛素水平增加，脂肪酸代谢受抑制，葡萄糖成为心肌的主要能量来源。因此，基于不同临床目标，需要调整心脏能量代谢状态，使其适应不同显像目的。具体方法包括葡萄糖负荷、胰岛素注射、高脂低糖饮食、肝素使用等。还需要根据患者具体情况选用合适的负荷方法。

由于心脏的长轴与人体长轴不一致，常规胸部定位扫描只能显示心脏的斜位，心脏 MR 扫描需要通过多次定位，调整出心脏标准长轴位和短轴位。心脏 MR 扫描包含形态学成像（HASTE，T_1/T_2 TSE，True FISP），功能成像（True FISP），心肌血流灌注成像（Turbo FLASH），心肌活性成像（Turbo FLASH，True FISP）。常规需采集 45 ～ 60 分钟，具体扫描序列及参数如表 1-10、图 1-10 所示。

表 1-10　心脏 PET/MR 扫描参数

序列/参数	TR/TE（ms）	翻转角	信号平均次数（次）	采集时间	层厚/层间距（mm）	采集分辨率（平面内）（mm）
MR						
水平长轴电影（cine-True FISP 2D）	30.8/1.31	47°	1	4分6秒	6/1.2	1.3×1.3
短轴电影（cine-True FISP 2D）	51.6/1.51	46°	1	30秒	8/2	1.3×1.3
水平长轴 T_2WI（TSE）	817/67	101°	1	14秒	5/2.5	1.4×1.4
短轴 T_2WI（TSE）	750/70	180°	1	14秒	5/2.5	1.4×1.4
tirm-T_2 短轴	800/47	180°	2	—	8/4	1.3×1.3
水平长轴 T_1WI（TSE）	750/27	180°	1	11秒	5/2.5	1.3×1.3
短轴 T_1WI（TSE）	750/27	180°	1	11秒	5/2.5	1.3×1.3
首过灌注（Turbo FLASH）	179.22/1.15	10°	1	38秒	6/1.2	1.9×1.9
水平长轴延迟强化（PSIR）	705/1.1	40°	1	17秒	8/2.0	1.8×1.8
短轴延迟强化（PSIR）	724/1.55	20°	1	8秒	8/2.0	1.4×1.4
部位/参数	重建方式	迭代次数（次）	子集	滤波方式	滤波函数	矩阵
同步 PET，心脏 1 床位，15 分钟，心电门控						
心脏	OSEM＋PSF	4	21	Gaussian	2mm	172

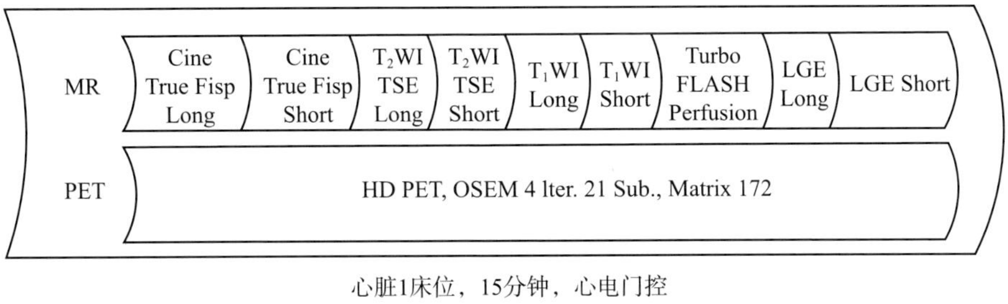

心脏1床位，15分钟，心电门控

图1-10 心脏PET/MR扫描示意图

（孟宏平　屈统郅　林晓珠　李　彪）

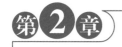

第 2 章

PET/MR 图像伪影

第一节　MR 图像伪影及解决方案

在进行 MR 或者一体化 PET/MR 检查时，好的图像通常是可遇不可求的，所谓好的图像就是图像具有适当的空间和组织分辨率、良好的图像信噪比、优良的图像保真度及没有伪影。但是在扫描过程中，由于可能存在的主磁场（B_0）不均匀、梯度线圈非线性、发射线圈发射的射频场（B_1）不均匀及接收线圈的信噪比不佳等都会导致图像质量问题；另外，在检查过程中，受检者的配合能力及扫描使用的序列、参数等也会进一步影响图像的质量。

图像质量的问题主要包括两大类：图像保真度及图像伪影。所谓图像保真度就是图像保持与原始组织解剖结构空间位置及信号演变的能力，图像变形及信号不均匀是图像失真的最明显表现。图像的变形及信号失真能够较容易找到原因，如扫描的视野过大导致梯度非线性引起图像变形或接收线圈异常导致局部信号不均匀等，但是图像伪影则更多地需要从多方面综合考虑。所谓图像伪影是指扫描视野内的图像出现与解剖结构不对应的信号变化，这种信号变化是由成像技术引起的（俎栋林等，2014）。伪影的存在会在一定程度上影响疾病的诊断，但也可能带来一些新的影像学信息，所以在临床应用中需要对伪影加以识别，明确其产生的原理，做到消除或者尽量减小伪影对疾病诊断的影响。本节将着重介绍磁共振常见图像伪影产生的机制及解决方案（图2-1）。

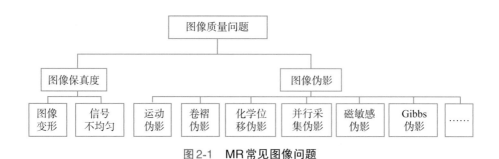

图 2-1　MR 常见图像问题

一、运动伪影

磁共振检查要求受检者在幽闭的环境中检查相对较长的一段时间并保持受检部位的静止，那么运动是一项不得不考虑的议题。根据运动对磁共振成像的影响，可以将运动大致分为两大类：相对规律性运动和非规律性运动，相对规律性运动包括人体的心脏跳动、血管和脑脊液搏动及呼吸运动等，而非规律性运动则是受检者在检查过程中不自主的非规律性运动，如吞咽运动、胃肠道蠕动及受检者检查过程中的躁动。检查过程中的运动将导致图像模糊、鬼影（ghost）甚至信号丢失，但是在特定情况下也可以利用脏器的运动功能进行疾病诊断，如直肠前突或子宫脱垂、克罗恩病的肠道运动及心脏运动等。下文将介绍运动伪影（motion artifact）的产生机制、不同的图像表现及不同运动类型导致图像伪影的应对策略。

（一）产生机制

从磁共振成像K空间数据和图像的相互关系来解释运动伪影是相对容易的，我们知道K空间中任意一点的信息包含了整幅图像的信息，而图像域里的每一个像素点的特征也取决于整幅K空间。那么在进行图像信息收集的过程中，由于频率编码方向上使用非常高的采样带宽，能够在毫秒级别内采集完成一条K空间线，所以运动伪影通常不会出现在频率编码方向上。但是在相位编码方向上，自旋回波（SE）或者梯度回波（GRE）序列每条K空间线的间隔是重复时间（TR）（数百到数千毫秒级别），这个时间间隔发生运动的概率更大，最终导致图像的运动伪影出现在相位编码方向上。根据K空间的特性可知，K空间中心决定图像对比，K空间边缘决定图像细节，当运动发生在采集K空间中心阶段时，伪影最为明显。从扫描维度来说，相对于2D序列，3D序列使用3D K空间，采集时间相对较长，从而使得3D序列对运动的敏感性也大于2D序列；从成像序列来说，单次激发序列能够在较快的时间内采集完成获得一幅图像，对运动的敏感性相对较低；从成像设备来说，主磁场场强越高，线圈通道数越多，扫描过程中获得的脂肪信号越高，采集次数越少，对运动的敏感性越强。

（二）图像表现

不同类型的运动具有大致相似的图像表现，即在相位编码方向上出现鬼影、降低运动结构或组织的信号强度及图像模糊。以上三种类型的图像表现在高信号的运动区域尤为明显。根据运动类型的差别，运动伪影的图像表现也有一定的规律。

1.非规律性运动 即无节律的整体运动。这种运动没有相对固定的周期，运动幅度不一，如在进行MR图像采集时，受检者不能配合或不舒服而出现的运动，以及屏气扫描过程中不能稳定屏气或者胃肠道蠕动等欠规律的运动类型。该类型的运动在图像中表现为沿着相位编码方向的鬼影，边界显示变得模糊，并且高信号的运动区域在图像中显得特别明显（图2-2）。

2.相对规律性运动 是指运动的物体或者组织在运动过程中存在相对固定的周期，运动幅度类似，如人体中规律的呼吸、心脏跳动、血管及脑脊液搏动等。这种类型的运动在图像中表现为在相位编码方向上一定规律的周期性信号叠加（图2-3）。

（三）应对策略

在成像过程中，成像区域可能交织着各种各样不同类型的运动，或者相同的运动类型也可能存在不同的运动周期，如进行腹部成像时，受检者具有相对规律的呼吸运动，

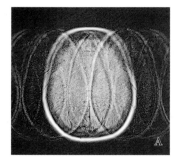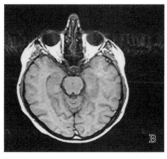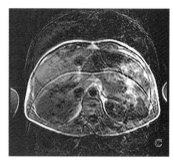

图2-2　非规律性运动导致的运动伪影

A.颅脑扫描过程中不自主运动导致的运动伪影；B.颅脑扫描过程中受检者眼球转动导致的动眼伪影；C.腹部扫描时由于屏气不能导致的非规律呼吸导致的伪影

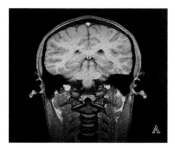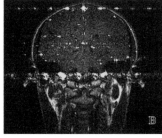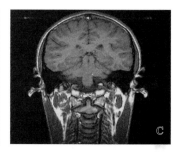

图2-3　相对规律性运动导致的运动伪影

A. GRE序列施加流动补偿扫描颅脑基本无血管搏动伪影；B.不施加流动补偿序列进行颅脑扫描显示等间距血管搏动伪影；C. SE回波序列进行颅脑扫描，TR较长，搏动伪影的间距增大

心脏及血管搏动，同时又有胃肠道蠕动及受检者不配合引起的非规律性运动，这就要求在成像过程中根据成像的目的选择适当的技术或方法抑制或减轻运动伪影。目前对运动伪影的抑制有以下方法。

1.争取获得受检者配合并限制运动的发生

2.从成像序列层面减轻或消除运动伪影

（1）使用单次激发序列。

（2）使用放射状K空间填充的序列，如刀锋伪影校正（BLADE）、自由呼吸技术（StarVIBE）（图2-4、图2-5）。

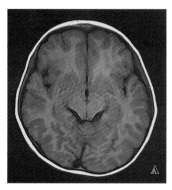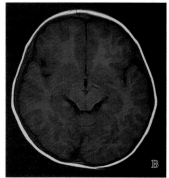

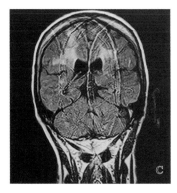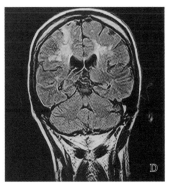

图2-4 "刀锋"BLADE技术消除或减轻运动伪影

A.不配合状态下扫描具有运动伪影的T₁WI图像;B.使用BLADE技术再次扫描,运动伪影消失;C.颅脑T₂WI-Flair成像,具有明显的运动伪影;D.使用BLADE技术后运动伪影消失

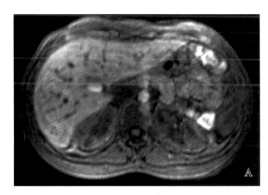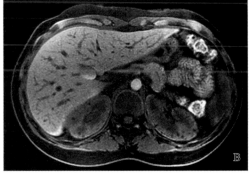

图2-5 运用StarVIBE序列消除或减轻运动伪影

A.屏气不佳患者扫描获得的T₁WI VIBE图像,具有明显的运动伪影;B.使用StarVIBE序列之后获得的图像,图像边缘锐利,无运动伪影

3.优化扫描参数以减少或消除运动伪影

(1)改变相位编码方向(图2-6)。

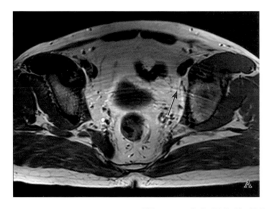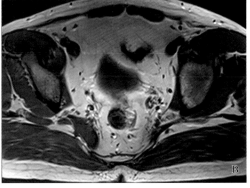

图2-6 改变相位编码方向影响运动伪影的方向

A.盆腔轴位扫描使用前后作为相位编码方向,呼吸运动导致的运动伪影在前后方向上,最终叠加到盆腔相应的组织结构中;B.左右相位编码的盆腔轴位扫描,腹壁的呼吸运动伪影为左右方向,基本不对盆腔组织结构产生影响,这样就消除了呼吸运动对图像质量的影响

（2）使用饱和带饱和外部运动伪影信号源（图2-7）。

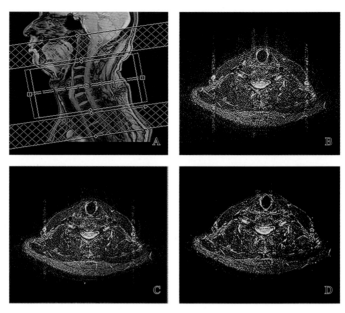

图2-7　使用饱和带技术和多次平均技术减轻或者消除运动伪影

A.在轴位定位的上下施加饱和带，用于饱和流入的动静脉血液信号；B.使用一次平均未加饱和带扫描颈部获得的图像，血管搏动伪影明显；C.使用两次平均未加饱和带扫描颈部获得的图像，血管搏动伪影减轻，但仍然存在；D.使用两次平均和上下施加饱和带扫描获得的图像，血管搏动伪影基本消失

（3）使用流动补偿技术（图2-8）。

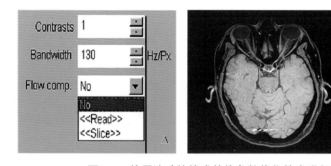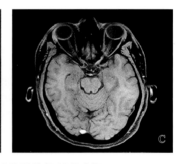

图2-8　使用流动补偿或其他参数优化技术进行运动伪影的抑制或减轻

A.流动补偿相关参数；B.使用自旋回波序列SE进行颅脑扫描，颅底血管搏动伪影明显；C.使用FLASH 2D序列进行扫描，相同的层面位置，血管搏动伪影明显减轻

4.相对规律性运动的伪影消除技术　呼吸运动、心脏搏动等相对规律的生理运动在进行磁共振成像时会给体部或心脏扫描带来一定的困难，需要通过一定的手段对相应的运动进行控制或者在运动的相对静止期进行信号采集。目前，针对呼吸运动、心脏搏动等规律性运动，磁共振成像开发出一系列的技术进行运动伪影的抑制或消除。

（1）呼吸运动的伪影抑制技术主要有屏气扫描、呼吸带信号触发扫描、膈肌导航技术、相位门控技术。

（2）心脏搏动伪影的抑制技术：需要结合呼吸运动的伪影抑制技术进行联合使用。在进行心脏各功能成像时，图像质量不仅受到心脏搏动的影响，也受到呼吸运动的影响，因此进行不同类型的心脏成像时需要结合两者伪影抑制技术进行。

在进行磁共振成像时，通常运动并不是我们想要的状态，因为它将对成像的图像质量带来负面的影响，但是在某些特殊的领域，运动还能为疾病诊断提供额外的信息，如使用超快速的扫描序列对胃肠道的运动进行监视以明确克罗恩病肠道运动状况，可为疾病的诊断提供进一步的影像学证据。

二、卷褶伪影

在磁共振成像时，需要使用不同的技术对空间位置进行定位，例如，在2D序列中使用了选层梯度，结合相位编码梯度及频率编码梯度最终实现一幅图像各个像素点的空间定位，而在3D序列则使用另外一组相位编码梯度进行选层。但是在图像采集过程需要使用不同的扫描视野对特定区域的组织进行成像，采集到的信号中是否存在混频或者相位卷褶，将决定图像重建是否存在伪影，当出现频率编码方向的混频或者相位编码方向上的折绕时将在图像重建后出现伪影，这种伪影称为卷褶伪影（aliasing artifact）或折叠伪影（fold-over artifact）。卷褶伪影不仅出现在频率编码方向上，同时也可能出现在相位编码方向上。下文将介绍卷褶伪影的产生机制、图像表现及应对策略。

（一）频率编码方向上的卷褶伪影

在常规临床应用设备中基本不会出现，此处不做描述。

（二）相位编码方向上的卷褶伪影

1. 产生机制　磁共振成像中，卷褶伪影除了出现在频率编码方向外，相位编码方向也会发生。通过减少相位编码方向上的视野能够有效缩短扫描时间，但是也增加了在相位编码方向上出现卷褶伪影的概率。根据磁共振成像原理可知，使用0到2Π的相位对相位编码方向视野内的组织空间位置进行编码，当相位编码方向视野外还有未涵括的组织时，该区域的相位将以$2\Pi + \omega$的形式被进行编码，采集获得的信号经过傅里叶转换后，$2\Pi + \omega$空间位置的组织被认为是ω位置的组织，即出现了组织空间位置的反折。所以当相位编码方向的扫描视野小于被成像物体时，如果不采取额外的措施，将在相位编码方向上出现卷褶伪影（Pusey E et al., 1988；Sabine H，2008）。3D序列层面方向使用相位编码进行层面选择，所以在层面方向上也可能出现卷褶伪影。

随着计算机重建算法及梯度技术的发展，除了常规线性笛卡尔K空间填充的序列外，类似于"刀锋"BLADE序列使用旋转相位编码方向，放射状K空间填充技术的成像序列也应用于临床扫描，这些序列都需要在扫描过程中根据参数设置进行相位编码方向的旋转，即相位编码方向并不是唯一的，此时扫描的视野变更为矩形视野的内切圆，在这种情况下有可能随着相位编码方向的旋转将视野外的信号引入，最终在栅格化重建后出现一种新型的卷褶伪影，即星芒状卷褶伪影。

2.图像表现　常规笛卡尔K空间填充卷褶伪影表现为由于扫描相位编码方向的视野小于受检部位，导致在相位编码方向上出现卷褶伪影。图像表现为相位编码方向上视野外的组织反向折绕到视野的另一边，如使用左右相位编码方向发生卷褶伪影时，左侧视野外的组织将卷褶到右侧的图像中，右侧视野外的组织则卷褶到左侧的图像中，极端案例中，如果扫描视野过小，将出现图像多次卷褶的情况（图2-9A、B）。而在3D序列中，有可能在两个相位编码方向上出现卷褶伪影，即常规的相位编码及选层相位编码（图2-9C）。常规相位编码的卷褶伪影与上述一致，而层面方向上的卷褶伪影则反折到层面的另一边，如进行3D轴位扫描SWI序列时，如果在层面方向上出现卷褶伪影，则头侧层面外的信息卷褶到足侧的图像中，而足侧层面外的信息卷褶到头侧的图像中。当扫描层数太少时也可能出现多次层面卷褶的现象。

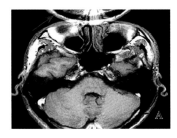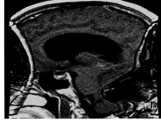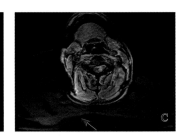

图2-9　卷褶伪影的图像表现

A.颅脑2D轴位扫描，使用前后相位编码方向，由于视野后侧未覆盖完全导致图像前侧出现卷褶伪影（红色箭头）；B.颅脑2D矢状面扫描，使用前后相位编码方向，前后扫描视野过小导致前后出现卷褶伪影（红色箭头）；C.3D轴位扫描在层面方向上出现卷褶伪影（红色箭头）

放射状K空间填充"刀锋"BLADE序列卷褶伪影。由于放射状K空间填充需要不断旋转相位编码方向，扫描视野为矩形视野的内切圆。采集获得的K空间经过栅格化重建后有可能将具有卷褶伪影的信息进行栅格化处理，最终在图像中表现为星芒状的伪影（图2-10）。

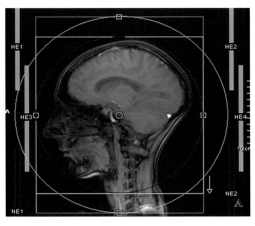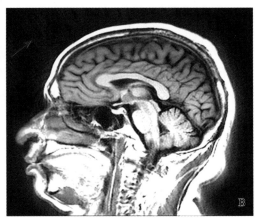

图2-10　"刀锋"BLADE序列卷褶伪影的图像表现

A."刀锋"BLADE序列扫描视野示意图，实线正方形为扫描视野，上下方向外侧黄线为过采样部分，蓝色圆形区域为真实的BLADE视野，绿色圆形区域为带过采样的视野（FoV）；B.由于线圈选择或过采样设置错误导致的"刀锋"BLADE序列特有卷褶伪影，红色箭头部分即为BLADE序列的卷褶伪影，表现为星芒状伪影

3.应对策略

（1）增大扫描视野FoV或增大相位编码方向FoV（图2-11）。

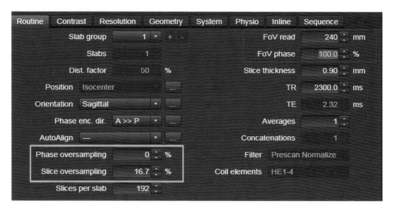

图2-11 磁共振常规扫描参数卡卷褶伪影消除参数

红色框区域为与扫描视野相关的参数，FoV read为读出FoV，即频率编码方向的扫描视野，FoV phase为相位编码方向上的扫描视野，以FoV read百分比的形式表示，卷褶伪影的消除需要使FoV phase覆盖全组织；黄色框区域为与过采样相关的参数，Phase oversampling为相位过采样，Slice oversampling为3D序列中的层面方向的过采样

（2）使用相位过采样及层面过采样（图2-12）。

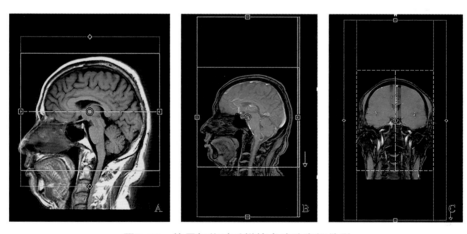

图2-12 使用相位过采样技术消除卷褶伪影

A. 3D轴位扫描在层面方向的上下增加过采样以防止出现卷褶伪影，虚线部分为过采样的范围，需要施加过采样的多少取决于扫描的范围、接收线圈的范围及3D激发的方式；B. 2D矢状面扫描使用头足相位编码过采样技术，虚线部分即相位编码过采样的范围，黄色箭头代表相位编码方向；C. 3D成像时在相位编码方向及层面方向上施加过采样技术

（3）使用饱和带饱和视野外组织信号（图2-13）。

（4）变换相位编码及频率编码的方向。

（5）关闭扫描视野外的接收线圈（图2-13B、C）。

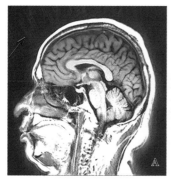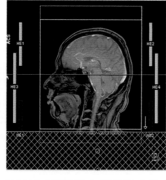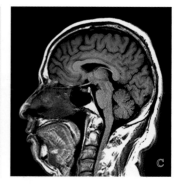

图 2-13　使用过采样及饱和带等技术消除卷褶伪影

A."刀锋"BLADE 序列扫描后获得的图像具有卷褶伪影（红色箭头）；B.使用饱和带技术（黄色网格）及过采样技术（虚线框），并且关闭颈部的线圈以消除卷褶伪影；C.使用图 B 中扫描设置参数获得的图像，卷褶伪影消失

（6）3D 成像特殊参数的设置可减少卷褶伪影的发生。3D 成像有可能在相位编码方向及层面方向出现卷褶伪影，常规相位编码方向卷褶伪影的处理措施如上所述，但是层面方向的卷褶伪影则可以使用除上述方法之外的一些措施，如层块选择性激发的方式能够有效消除层面间卷褶伪影。另外在 VIBE 序列中使用层面选择结合在常规相位编码方向上施加选层梯度，能够有效消除扫描视野外的卷褶伪影。

卷褶伪影是磁共振成像过程中较为常见的图像伪影，伪影的图像识别较为容易。针对卷褶伪影，可以通过增加相位编码方向的视野或过采样、降低相位编码方向外不感兴趣区域组织的信号或不进行信号采集实现卷褶伪影的消除。

三、化学位移伪影

磁共振成像过程中，成像组织在相同的磁场强度环境下，由于不同化合物电子云"遮蔽效应"的存在，使得成像区域内不同化合物组织中 H 质子进动频率产生差别，出现化学位移现象。以临床应用中最主要提供信号的水和脂肪为例，水分子中的氢质子和脂肪中的氢质子存在 3.4ppm 的频率差，换算为赫兹的话，1.5T 场强下频率相差 220Hz（化学位移），3T 场强下为 440Hz，场强越大，化学位移现象越明显。化学位移现象在磁共振成像中可能产生化学位移伪影，有些时候化学位移现象还能为临床诊断提供额外的信息。

根据化学位移伪影的方向分类，可以将其分为频率编码方向上化学位移伪影、相位编码方向上化学位移伪影及层面间化学位移伪影。

（一）频率编码方向上化学位移伪影

1.产生机制　在磁共振成像时，我们需要使用不同方向的梯度场进行空间定位，在频率编码方向上使用线性的梯度，使不同空间位置的质子存在频率差而实现频率编码方向上的组织空间定位。在临床应用中，系统一般以水质子的进动频率作为中心频率，在频率编码梯度施加之后，由于脂质子的进动频率比水质子的更低，相同空间位置的脂质子在叠加频率编码梯度之后的进动频率同样比水质子低。信号采集进行傅里叶转换时，系统把脂质子的更低进动频率误配为更低频率编码的空间位置。水质子的空间位置没有发生误配，在图像中水的空间位置保持不变，而脂肪往更低频率编码方向移动的现象就是频率编码方向上化学位移伪影。

2.图像表现　频率编码方向上化学位移伪影在临床应用中的表现主要取决于脂肪周围的组织特点，如在脂肪的周围都是含水量较多的组织，那么其信号表现为在低频编码方向上的水脂交界区为高信号，高频编码方向上的水脂交界区为低信号；而如果脂肪组织包绕了含水量较多的组织，如膀胱，脂肪还是往低频的方向移动，则信号表现为高频编码方向上的水脂交界区为高信号，低频编码方向上的水脂交界区为低信号（图2-14）。但是如果脂肪周围都是含水量较少的组织，如空气，则没有信号上的差别，只是出现脂肪空间位置的位移。

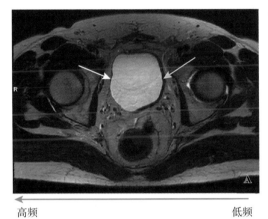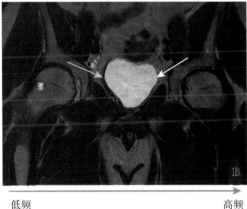

高频　　　　　　　　　　　　低频　　　低频　　　　　　　　　　　　高频

图2-14　频率编码方向上化学位移伪影

黄色箭头指示膀胱轴位的脂肪信号在低频编码方向上出现"流空"现象而呈现低信号，白色箭头所指为化学位移伪影导致的高信号

3.应对策略　针对减轻或消除频率编码方向上化学位移伪影的策略主要包括以下几种。

（1）场强越高，水脂频率差越大，化学位移伪影越明显，为了减轻化学位移伪影，可适当选择更低场强的设备进行成像。

（2）通过增加采样带宽，可减轻频率编码方向上化学位移伪影。频率编码方向上化学位移伪影与采样带宽成反比，但是该方法可能导致图像信噪比降低，信噪比的降低与采样带宽成平方根反比。

（3）改变频率编码的方向，这样可以改变化学位移伪影产生的方向，减少该伪影对组织显示及诊断的干扰。

（4）使用脂肪抑制技术使原本高信号的脂肪组织抑制为低信号，消除了产生化学位移伪影的信号来源，最后在图像显示上也不会出现化学位移伪影。

（5）增大回波时间（TE），尽量使脂质子散相成为低信号，减轻或消除化学位移伪影。

（6）增加频率编码方向上图像的分辨率可以起到降低频率编码方向上化学位移伪影的效果。化学位移伪影以多少个像素的形式显示，频率编码方向的采样矩阵越大，像素越小，化学位移伪影的显示也越轻微。

（二）相位编码方向上化学位移伪影

1.产生机制　常规序列在射频激发后采集一条或多条K空间线，且以一定的方向填充K空间线，如从左往右。而利用平面回波成像（EPI）的采样方式进行信号读出时，K空间的填充则是迂回式的，一次采集完整K空间或一部分K空间需要的时间相对较长，即在相位编码方向上的采样带宽比较小，这将在相位编码方向上产生化学位移伪影。理论上来说，使用EPI采样方式的序列在频率编码和相位编码方向上都将出现化学位移伪影，但是随着硬件的发展，信号的读出可以非常迅速，即采样带宽非常大，频率编码方向上的化学位移伪影非常小，而相位编码方向上的采样带宽相对较小，所以在使用EPI采样时化学位移伪影出现在相位编码方向上。

2.图像表现　相位编码方向上化学位移伪影的主要表现取决于图像的分辨率、设备采样带宽及场强。图像上表现为水脂信号在相位编码方向上的空间误配，产生Ghost伪影（图2-15）。

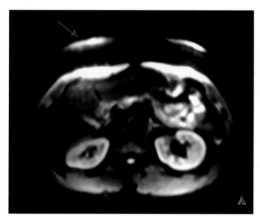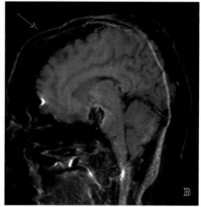

图2-15　相位编码方向上化学位移伪影

红色箭头为在使用平面回波技术进行信号读出时没有进行脂肪抑制或脂肪抑制失败，在相位编码方向上出现偏离正常组织结构的脂肪信号，即Ghost伪影

3.应对策略　由于相位编码方向上化学位移伪影的程度与设备的场强、梯度及采样矩阵相关，但这些参数都只是影响化学位移伪影的大小。为了避免脂肪信号对图像诊断的影响，需要在EPI采集的序列中增加脂肪抑制来消除相位编码方向上的化学位移伪影。因此，相位编码方向上化学位移伪影的应对策略就是保证扫描范围内脂肪抑制均匀。

（1）使用反转恢复（STIR）或者精准频率反转恢复（SPAIR）进行脂肪抑制，使用对B_0场及B_1场不均匀、不敏感的STIR脂肪抑制技术进行脂肪抑制。

（2）缩小扫描范围及视野以保证扫描区域内足够的磁场均匀度，成像范围越小，设备进行主动匀场时视野内的磁场均匀性越好，脂肪抑制效果也越好。

（3）使用高阶或手动匀场等优化扫描范围内磁场均匀度的技术。

（三）层面间化学位移伪影

1.产生机制　在磁共振成像过程中，先利用一定带宽的选层梯度对扫描层面进行选层，然后再施加一定共振频率的射频脉冲激发选层梯度选中的层面。由于脂质子的进动频率比水质子低3.4ppm，所以在利用一定带宽的选层梯度进行选层时将造成水与脂肪的空间位置存在差别。相对于水质子，更高频率方向上的脂质子具有射频脉冲的共振频率而被激发用于当前层面的成像。这种在激发过程中由于水脂化学位移导致激发层面发生位移，从而导致的图像伪影称为层面间化学位移伪影。

2.图像表现　层面间化学位移伪影的图像表现取决于扫描层面间更高选层频率方向上脂肪含量的多少，其特点与频率编码方向上化学位移伪影的特点类似，更高选层频率位置上的脂肪信号被误配到更低的选层梯度层面上，最终在图像上表现为脂肪信号空间位置的错配（图2-16）。

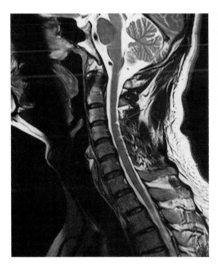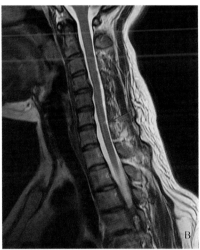

图2-16　层面间化学位移伪影

激发层面外更高选层频率方向上的脂肪信号被误激发而出现在扫描层面内，图A、B中红色箭头所指均为进行颈椎T$_2$WI不抑脂扫描时脊髓或脑脊液中出现异常的点片状高信号

3.应对策略　为了减轻或消除层面间化学位移伪影，可以从以下几个方面进行参数调整或优化。

（1）使用脂肪抑制技术消除层面间脂肪信号的差别来消除层面间化学位移伪影。

（2）常规序列建议使用更高的激发带宽来减轻层面间化学位移伪影，如使用Warp技术提高射频脉冲的激发带宽。

（3）在进行EPI采集成像时，为了实现更准确的层面选择及脂肪抑制，建议将RF Pulse模式改为Low SAR模式以降低选层不准导致脂肪抑制失败而出现的层面间化学位移伪影。

（4）建议使用更长的TE使脂质子散相降低脂肪信号；在TSE序列中不建议使用超长回波链及高带宽采集以降低脂肪信号，减轻化学位移伪影。

综上所述，在磁共振成像过程中化学位移伪影可能出现在图像的各个方向上，这些伪影在临床应用中可能会影响疾病的诊断，所以需要加以识别并做好减轻消除工作。凡事有弊就有利，化学位移现象造成脂肪组织空间位置的误配伪影，但是该现象也能在某些应用领域增加额外的信息以帮助疾病诊断，在此不做过多介绍。

四、并行采集伪影

磁共振成像速度一直是困扰参与磁共振检查各方的一项重要问题，扫描时间长将导致受检者的耐受程度降低，出现运动而导致运动伪影的概率增大、重复扫描次数增多及患者流通量下降。随着磁共振应用领域的逐步拓展，如体部及心脏快速成像的应用，要求成像设备能够在一次屏气的时间内完成一幅或者一个层块图像的数据采集，这时并行采集技术应运而生，该技术以 K 空间规律欠采样的方式，不仅能够大幅度成倍地缩短序列的采集时间，而且能够以较少的图像信噪比损失保持图像的原始分辨率及对比度，但也由此引入了一些与并行采集技术相关的伪影。本部分将介绍并行采集技术导致图像伪影的产生机制、图像表现及应对策略。

（一）产生机制

并行采集技术是通过 K 空间欠采样的方式实现扫描速度的提升，但是采集获得的原始 K 空间信息重建后将产生卷褶伪影（图 2-17）。为了解析由于 K 空间线欠采样导致的卷褶伪影，需要利用阵列线圈或者矩阵线圈不同线圈单元对不同空间位置组织的敏感度信息进行卷褶伪影的解析。

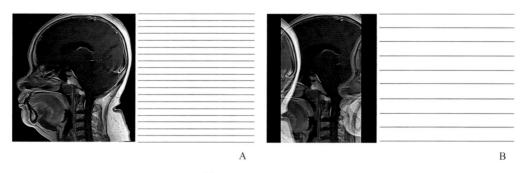

A   B

图 2-17　扫描视野与 K 空间线行距成反比关系

A. 在 K 空间中不进行间隔采集时重建的图像视野与原始视野一致；B. 在 K 空间中每隔一行采集一次时，重建图像的视野缩小为原始的一半

采集完 K 空间后需要对 K 空间数据进行处理重建，但是无论是图像域还是 K 空间域的数据处理都需要使用线圈的敏感度信息（Yanasak NE et al., 2014）。线圈敏感度信息包含了不同线圈单元对不同空间位置组织的信号信息，具有空间依赖性。当并行图像采集与线圈敏感度信息采集具有不同的空间位置时，重建获得的图像将不可避免地出现伪影；另外，线圈敏感度信息由于在采集过程中扫描视野过小或由于采样本身（线圈损坏或体表信号过高等）导致线圈敏感度信息错误时，并行采集位移将不可

避免。

　　另外一个影响并行采集图像质量的参数称为几何因子（g factor），该因子的大小与线圈的几何形状及通道数、组织相对于线圈的空间位置、矩阵线圈的设计、并行采集因子及并行采集算法相关，该因子与图像的信噪比成反比。几何因子反映的是不同线圈单元对不同空间位置组织的信号识别能力，它反映的是后处理过程中对于原始图像去卷褶的能力，信号识别能力越强，几何因子越小；识别能力越弱，几何因子越大（Noël P et al.，2009）。

　　扫描视野也将影响并行采集图像的图像质量。如使用SENSE算法进行线圈敏感度校正时，由于在序列扫描之前先采集线圈敏感度信息，当采集获得的线圈敏感度信息包含卷褶伪影时，后续并行采集序列获得的图像必然受到影响，出现图像质量问题。或者在使用并行采集技术进行信号采集时，如果相位编码方向的扫描视野过小，特别是相位编码方向上的视野小于对应组织结构时，原始K空间重建的图像中出现并采导致的卷褶伪影和小视野导致的卷褶伪影，多重卷褶伪影叠加将导致后续的图像重建出现困难而在图像中心出现斑点状噪声或者鬼影，并且扫描视野越小，这种由于并行采集导致的伪影越明显。使用GRAPPA算法对扫描视野的要求较SENSE算法较低。

　　（二）图像表现

　　1.由于线圈敏感度信息导致的并行采集伪影　通常表现为局部信号缺失或出现类似运动伪影的图像表现。由于线圈敏感度信息与图像采集具有不同的空间位置，这将导致图像重建时局部信号的丢失；另外由于近线圈效应及体表脂肪的影响导致近线圈侧线圈敏感度信息发生巨大的信号变化，这种变化也将导致图像出现类Ghost伪影（图2-18）。

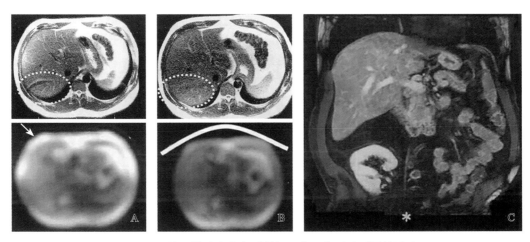

图2-18　线圈敏感度信息对并行采集图像重建质量的影响

　　A.由于近线圈导致线圈敏感度信息图（下图）中靠近线圈部分的信号非常高，导致重建并行采集之后的图像（上图）出现伪影；B.在接收线圈与扫描组织之间增加了垫子，有效减少了由于近线圈效应导致的线圈敏感度信息错误，降低了并行采集重建伪影发生的可能性；C.使用灵敏度编码（SENSE）技术进行图像重建时，由于在信号采集与线圈敏感度信息采集过程中出现空间位置不匹配而导致图像的并行采集伪影

2.并行采集技术导致图像信噪比降低　主要表现为：①加速因子过大，导致图像整体信噪比降低，并行采集加速因子越大，图像中心区域的噪声越大；②几何因子的影响，离接收线圈越远的区域，图像的信噪比越低（图2-19）。

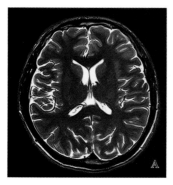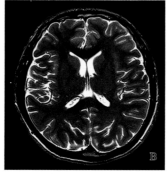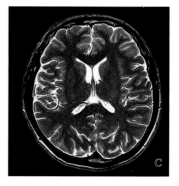

图2-19　并行采集加速因子对图像质量的影响

A.并行采集因子为2时的图像质量，整体信噪比较好；B.并行采集因子为3时的图像质量，相较于图A信噪比降低；C.并行采集因子为4时的图像质量，图像中心区域的信噪比明显降低

（三）应对策略

并行采集技术的初衷是在不损失图像空间分辨率的情况下缩短扫描时间，但是由此也带来了一些与并采相关的伪影，为了减轻或消除这些伪影，可以进行使用以下措施。

（1）使用更加稳定的线圈敏感度信息采集及并行采集重建算法。

（2）并行采集因子根据相位编码方向和线圈单元数控制在2～4之间。

（3）使用高通道接收线圈。

并行采集技术通过在 K 空间欠采相位编码步级数的技术缩短扫描时间带来了一些图像伪影，但是并行采集技术在临床应用中具有非常大的优势。因此，一项技术的应用在带来优势的同时，也可能引入一些不足，只有有效地识别并行采集伪影的产生机制及应对策略，降低其出现的概率才能充分应用其优势服务临床。

五、磁化率伪影

磁化率是组织的固有属性，表示将组织或者材料放置于一定磁场强度的磁场环境中，组织被均匀磁化形成磁偶极子，产生感应磁场的能力及强度，这种感应磁场不仅影响组织的内部，同时也影响着组织周边的外加磁化的均匀性，对外加磁场的扰动的程度取决于组织的磁化率、形状和体积。不同组织与材料的磁化率差别非常大，为了描述方便，可以将组织或材料划分为逆磁性、顺磁性及铁磁性三种不同类型（图2-20）。进行磁共振成像时，不同磁化率的组织在常规扫描序列中能够提供在常规 T_1WI、T_2WI、PDW 成像之外的其他图像对比，如磁敏感加权成像，但由于不同磁化率的组织或物质会形成感应磁场干扰局部磁场的均匀性，导致磁矩失相位或者空间位置误激发而产生磁化率伪影。本部分将从产生机制、图像表现及应对策略三个方面介绍磁化率伪影。

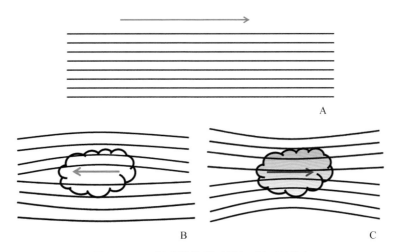

图2-20　不同磁性物质对局部磁场的影响

A.理想状况下主磁场磁力线均匀分布（箭头为主磁场的方向）；B.逆磁性物质对主磁场的影响（箭头为感应磁场的方向），表现物体周围有效场的降低，磁力线变稀疏；C.顺磁性物质对主磁场的影响（箭头为感应磁场的方向），表现物体周围有效场的升高，磁力线变密集

（一）产生机制

　　磁化率是指组织与外部磁场相互作用而使组织内外部磁化程度产生的变化，磁化感应磁场将影响组织内部或外部的磁场环境。当两个具有不同磁化率的组织并列且磁化率差异较大时，将引起磁场的局部畸变，例如，空气和组织之间或小梁骨和组织之间就有这样的自然界面。组织感应磁场的不均匀性导致T_2^*值降低，质子失相位加快，使得局部信号降低；另外局部磁场的不均匀性也将导致共振频率偏移使线性选层梯度激发非矩形层面而表现为图像的非线性变形，以上两者都是形成磁化率伪影的原因（Lüdeke KM et al.，1985）。极端情况下，当成像区域中存在铁磁性物质材料时，如金属义齿、人工关节或者子宫节育环时，将严重干扰局部磁场的均匀性，影响梯度线圈的空间定位，出现大范围图像几何变形及信号的异常高低畸变。

（二）图像表现

　　从引起磁化率伪影的物质来源来说，可以将磁化率伪影分为铁磁性磁化率伪影及其他磁化率伪影，但是它们的典型表现基本上都是图像变形、信号畸变及脂肪抑制不均匀。

　　1.磁化率差异导致的组织形态变形　由于不同组织磁化率差异导致局部场的不均匀，在梯度选层及施加频率编码梯度时，出现组织空间位置的错误，最终出现组织形态的变形（图2-21）。

　　2.磁化率差异巨大组织交界区信号畸变　在不同磁化率组织的交界面出现局部的磁场不均匀，这种不均匀将导致质子散相加快，最终在图像上表现为信号的畸变，这种现象在GRE序列或者使用EPI技术进行信号读出的序列中表现得尤为明显（图2-22）。

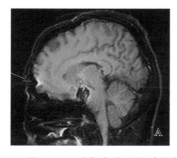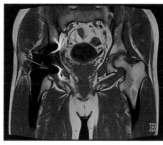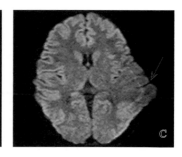

图2-21 磁化率差异导致局部磁场不均匀，施加选层梯度和频率编码梯度之后出现组织空间位置的错误定位而导致图像的变形

A.额窦及颅底由于磁化率的变化出现的组织结构的变形（红色箭头）；B.在髋关节金属植入物的周围出现组织解剖的扭曲变形（红色箭头）；C.头皮附近的异物干扰导致图像组织形态的变形（红色箭头）

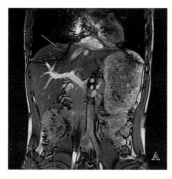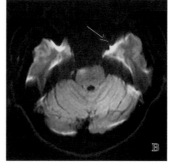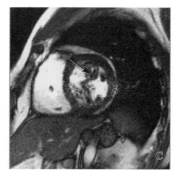

图2-22 磁化率差异导致局部磁场不均匀，使用对局部磁场均匀性敏感的序列时在组织的交界区产生信号的畸变

A. True FISP序列扫描肝脏时在肝肺交界区出现的信号畸变（红色箭头）；B. EPI技术扫描弥散时在颅底出现的信号畸变（红色箭头）；C. True FISP序列进行心脏扫描时出现的信号畸变（红色箭头）

3.磁化率差异导致的脂肪抑制不均匀　局部磁场的不均匀将导致水脂进动频率的差别加大，即水峰和脂肪峰的半高全宽加大，使用频率选择类的脂肪抑制技术时会出现脂肪抑制不均匀的现象（图2-23）。

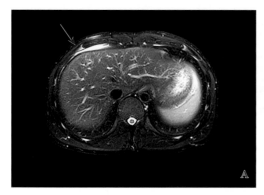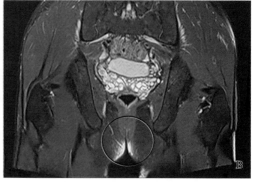

图2-23 磁化率差异使得局部磁场均匀性降低，导致频率选择类脂肪抑制技术脂肪抑制不均匀

A.肝与肺交界的附近由于磁化率变化较大，导致局部磁场均匀性降低，出现脂肪抑制不均匀（红色箭头）；B.臀部肛门区附近软组织与空气出现磁化率差异比较大的交界面，导致脂肪抑制不均匀（红色线条勾画区域）

（三）应对策略

根据磁化率伪影的产生机制及影响因素，在临床应用中可以针对性地利用相关技术对该伪影进行一定程度的消除或减轻。

（1）使用自旋回波SE序列代替梯度回波GRE序列进行扫描。

（2）进行GRE序列扫描时，确保主磁场B_0的均匀性能够有效减轻磁化率伪影。

（3）缩短TE能够有效减轻磁化率伪影。

（4）增大带宽也可以减轻磁化率伪影。

（5）减小成像的体素能够减小由于容积效应导致的磁化率伪影（图2-24）。

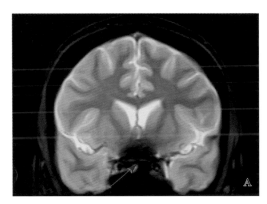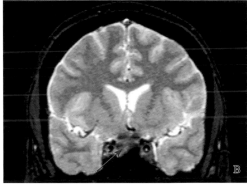

图2-24 相同的扫描参数下不同的体素对磁化率伪影的影响

A.扫描层厚为8mm，显示颅底的磁化率伪影十分明显（红色箭头）；B.扫描层厚为3mm，显示磁化率伪影明显减轻（红色箭头）

磁化率是组织的固有特性，利用这个特性能够在临床应用中获得新的图像对比，如磁敏感加权成像，甚至利用更高级后处理软件及算法获得不同组织的磁化率信息，进行组织内铁含量的测定。但是磁化率的存在会导致磁化率差异明显的区域出现组织的误激发及信号畸变，这些伪影的存在将影响疾病诊断。磁化率伪影的程度与磁场强度、组织磁化率差异、回波时间、序列类型及带宽有关，只有充分把握各影响因素的相关性，才能更好地减轻或消除伪影。

六、截断伪影

在日常的临床工作中，通常通过减少相位编码步级数的方式来加快扫描速度，增加患者流通量。减少相位编码步级数的办法包括使用并行采集技术、矩形扫描视野、矩形像素及相位部分傅里叶技术等。这些技术的应用能够缩短扫描时间，但是也可能带来一些图像问题，特别是在扫描采集矩阵并不是很大而组织间信号过渡比较大的成像部位及序列，将形成由于信号采集被截断而出现的高对比组织间边缘信号的振荡，称为边缘振荡（edge oscillation）或截断伪影（truncation artifact）。本部分将从产生机制、图像表现及应对策略等方面对截断伪影进行介绍。

（一）产生机制

理论上来说，一个矩形方波经傅里叶转换后成为一个由无限不同频率的信号组合的 sinc 函数，这就好比磁共振成像时，巨大信号差异的组织交界面为矩形方波，在信号采样过程中必须采样无限不同频率的信号组合才能真实还原组织交界面的信号差异。但是在磁共振成像过程中，受限于梯度及采样时间的影响，通常通过有限点的采集进行图像重建，经过傅里叶转换后，形成截断伪影（或Gibbs伪影）。在成像过程中，有限的相位编码步级数和频率编码方向的数采样都将导致截断伪影，在3D序列中截断伪影也可发生在层面方向。

（二）图像表现

截断伪影出现在组织信号变化比较大的交界区，并且根据交界区的信号差异具有 9% 左右的信号增加或减少，这就导致在组织交界区明暗交替出现的与交界面平行的线状伪影。截断伪影在图像上的具体表现如下（图2-25、图2-26）。

（1）截断伪影将影响不同组织间的信号对比。

（2）截断伪影将使高对比组织间的界面变得模糊。

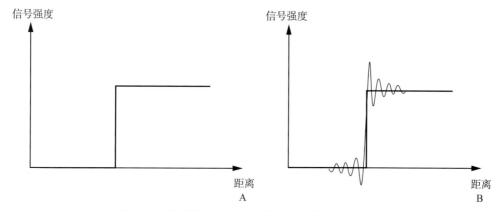

图2-25　截断伪影在组织交界面的图像表现示意图

A.理论上不同信号组织交界面的信号过渡，能够真实反映不同组织间的信号变化及边缘；B.在有限采样的情况下获得的组织交界面的信号变化过渡，组织边缘变得模糊，并且信号在组织交界区出现振荡

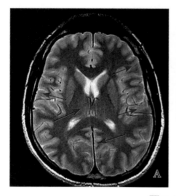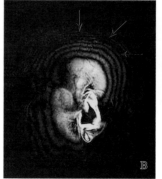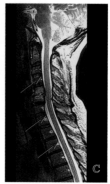

图2-26　截断伪影的图像表现

A.颅脑扫描使用小的采样矩阵时会在巨大信号交界面出现与交界面平行的截断伪影（红色箭头）；B. 3D矢状面扫描时在层面方向上出现的与交界面平行的截断伪影（红色箭头）；C.颈椎扫描时在信号交界面出现高低信号交替（红色箭头），并且脊髓的边缘变得模糊

（三）应对策略

截断伪影的产生是由于信号的欠采集导致傅里叶转换后出现边缘振荡形成的，在临床应用中可以根据该伪影的形成机制采用以下措施来减少伪影的出现。

（1）因为截断伪影的振荡间隔是成像像素的2倍，增大采样矩阵，提高空间分辨率即可减小截断伪影的明显性。

（2）在图像重建过程中使用插值技术，将原始的K空间放置于其2倍大的K空间中，原始K空间数据不变，但是其外围都以填零的方式进行填充，图像重建后能够有效减轻截断伪影。

（3）使用一定的K空间滤波器对K空间数据进行滤波，减轻截断伪影的明显性，但这样也将导致图像组织边界的模糊效应增加。

（4）3D序列扫描的层厚减小到1.5mm及以下。

由于磁共振成像中采样有效的数据点的图像重建，截断伪影广泛存在于常规临床应用的图像中，该伪影在临床中不能提供额外有用的信息，是一种无法利用的伪影，截断伪影无法消除，只能通过技术进行减轻。

七、其他磁共振常见伪影

除了上述介绍的磁共振常见伪影之外，在临床中还有一些伪影，一般来说伪影基本上不会影响临床诊断或较少出现，对于其产生机制、图像表现和应对策略将在本部分做简单的介绍。

（一）射频串扰伪影

1.产生机制　在进行射频激发时，在选层梯度的作用下使用一定带宽的选择性射频脉冲对相应层面进行激发，根据傅里叶变换的原理，进行矩形层面的激发需要无限频率的组合，生成射频脉冲的时间将无限延长。在临床应用中，射频脉冲常产生不完美的选层轮廓，其边缘不清晰。在进行多层成像使用顺序激发时，选择性射频脉冲将部分激发相邻层面引起磁矩的饱和，最终导致相邻层面的信号降低。另外，如果有多个交叉层面或者层块堆叠时，交集区域被重复激发，这也将导致图像对比度的改变和（或）信号的损失，这种现象在具有180°脉冲（反转恢复，快速自旋回波）的序列中变得尤为明显（图2-27）。

2.图像表现

（1）平行层面之间出现的层间射频串扰主要表现为在使用顺序方式的射频激发时，首先被激发的层面图像整体信号强于后续激发的层面，并可能引起图像对比的改变。

（2）多层面、多角度层组或层块成像时由于层面/层组交叉导致交叉区域被重复激发，如进行腰椎椎间盘或双侧视神经扫描时，由于层组的交叉导致图像在交叉区域信号降低甚至出现组织对比的变化（图2-28）。

3.应对策略

（1）增加层面与层面之间的间距，减少层面误激发导致的射频串扰，并且使用更加准确的选层梯度及射频脉冲轮廓进行激发。

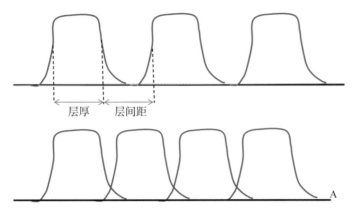
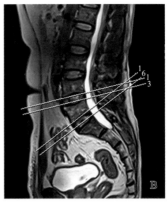

图 2-27　射频串扰伪影的形成机制

A.上侧为常规临床应用中使用的层厚及层间距的方案，足够大的层间距减轻了层间串扰，下侧即为使用非常小的层间距或无间距，在使用顺序方式激发时不可避免地出现层间串扰；B.进行多层面、多角度扫描时出现的层组定位交叉，导致交叉区域重复激发，出现射频串扰。1、3、6 为图像层数的编号

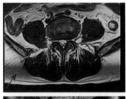
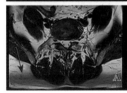
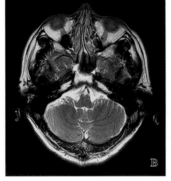
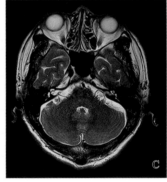

图 2-28　射频串扰伪影的图像表现

A.进行腰椎椎间盘扫描时，由于多层面、多角度扫描的层组出现交叉，在层块交叉区域出现信号的降低（红色箭头）；B、C.使用平行层面进行顺序激发扫描，由于设置的层间距太小，在相同的窗宽窗位下，图 B 的图像信噪比优于图 C，并且两图像的组织信号对比也存在一定的差异

（2）进行射频激发时，不使用连续激发的射频激发模式，建议选择间隔模式对层面进行激发。

（3）避免多层面、多角度的扫描层组的空间定位出现交叉，当出现交叉时评估射频串扰对诊断的影响，如果出现影响诊断的情形，建议选用单一层组进行扫描以避免交叉。

（4）必要时，使用 3D 序列进行容积数据的采样，然后重建。

（二）魔角效应

1.产生机制　魔角效应是由纤维组织的特殊物理性质与静磁场的相互作用产生的。胶原蛋白约占人体蛋白成分的 1/3，是肌腱、韧带、视神经、腱膜、软骨和骨骼的重要组成部分。胶原纤维平行排列，形成高度有序的结构（各向异性），水分子与胶原组织结合的运动受到极大的限制，增强了偶极子与偶极子的相互作用。这种偶极子的相互作用改变了与纤维组织的局部磁场，进而影响组织的 T_2 弛豫时间。这种相互作用的程度随

纤维组织与主磁场 B_0 的角度关系变化而变化，纤维组织的局部磁场在 0° 和 180° 时最大，在 54.7° 和 125.3° 时最小。由于肌腱和韧带都是短 T_2 或超短 T_2 弛豫时间的组织，进行常规成像时往往显示为低信号，但是当这些纤维状结构与主磁场 B_0 成 54.7° 与 125.3° 时，T_2 弛豫时间延长并达到最大值，在进行短 TE 成像时将产生强度不同的高信号（Mark B et al.，2007；Erickson SJ et al.，1993）。

2. 图像表现　魔角效应是由于胶原纤维和水分子磁偶极子与静磁场相互作用而产生的，这种现象具有角度依赖性。当胶原纤维组织与主磁场 B_0 成 54.7° 或 125.3° 时，胶原纤维组织的 T_2 弛豫时间能增加 2 倍以上，使在短 TE 成像的序列中原本显示为低信号的组织结构信号增加而出现中等信号或高信号（图 2-29）。

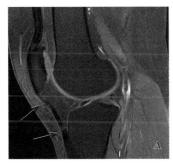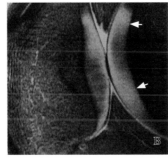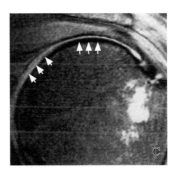

图 2-29　魔角效应改变胶原纤维组织的信号强度

A. 膝关节质子密度扫描时髌韧带部分节段显示为高信号（红色箭头），怀疑可疑病变，增加 TE 再次扫描后高信号消失，提示魔角效应导致的图像伪影；B、C. 使用 3D 薄层短 TE 扫描时显示关节软骨部分为高信号，部分为低信号，结合高信号关节软骨与主磁场 B_0 的角度，提示为魔角效应导致的局部关节软骨信号增高（白色短箭）

3. 应对策略

（1）由魔角效应引起的信号变化强度会随着 TE 的变化而变化：相对较短的 TE 信号变化最大，当 TE 延长时由于魔角效应引起的信号变化减小。一般认为 TE 大于 37ms 时，由魔角效应导致的信号增加现象消失，所以怀疑由于魔角效应导致组织信号增加时可以增加 TE 来验证。

（2）魔角效应对组织 T_1 弛豫时间几乎没有影响，因此 T_1 加权成像序列受影响较小。

（3）魔角效应具有方向依赖性，所以在必要的时候可以改变胶原纤维组织与主磁场 B_0 的夹角以减轻魔角效应导致的图像信号变化。

（三）Dixon 计算错误

1. 产生机制　磁共振化学位移现象是指由于电子云的遮蔽效应导致水质子与脂质子在相同的磁场环境中具有不同的进动频率，利用这种现象分别在水质子与脂质子处于相同相位和相反相位时进行信号采集，即可获得水脂同相位图像和水脂反相位图像。其信号可以表示为：

$$I_{opp} = (W - F) e^{i\varphi}$$
$$I_{in} = (W + F) e^{i(\varphi + \omega)}$$

在成像中通常先采集反相位，然后再采集同相位，最终通过一系列运算分别计算出水图和脂肪图。通过上述两信号表达式可知，同反相位的信号与水脂的含量相关，与磁场的均匀性相关，当计算水图或者脂肪图的信噪比差或存在场不均匀等外界干扰时，将出现水图和脂肪图局部或全局错误计算的情况。

2.图像表现

（1）由于局部磁场均匀性变差，导致水图和脂肪图出现局部错误计算，表现为图像出现点片状水脂错误计算（图2-30）。

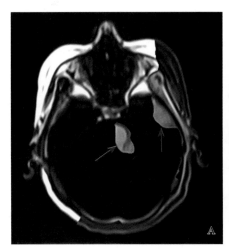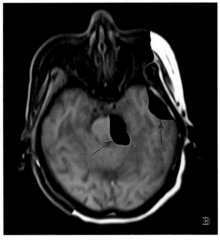

图2-30　Dixon计算错误导致的图像伪影

A.脂肪图，靠近颅底的区域由于局部磁场不均匀导致的局部水信号错误计算到脂肪图中（红色箭头）；B.水图，靠近颅底的区域由于局部磁场不均匀导致的局部脂肪信号错误计算到水图中（红色箭头）

（2）由于原始图像信噪比差或者磁场均匀性的影响而出现的水图与脂肪图全局性错误计算。

3.应对策略

（1）确保扫描范围内磁场的均匀性，以减少由于磁化率差异导致的T_2^*衰减出现反同相位图像巨大的信号差。必要时使用局部匀场块或者高阶匀场以提升扫描范围内的磁场均匀性。

（2）优化参数选择，通过减少并行采集加速因子或者其他提升图像信噪比的技术来降低由于Dixon重建过程图像信噪比太低导致的水脂局部或全局计算出错的概率。

（3）必要时选用其他脂肪抑制技术进行成像。

第二节　PET/MR 衰减校正相关的图像问题

本节仅概述PET/MR特有的衰减校正相关图像问题，与PET/CT相仿的伪影此处不做赘述。由于MR不能提供PET衰减校正所需的组织密度信息，衰减校正是一体化PET/MR发展过程中最重要的技术障碍之一。笔者使用的Biograph mMR（SIEMENS Healthineers）采用两点法Dixon技术对组织进行分割，并给不同组织设定相应统一的线性衰减系数，生成衰减校正系数图（μ map），用于衰减校正。第二代Biograph mMR提供四种组织分割（软组织、脂肪、肺、空气），第三代Biograph mMR提供五种组织分割

（软组织、脂肪、肺、空气、骨骼），其中骨骼组织的识别使标准摄取值（SUV）的定量更加准确，对骨组织周围病变的准确诊断更加有利。然而，这些方法虽然解决了一体化PET/MR的衰减校正问题，但由于其衰减校正的方法从物理学原理上和PET/CT不同，也不可避免地存在一些系统偏倚（造成PET定量低估）。由于PET/MR用于扫描获得衰减校正数据的序列是使用了Dixon水脂分离技术的三维容积T_1WI序列，因此图像采集过程中可能造成该序列图像异常的因素也常常是导致PET衰减校正失准的主要因素。现将常见的由衰减校正失准导致的PET图像异常情况简要介绍如下。

一、局部磁场不均匀

金属植入物伪影：义齿、关节假体、骨科内固定材料、外科手术夹、女性宫内节育器等金属植入物会引起局部磁场的欠均匀，从而导致MR图像伪影，主要表现为植入物区域局部信号的缺失。受伪影影响的MR衰减校正（MRAC）图像会导致μ map的严重错误，进而导致PET图像失真、放射性分布低估（图2-31），这与PET/CT金属硬化伪影导致的偏倚是相反的。在病史采集阶段需详细了解相关情况，有助于诊断医生及时了解伪影原因。

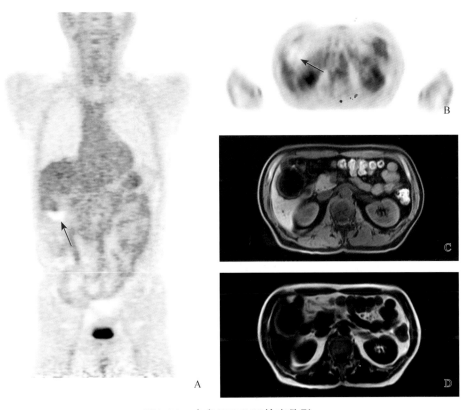

图2-31 全身PET/MR检查伪影

A、B.全身PET冠状面图像、腹部PET横断面图像，可见右肝下缘局限性放射性分布缺失（红色箭头）；C、D.T_1WI Dixon水相、T_1WI Dixon脂相图像，可见结肠肝曲局部信号缺失（患者结肠息肉肠镜钛夹治疗后）

二、算法本身的限制

（一）截断现象

PET/MR扫描时，受检者双臂下垂置于体侧，由于一体化PET/MR中MR横向扫描野（50cm）小于PET的扫描野（60cm）（图2-32），导致PET图像在沿着肩部及双臂外侧部位出现截断现象和定量失准，在体格形态较大的受检者中更为明显（Kuttners et al.，2019）。

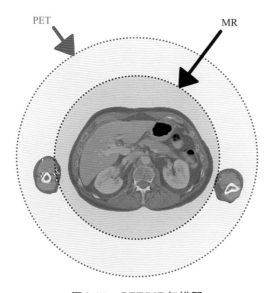

图2-32　PET/MR扫描野
外圈较大的为PET扫描范围，内圈较小的为MR扫描范围，两者间存在差异

截断现象可以通过基于PET数据的MLAA算法（maximum likelihood simultaneous activity and attenuation reconstruction，MLAA）重建MR扫描野以外的MRAC图像，或者基于MR的B_0均匀化梯度增强技术（B_0 homogenization using gradient enhancement，HUGE）扩大MR两侧的扫描野来弥补此缺陷（图2-33）。由于HUGE技术是完全基于MR的方法，因此并不依赖于PET放射性示踪剂的选择，在非脱氧葡萄糖（FDG）PET/MR成像中也可提供可靠的截断校正图像。通过HUGE技术对双臂截断部分的采集和计算，MRAC数据的质量可得到显著提升（图2-34）。

（二）组织分割的局限性

第一代、第二代Biograph mMR在组织分割时不能获得骨骼信息（将骨骼归为软组织），这本身会导致骨骼及邻近骨骼的病变放射性摄取的低估，尤其对于颅脑成像影响明显。另外，在一些含气腔的复杂结构区域（如颅底、鼻旁窦等），容易直接将骨骼（MR信号太弱）及其表面薄层软组织均分割为气体，导致局部PET放射性分布低估。

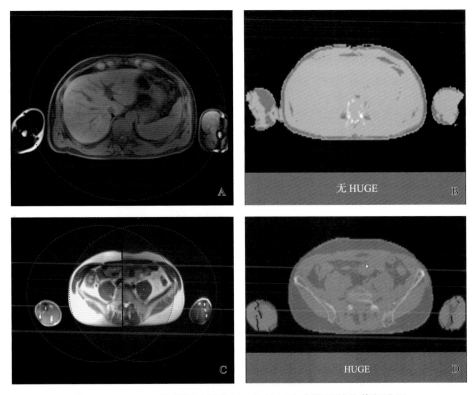

图2-33 HUGE技术通过延伸MR的FoV来克服双臂的截断伪影

A.常规PET/MR MR扫描范围（虚线圈），不能涵盖双臂外侧；B.图A相应的μ map，双臂外侧部分缺失；C. HUGE扫描方法，分别涵盖双侧手臂；D.图C相应的μ map，双臂外侧部分补齐

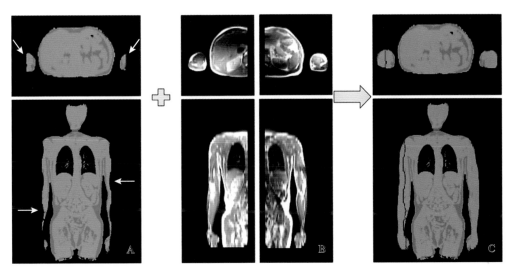

图2-34 结合HUGE技术的μ map重建

A.常规采集四种组织分割的μ map；B. HUGE技术采用的MR扩展采集双侧体部信息，由于双臂信号采集更加完整；C.基于HUGE技术的四种组织分割的μ map，与真实的个体解剖信息更加接近

第三代 Biograph mMR 采用了超短 TE（UTE）技术用于头部的 MRAC 数据采集，更短的 TE 时间使得骨组织的信号可以充分保留，同时，图像的对比也更加接近于 CT 的组织密度对比，从而使得头部 PET 数据的定量更加准确。针对全身成像则推荐使用基于 Dixon 成像的五组织分割技术，将人体组织分为软组织、骨、脂肪、空气、肺五种不同的组织成分（图 2-35）。其中，对骨性成分的识别尤其有利于骨组织周围病变 SUV 的正确计算。

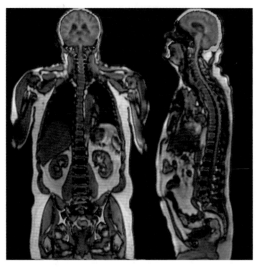

图 2-35　五组织分割技术识别到的骨骼信息

左侧为冠状面 MRAC 图像；右侧为矢状面 MRAC 图像，蓝色部分分割为骨组织

　　然而，尽管近年来基于两点法 Dixon 的 MRAC 技术不断进步，但是在一些特殊情景下其应用仍然存在一定局限性。由于 Dixon 技术的成像基础在于首先分别采集同、反相位的图像，然后通过对两者的信号差异进行数学运算，分别解析出脂肪相和水相，因此当存在局部磁场欠均匀时，由于氢质子进动频率的异常，局部同、反相位的图像信号会不同于周围组织，此时就可能出现水、脂信息算反甚至算错的情况（图 2-36），颈

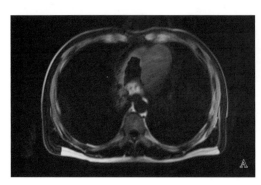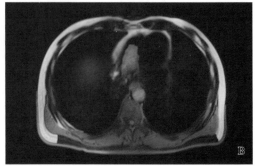

图 2-36　胸腹部 T₁WI Dixon

A、B. T₁WI Dixon 水相、T₁WI Dixon 脂相，可见胸后壁及心脏部分区域出现了组织错分

部、颈胸及胸腹交界处Dixon图像较易受影响，导致组织错分（Kuttner S et al.，2019）（图2-37），如肺部孤立小结节周围由于存在大量气体，磁场环境较差，就容易出现这种情况。类似的情况也可能发生于体部，尤其对于存在金属沉积的肝脏，由于信号衰减过快，使得采集到的同、反相位信息出现较大偏差，此时Dixon算法也容易出现错误，导致肝脏水、脂信息算反，从而导致由此生成的μ map的数据错误，并最终导致PET图像上的伪影和SUV错误。

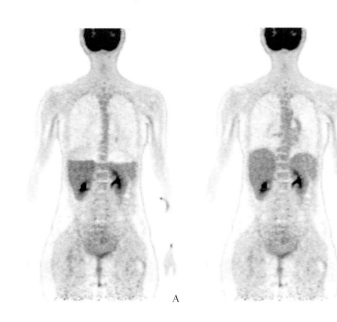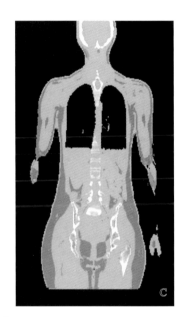

图2-37　全身PET/MR检查组织错分

A.全身PET冠状面图像，可见膈下放射性分布异常减低；B.重新重建的全身PET图像，恢复了膈下PET信息；C. μ map，可见膈下区域均被分割为肺组织

当阅片者发现PET/MR PET图像有异常时需要及时调阅μ map以观察是否存在组织错分割的情况；调阅非衰减校正的PET图像以观察放射性分布情况，综合判断可能是何种原因引起的图像伪影/失真。

第三节　PET/MR其他图像问题

一、运动导致的图像问题

因PET/MR检查时间较长，儿童及老年患者，尤其是阿尔茨海默病（AD）和帕金森病（PD）等患者，很难在检查过程中保持不动，受检者/受检部位的移动除了会导致衰减校正不准确以外，还会导致PET与MR不匹配，并使PET图像模糊，SUV降低（影响诊断和疗效评估）。受检者/受检部位的移动包括生理性运动和非生理性运动（自主或非自主的运动）。

（一）生理性运动

常见的生理性运动包括呼吸、心跳等。呼吸运动会导致胸、腹部PET图像伪影和模糊，影响视觉观察，导致病灶遗漏，在靠近膈肌的部位这一影响尤为明显。同时呼吸运动会导致PET定量计算失准，SUV_{max}减小而肿瘤代谢体积（MTV）增大（Catalano OA et al., 2018）。针对生理性运动可以采取相应的门控技术，但门控采集获得的PET计数明显减少，导致图像信噪比下降，因此需要延长采集时间予以弥补。针对这种情况，运动补偿、运动校正等方法提供了另外的选择（Gillman A et al., 2017）。

全身采集PET图像为静息采集，而部分MR序列需要进行屏气后采集，这也会造成MR图像与PET图像的不匹配。如T_1-Dixon序列为屏气采集，会导致肺底、膈肌顶部甚至腹部肝脏及上消化系统融合无法匹配。针对这种情况，在全身检查过程中若发现阳性病灶，可以在病灶局部采取呼吸门控采集或运动校正技术（motion correction），使PET图像不受呼吸影响，从而提高病灶部位诊断的精确性（图2-38）。

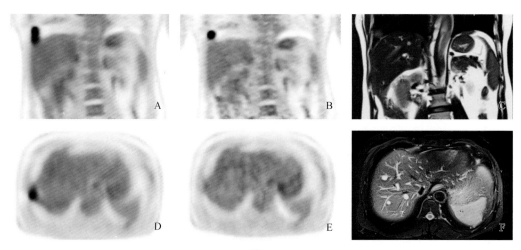

图2-38　腹部 ^{18}F-FDG PET/MR

A.自由呼吸采集的PET冠状面图像，病灶呈长条状；B.经过呼吸运动校正（body COMPASS）后的PET冠状面图像，可见病灶呈类圆形；C.上腹部冠状面T_2WI（HASTE）图像，可见右肺下叶结节灶；D.自由呼吸采集的PET横断面图像，右肝旁可见高代谢灶；E.经过呼吸运动校正（body COMPASS）后的PET横断面图像，右肝旁未见高代谢灶；F.相应层面T_2WI-fs图像，右肝旁未见异常信号灶

（二）非生理性运动

非生理性运动必要时可以通过镇痛、镇静或麻醉来抑制。对于幼儿和老年人可以考虑家属陪同以安抚患者的紧张情绪，必要时进行镇静药物干预，但需相关临床医生在场。长时间平躺引起的局部不适会显著增加PET运动伪影的产生或使MR序列图像偏离最初PET采集位置，致使两种图像无法匹配融合。自主或非自主的头部转动是导致颅脑PET/MR图像模糊最常见的原因。老年患者需用海绵耳机在患者理解的情况下进行一定

的固定以配合检查，同时可以使用PET运动校正重建，通过EPI bold序列提供的运动参数矫正PET的运动伪影而达到诊断需求（图2-39）。

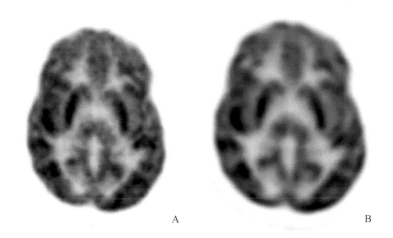

图2-39 颅脑^{18}F-FDG PET

A.未经过运动校正的PET图像；B.经过运动校正（brain COMPASS）后的图像，可见其图像质量明显改善

二、患者准备相关问题

（一）静脉留置针

PET/MR的MR扫描有时需要增强，因此会留置套管针，但由于生理盐水冲洗不足会导致留置针局部及相连静脉的PET药物残留，从而引起局部PET图像伪影。建议尽量采用双静脉通道进行PET药物注射和MR造影剂注射，减少注入部位高浓聚可能。另外可以通过图像剪影方式后处理消除伪影部位对诊断图像的影响。

（二）体外小金属物品

患者将发卡、钥匙等体外小金属物品带入引起的金属伪影会导致局部磁共振的衰减校正（MRAC）错误（图2-40），可以通过设置金属探测门、全身scout预扫描，提前发现体外小金属物品并取下。

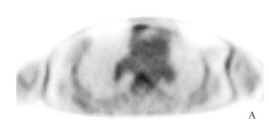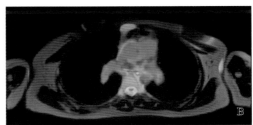

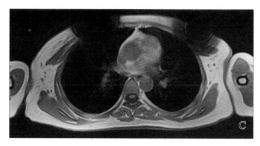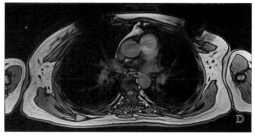

图2-40 全身 ^{18}F-FDG PET/MR衰减校正错误

A.胸部横断面PET图像；B.胸部横断面PET与T₂WI融合图像；C.胸部横断面T₁WI同相位（Dixon）图像；D.胸部横断面T₁WI反相位（Dixon）图像，MR可见双侧前胸壁伪影、局部信号缺失，PET可见相应区域放射性分布缺失

（三）生理排泄/摄取

由于检查时间较长，尤其老年患者排尿无法控制，使PET图像出现污染（图2-41），可以通过外接小便容器来减少污染，或进行提前排尿准备，前列腺患者可以考虑优

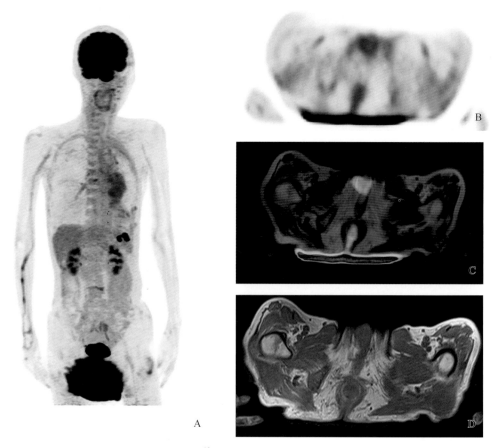

图2-41 全身 ^{18}F-FDG PET/MR图像污染

A.全身PET最大密度投影（MIP）图；B.骶尾部横断面PET图像；C.骶尾部横断面PET与T₂WI融合图像；D.骶尾部横断面T₁WI同相位（Dixon）图像，PET可见骶尾部体表大片状放射性分布增高，MRI示体表条片状异物影

先选择扫描前列腺局部或者全身扫描后让患者下床做好排尿准备后继续局部PET/MR扫描。

需要进行盆腔疾病诊断的女性患者接受检查应尽量避开月经期和排卵期，以避免子宫、附件生理性高摄取与疾病的混淆。

三、PET/MR图像采集时间问题

长时间的PET采集可以提高图像质量，减少药物注射的剂量，减少患者的辐射损伤，可以充分利用MR扫描时间，但也会显著增加患者不配合所致运动伪影的产生，严重时无法进行诊断，因此进行重复采集会增加患者的扫描负担和不配合的可能。反之，短时间的快速MR采集容易引起PET采集计数不够而影响图像质量。

（李贵进　孟宏平　林晓珠　赵欣智　戎　嵘　张　睿　李　彪）

参 考 文 献

胡栋林，高家红，2014. 磁共振成像——生理参数测量原理和医学应用. 北京：北京大学出版社.

Bydder M，Rahal A，Fullerton GD，et al，2007. The magic angle effect：A source of artifact，determinant of image contrast，and technique for imaging. J Magn Reson Imaging，25（2）：290-300.

Catalano OA，Umutlu L，Fuin N，et al，2018. Comparison of the clinical performance of upper abdominal PET/DCE-MRI with and without concurrent respiratory motion correction（MoCo）. Eur J Nucl Med Mol Imaging，45（12）：2147-2154.

Czervionke LF，Czervionke JM，Daniels DL，et al，1988. Characteristic features of MR truncation artifacts. AJR，151（6）：1219-1228.

Erickson SJ，Prost RW，Timins ME. 1993. The "magic angle" effect：Background physics and clinical relevance. Radiology，188（1）：23-25.

Gillman A，Smith J，Thomas P，et al，2017. PET motion correction in context of integrated PET/MR：Current techniques，limitations，and future projections. Med Phys，44（12）：430-445.

Kolb A，Sauter AW，Eriksson L，et al，2015. Shine-through in PET/MR imaging：Effects of the magnetic field on positron range and subsequent image artifacts. J Nucl Med，56（6）：951-954.

Krupa K，Bekiesińska-Figatowska M，2015. Artifacts in magnetic resonance imaging. PoI J Radiol，80：93-106.

Kuttner S，Lassen ML，Øen SK，et al. 2019. Quantitative PET/MR imaging of lung cancer in the presence of artifacts in the MR-based attenuation correction maps. Acta Radiol，61（1）：284185119848118.

Lindemann ME，Oehmigen M，Blumhagen JO，et al，2017. MR-based truncation and attenuation correction in integrated PET/MR hybrid imaging using HUGE with continuous table motion. Med Phys，44（9）：4559-4572.

Lüdeke KM，Röschmann P，Tischler R，1985. Susceptibility artifacts in NMR imaging. Magn Reson Imaging，3（4）：329-343.

Noël P，Bammer R，Reinhold C，et al，2009. Parallel imaging artifacts in body magnetic resonance imaging. Can Assoc Radio J, 60 (2): 91-98.

Pusey E, Yoon C, Anselmo ML, et al, 1988. Aliasing artifacts in MR imaging. Computerized Medical Imaging and Graphics, 12 (4): 219-224.

Sabine H, 2008. From A as in aliasing to Z as in zipper: Artifacts in MRI. Clin Neuroradiol, 18 (1): 25-36.

Yanasak NE, Kelly MJ, 2014. MR imaging artifacts and parallel imaging techniques with calibration scanning: A new twist on old problem. Radiographics, 34 (2): 532-548.

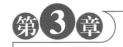

全身正常 PET/MR 显像特点

一、概述

多模态分子影像技术是多种不同特性的影像学手段联合应用或者融合，通过综合分析病变组织细胞、分子水平的变化和结构改变，从而判断病变性质，达到精准定位，以指导临床诊断、治疗和研究的目的，是精准医学的重要组成部分。^{18}F-FDG PET/CT 显像是成熟的双模态分子影像技术，将 PET 功能代谢显像与 CT 解剖显像相融合，实现了一体化的诊断模式，目前已广泛应用于临床。其应用范围包括肿瘤良恶性鉴别、分期与再分期、疗效监测、脑功能测定、神经退行性病变早期诊断、心肌活力评估等。PET/MR 是目前最尖端的医学分子影像诊断设备，并且随着多种不同功能的 PET 分子探针的问世，将多模态分子影像推向了新的高度。了解正常 PET/MR 图像特征是读片及诊断的基础，本章主要针对 ^{18}F-FDG PET/MR 图像特征进行描述。

二、^{18}F-FDG PET 显像代谢特点

^{18}F-FDG 主要通过泌尿系统排泄，因此如肾盂、膀胱等易潴留尿液的脏器均表现为放射性摄取明显增加；此外在采集过程中，尿液流经采集区域，尤其是输尿管和尿道狭窄处时流速较慢，也可见放射性摄取增高，多呈条状或短棒状，沿输尿管或尿道走行。部分 ^{18}F-FDG 可通过肝胆系统排泄至肠腔内，故 PET 图像上可见肝脏弥漫性放射性摄取稍高，肠腔内也可见放射性摄取增高，但可随肠蠕动呈动态改变，所以对于肠道的局灶性浓聚，可通过延迟显像观察浓聚区域是否固定来鉴别肠腔内容物和肠壁来源的异常病灶。

此外，葡萄糖是大脑的主要供能物质，故脑的 ^{18}F-FDG 放射性摄取是明显增加的。心肌细胞在高糖状态主要利用葡萄糖代谢供能，故在给予足够糖负荷的情况下，正常心肌细胞摄取 ^{18}F-FDG 明显增加。空腹状态，尤其是高脂低糖饮食后，心肌细胞以脂肪酸代谢为主，此时心肌细胞仅少量摄取或不摄取 ^{18}F-FDG。

三、全身常规 MR 正常信号及其对应的 ^{18}F-FDG 分布情况

MRI 常规扫描序列包括 T_1WI［正反相位（IN-OPP）］、水相（脂肪抑制）、脂相（水抑制）、T_2WI、磁共振扩散加权成像（DWI）及表观弥散系数（ADC）。如发现异常病灶，可加做增强扫描（VIBE），有利于判断病灶的血供情况。

（一）不同成分的典型PET/MR表现

1.骨骼肌 分为肌腹和肌腱两种成分。因全身MR信号高低均参照肌腹组织的信号，故肌腹信号在T_1WI及T_2WI均定义为等信号。肌腱和韧带在T_1WI及T_2WI呈稍低及低信号，肌间隙内脂肪组织呈高信号。^{18}F-FDG PET显像受血糖水平影响较大：在空腹状态，且血糖低于11.1mmol/L时，全身肌肉仅呈弥漫性轻微放射性摄取（图3-1）；如患者进食后、血糖高于11.1mmol/L或使用胰岛素，均会使肌肉弥漫性摄取^{18}F-FDG增加；而注射显像剂后如患者存在局部运动，则可能使局部对应肌肉摄取^{18}F-FDG增加，最常见的是因吞咽活动使会厌部摄取^{18}F-FDG增加（图3-2）。

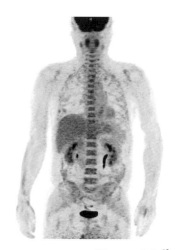
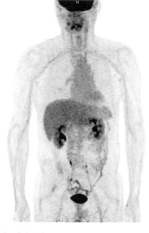

图3-1 全身^{18}F-FDG PET显像正常放射性分布

A、B.两种典型的全身^{18}F-FDG PET显像正常放射性分布图，其中图A可见中轴骨显影，图B可见全身大血管显影

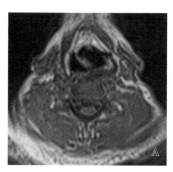
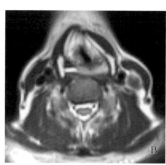
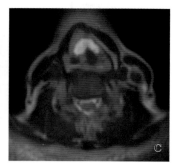

图3-2 会咽部生理性放射性摄取增加

A.T_1WI横断面图像；B.T_2WI横断面图像；C.T_2WI＋^{18}F-FDG PET横断面融合图像

2.水 T_1WI为低信号，T_2WI为高信号。水抑制序列可使自由水信号明显减低，结合水仍为高信号。

3.脂肪 T_1WI及T_2WI均为高信号。脂肪抑制序列可使信号明显减低。此外，T_1WI正反相位（化学位移成像）对于脂肪成分的判断也具有一定意义：因T_1WI反相位成像原理为水和脂肪信号相减的差值，故水脂混合组织信号明显衰减，纯脂肪组织信号则没有明显衰减；另外对于周围富有脂肪组织的脏器边缘会产生"勾边效应"（图3-3），其原因主要是一般脏器的信号来源主要是水分子，脂肪组织的信号来源是脂肪，两者在反相位图像上信号不会明显下降，而两者交界面因在像素水平表现为同时夹有脏器（水分子）和脂肪成分，故在反相位上的信号明显减低。正常脂肪组织及病灶内的脂肪成分不摄取^{18}F-FDG（图3-4）。

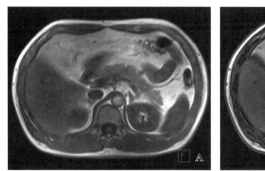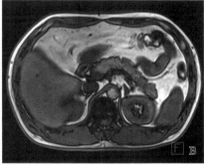

图3-3　腹部T$_1$WI化学位移成像显示的"勾边效应"

A. T$_1$WI同相位横断面图像；B. T$_1$WI反相位横断面图像

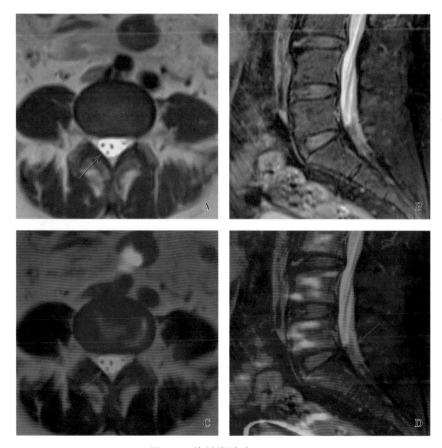

图3-4　终丝脂肪瘤PET/MR

A. T$_2$WI横断面图像；B. T$_2$WI-fs矢状面图像；C. T$_2$WI＋^{18}F-FDG PET横断面融合图像；D. T$_2$WI-fs＋^{18}F-FDG PET矢状面融合图像。图中可见终丝局部团状异常信号病灶（红色箭头），T$_2$WI呈高信号，fs提示信号被抑制，且几乎不摄取^{18}F-FDG

4.流动血　由于血管形态和流向不同，其信号强度取决于血流形式、血流方向、血流速度等。通常血管内的血流表现为低信号，T_1WI可呈等或稍低信号。当血液流速极慢时，MR信号接近于静止血液的信号，则T_1信号增高，T_1WI可呈等或稍高信号。流空效应：如果血流方向垂直或接近垂直于扫描层面，由于血管内的血液与周围静止组织间存在相位差异使血管腔内没有MR信号产生而表现为"黑色"，即流空效应，通常易出现在T_2WI序列（图3-5）。流入增强效应：当选用重复扫描时间（TR）较短的扫描序列时，静止组织在某一层面的质子群因没有足够的时间发生充分的纵向弛豫，不能接受新的脉冲激发产生足够大的宏观横向磁化矢量，即饱和现象，故信号发生衰减；而垂直于扫描层面的血管因其内血流是动态的，对某一扫描层面来说总有未经激发的质子群流入，经脉冲激发后产生较强的信号，与静止组织相比表现为高信号。在多层面扫描时，血流方向的上游第一层内血流流入效应最强，越往下游的层面，血流信号越弱（图3-5）。如腹主动脉血流信号在最上层最强，并向下逐渐减弱；腔静脉血流信号则在最下层最强，向上逐渐减弱。^{18}F-FDG PET显像则不受扫描层面的影响，但在即刻注射时间点开始随着时间的推移，全身大血管内放射性摄取可逐渐减低，所以在常规全身扫描时，大血管可有轻度的放射性摄取（图3-1），但应低于肝脏放射性摄取，显像剂注射侧前臂静脉偶可见明显条状放射性摄取增高。如局部血管壁放射性摄取增高，考虑与血管炎症或炎性斑块的形成有关。

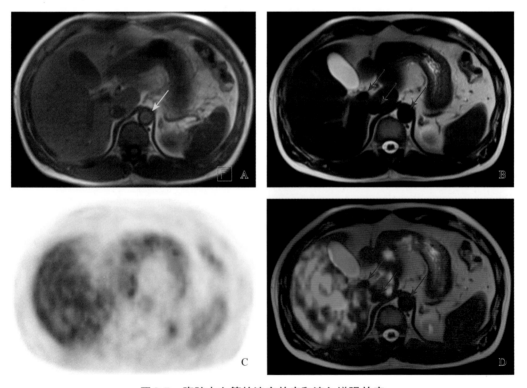

图3-5　腹腔大血管的流空效应和流入增强效应

A. T_1WI横断面图像；B. T_2WI横断面图像；C. ^{18}F-FDG PET横断面图像；D. T_2WI＋^{18}F-FDG PET横断面融合图像。如图所示，肝门静脉、下腔静脉、腹主动脉于T_2WI呈流空信号（红色箭头），腹主动脉于T_1WI信号增高，为流入增强效应（黄色箭头）。以上血管^{18}F-FDG放射性摄取均不高

5.蛋白质或黏液成分　T_1WI及T_2WI均呈高信号，^{18}F-FDG PET显像表现为放射性摄取减低。

6.钙化　T_1WI及T_2WI呈低信号或无信号。已成形的团片状钙化灶通常无^{18}F-FDG放射性摄取，如处于活动性钙化形成阶段，则可有少量放射性摄取，这一特征在^{18}F-NaF动脉粥样硬化斑块成像中更为明显。

7.气体　各序列均表现为低信号或无信号。无^{18}F-FDG放射性摄取。

（二）不同器官典型PET/MR表现

1.颅脑　分为端脑、间脑、脑干和小脑。

（1）端脑：是脑的主要组成部分，分为两侧大脑半球，于MRI上可清晰区分脑白质和灰质成分。脑灰质位于端脑表面，T_1WI呈稍低信号，T_2WI呈稍高信号，^{18}F-FDG放射性摄取增高；脑白质位于端脑深部，T_1WI呈稍高信号，T_2WI呈稍低信号，^{18}F-FDG放射性摄取明显低于脑灰质（图3-6）。胼胝体是连接两侧大脑半球的巨大白质联合，可在矢状面的T_1加权成像中清晰显示，T_1信号高于脑白质，^{18}F-FDG放射性摄取不高（见图3-6）。基底节是位于大脑半球基底部较厚的脑灰质，^{18}F-FDG放射性摄取也增高（图3-7），老年脑改变者因端脑表面脑萎缩，^{18}F-FDG放射性弥漫性减低，而基底节退化较慢，所以基底节放射性相对增高（图3-8）。

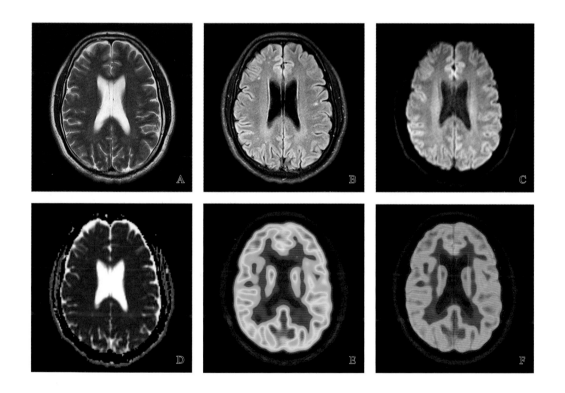

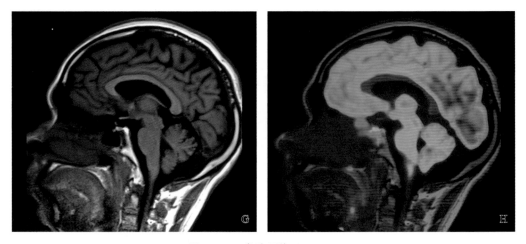

图3-6　正常脑显像PET/MR

A. T$_2$WI横断面图像；B. T$_2$ Flair横断面图像；C. DWI横断面图像；D. ADC横断面图像；E. ^{18}F-FDG PET横断面图像；F. T$_2$ Flair＋^{18}F-FDG PET横断面融合图像；G.T$_1$WI矢状面图像；H. T$_1$WI＋^{18}F-FDG PET矢状面融合图像

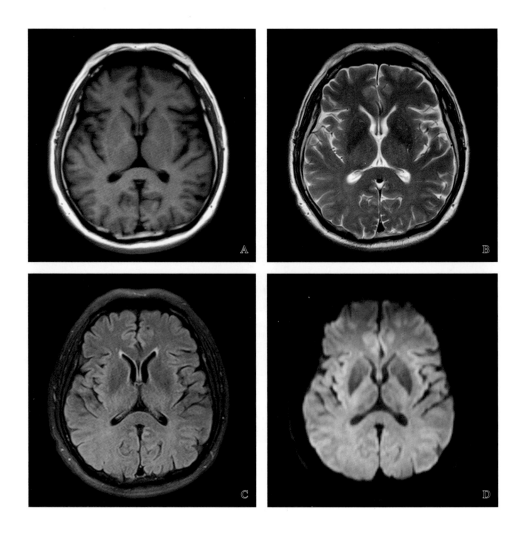

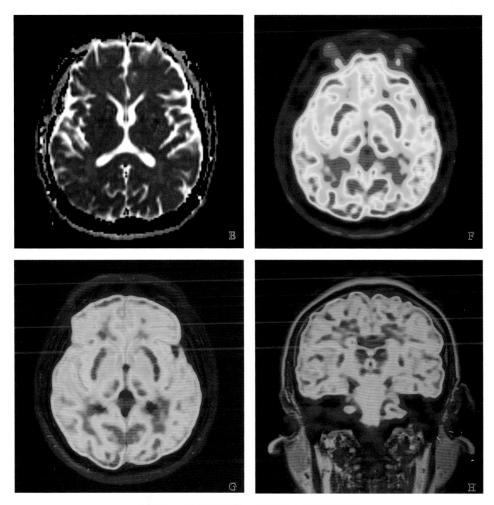

图3-7 正常基底节、丘脑和内囊 PET/MR

A. T_1WI 横断面图像；B. T_2WI 横断面图像；C. T_2 Flair 横断面图像；D. DWI 横断面图像；E. ADC 横断面图像；F. ^{18}F-FDG PET 横断面图像；G. T_2 Flair ＋ ^{18}F-FDG PET 横断面融合图像；H. T_2 Flair ＋ ^{18}F-FDG PET 冠状面融合图像

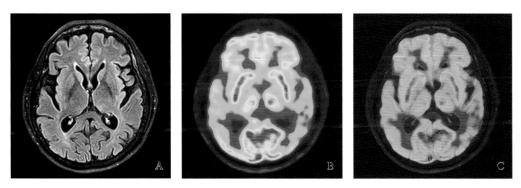

图3-8 老年脑改变典型 PET/MR

A. T_2 Flair 横断面图像；B. ^{18}F-FDG PET 横断面图像；C. T_2 Flair ＋ ^{18}F-FDG PET 横断面融合图像。[18]F-FDG PET 图像可见端脑灰质放射性摄取弥漫性减低，基底节及丘脑放射性摄取相对增高；MRI 仅见端脑脑回轻度萎缩，脑沟脑裂增宽

（2）间脑：位于端脑和中脑之间，与大脑半球分界不清，可分为背侧丘脑（丘脑）、后丘脑、上丘脑、下丘脑和底丘脑。背侧丘脑最大，于MRI上可清晰显示，于T₁WI呈稍低信号，T₂WI呈稍高信号，^{18}F-FDG放射性摄取增高，与基底节相似。基底节与丘脑间为内囊，于T₁WI呈稍高信号，T₂WI呈稍低信号，^{18}F-FDG放射性摄取明显低于基底节和丘脑（见图3-7）。

（3）脑干：分为中脑、脑桥和延髓，T₂信号高于脑白质，低于脑灰质，^{18}F-FDG放射性摄取高于脑白质，低于脑灰质；其内可见红核和黑质，于T₂WI呈低信号，放射性摄取可较周围脑干组织略增高（图3-9）。

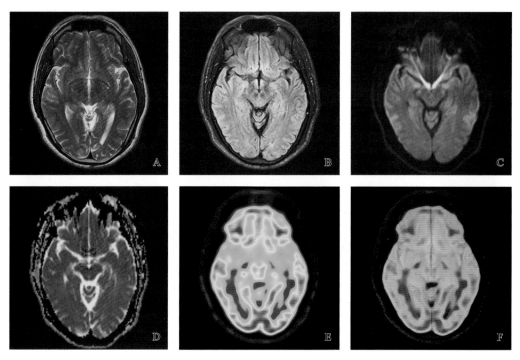

图3-9　正常脑干PET/MR

A. T₂WI横断面图像；B. T₂ Flair横断面图像；C. DWI横断面图像；D. ADC横断面图像；E. ^{18}F-FDG PET横断面图像；F. T₂ Flair＋^{18}F-FDG PET横断面融合图像

（4）小脑：位于颅后窝，于MRI上可清晰显示小脑半球、小脑蚓和小脑扁桃体，与端脑一样也分为脑白质和脑灰质，因小脑脑灰质成分相对较少，故相对于端脑，小脑^{18}F-FDG放射性摄取略偏低（图3-10）。

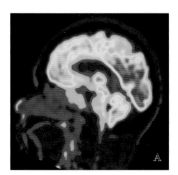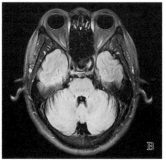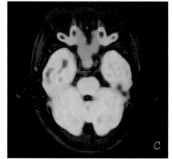

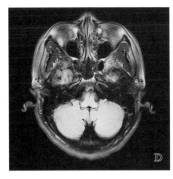
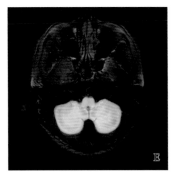

图3-10　正常小脑PET/MR

A. ^{18}F-FDG PET矢状面图像；B.小脑蚓部水平T$_2$ Flair横断面图像，C.同一层面T$_2$ Flair＋[18]F-FDG PET横断面融合图像；D.小脑扁桃体水平T$_2$ Flair横断面图像；E.同一层面T$_2$ Flair＋[18]F-FDG PET横断面融合图像

（5）脑膜：颅骨和脑之间有三层膜，由外向内依次为硬脑膜、蛛网膜和软脑膜，统称为脑膜。脑膜在MR上显示不清晰，有时可见非连续的短线样薄的低信号结构。[18]F-FDG放射性摄取不高。

（6）脑脊液：存在于脑室和蛛网膜下腔，主要成分为自由水，故T$_1$WI呈低信号，T$_2$WI呈高信号，Flair序列信号被抑制。脑脊液不摄取[18]F-FDG（见图3-6）。

2.乳腺　主要由乳腺组织、脂肪组织和结缔组织组成。因乳腺富含脂肪组织，可干扰腺体及病灶的显示，所以常规采集需增加脂肪抑制序列。乳腺腺体可被结缔组织分隔成15～20个腺叶。乳腺腺体于T$_1$WI、T$_2$WI和DWI均呈中等信号，通常T$_1$WI观察乳腺腺体分布情况，T$_2$WI可较好地识别液体成分，如囊肿或导管扩张。乳腺腺体于[18]F-FDG PET显像上可随增生程度不同而放射性摄取不同，通常青春期女性乳腺处于发育状态，放射性摄取相对较高（图3-11），中老年女性随着年龄的增长，乳腺组织逐渐退化，放射性摄取随之减低。

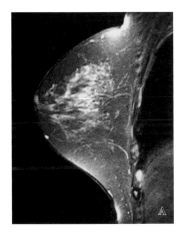
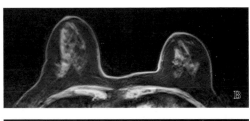
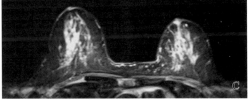

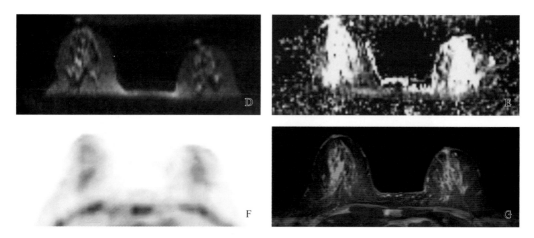

图3-11　正常乳腺PET/MR

A.右侧乳腺T$_2$WI-fs矢状面图像；B. T$_1$WI-fs横断面图像；C. T$_2$WI-fs横断面图像；D. DWI横断面图像；E. ADC横断面图像；F. ^{18}F-FDG PET横断面图像；G. T$_2$WI-fs＋^{18}F-FDG PET横断面融合图像

3.心脏　MRI T$_2$WI可清晰显示心脏解剖结构，包括心腔、心肌壁、心内膜和心外膜，因此心脏MRI评估序列应以T$_2$序列为基础。黑血成像：包括快速自旋回波（TSE）、半傅里叶单次激发快速自旋回波（HASTE）序列，心肌壁呈等信号，心腔及大血管内信号被抑制；亮血成像：心腔及大血管内血流呈高信号，与心肌壁呈鲜明对比，也可动态观察心腔内血流循环情况（True FISP序列）。^{18}F-FDG PET显像则需根据临床需求调整患者血糖状态。心肌细胞在高糖状态主要利用葡萄糖代谢供能，故在给予足够糖负荷的情况下，正常心肌细胞摄取^{18}F-FDG明显增加（图3-12），临床可利用这一特性评估心梗后心肌细胞存活情况。空腹状态，尤其高脂低糖饮食后，心肌细胞以脂肪酸代谢为主，此时心肌细胞仅少量摄取或不摄取^{18}F-FDG（见图3-12），临床则利用这一特性抑制正常心肌细胞的放射性摄取，异常病变则表现为^{18}F-FDG摄取增加，在图像上可呈现明显的对比差异，如评估心肌炎性病变等。

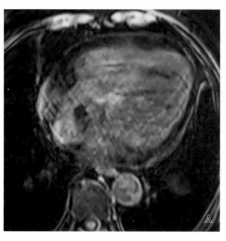
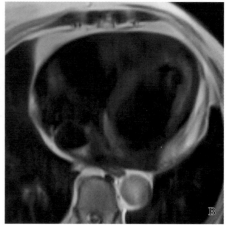

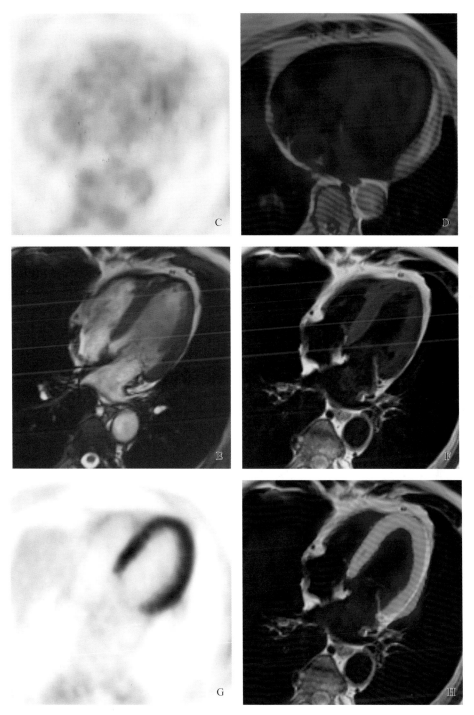

图3-12　空腹及糖负荷下心脏PET/MR

A～D.空腹6小时心脏典型PET/MR图像；A. T₁WI-fs横断面图像；B. T₂WI横断面图像；C. ¹⁸F-FDG PET横断面图像；D. T₂WI＋¹⁸F-FDG PET横断面融合图像。E～H.糖负荷后心脏典型PET/MR图像；E. True FISP四腔心图像；F. HASTE四腔心图像；G. ¹⁸F-FDG PET四腔心图像；H. HASTE＋¹⁸F-FDG PET四腔心融合图像

4.肝脏　是人体最大的实性器官，位于右上腹。肝实质在T_1WI呈稍高信号，略高于脾脏，在T_2WI呈等信号，低于脾脏（图3-13）。化学位移成像可清晰显示肝脏边界，但正常肝实质在正反相位信号应相似，而肝内脂肪成分增加（如脂肪肝），反相位肝实质信号减低（图3-14）。^{18}F-FDG PET显像上肝脏放射性摄取弥漫性稍高。肝裂因含有较多脂肪成分，在T_1WI和T_2WI呈高信号，脂肪抑制序列及反相位呈低信号。门静脉主干因流空效应，在T_2WI常表现为低信号。门静脉和肝静脉主干管径较粗，MRI平扫即可区分其走向，于T_1WI呈等信号，T_2WI呈高信号；其余肝静脉分支、肝动脉由于管径较细，通常需增强扫描才可清晰显示（图3-15）。

肝内血管的显示有利于肝脏的分段。根据肝门静脉干和肝静脉分支将肝脏分为8段：肝中静脉所在纵行平面将肝脏分为左右半肝；肝左静脉所在纵行平面将左半肝分为左内叶（S4）和左外叶；门静脉左支所在水平面将肝左外叶分为上下两段（S2为左外叶上段，S3为左外叶下段）；肝右静脉纵向平面及门静脉右支水平面将肝右叶分为上下前后四段（S5为右前叶下段，S6为右后叶下段，S7为右后叶上段，S8为右前叶上段）；肝尾状叶为单独一段（S1）。

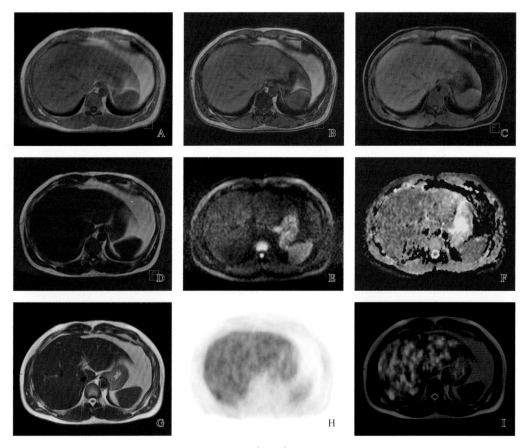

图3-13　正常肝脏PET/MR

A. T_1WI同相位横断面图像；B. T_1WI反相位横断面图像；C. T_1WI水相横断面图像；D. T_1WI脂相横断面图像；E. DWI横断面图像；F. ADC横断面图像；G. T_2WI横断面图像；H. ^{18}F-FDG PET横断面图像；I. T_2WI + ^{18}F-FDG PET横断面融合图像

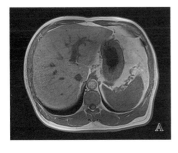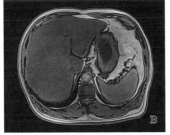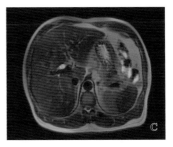

图3-14 典型脂肪肝PET/MR

A. T₁WI同相位横断面图像；B. T₁WI反相位横断面图像；C. T₂WI ＋ ¹⁸F-FDG PET横断面融合图像。如图所示，T₁WI反相位对于T₁WI同相位，肝脏信号明显被抑制，提示肝内脂肪成分增多，¹⁸F-FDG放射性分布无明显异常

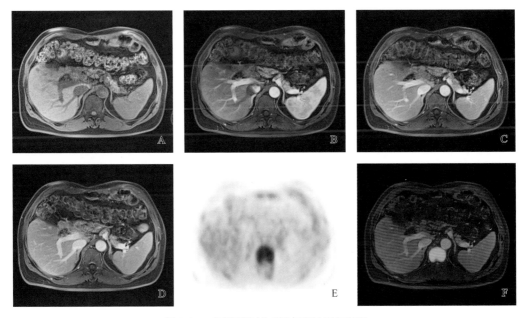

图3-15 正常肝脏和脾脏增强PET/MR

A. T₁WI-fs增强前图像；B. T₁WI-fs动态增强动脉期图像；C. T₁WI-fs动态增强静脉期图像；D. T₁WI-fs动态增强延迟显像图；E. ¹⁸F-FDG PET图像；F. T₁WI-fs动态增强静脉期＋¹⁸F-FDG PET融合图像

5.脾脏 成人脾脏于T₁WI信号略低于肝脏，T₂WI信号高于肝脏，DWI呈高信号，婴儿脾脏因主要由红髓构成，T₂信号减低。正常脾脏组织不含脂肪，且大部分脾脏肿瘤很少发生脂肪变性，所以化学位移成像诊断价值不如肝脏。另外，因脾脏富含血管和血窦，在增强扫描上可表现为花斑状强化（弓形增强方式），持续一段时间后转化为均匀一致的强化。¹⁸F-FDG PET显像放射性摄取弥漫性稍高，但低于肝脏（见图3-15）。

6.胃肠道 因受多种因素影响易产生伪影，但MRI也有其优势：因胃壁及肠壁外侧为脂肪组织，内侧含有气体和水，使胃肠壁产生良好的对比衬托。¹⁸F-FDG PET显像放射性摄取一般集中于胃肠腔内，且可随肠蠕动而不定于同一区域；正常胃肠壁可有轻度生理性放射性摄取（图3-16）。

7.胆囊 ¹⁸F-FDG PET/MR扫描前因患者需空腹＞6小时，胆囊处于扩张状态，此时胆囊腔内的胆汁于T₁WI呈低信号，T₂WI呈高信号（见图3-16），但因空腹期间胆汁逐渐浓缩，胆固醇及胆盐浓度增加而沉积，表现为分层现象（图3-17）。胆囊壁于T$_1$WI呈等信号，在T$_2$WI上与胆汁及周围脂肪对比呈相对低信号，增强扫描呈均匀强化。^{18}F-FDG PET显像通常于注射显像剂后1小时进行，此时胆囊腔内的显像剂已基本排至肠腔内，故表现为较低水平的放射性摄取（见图3-16）。

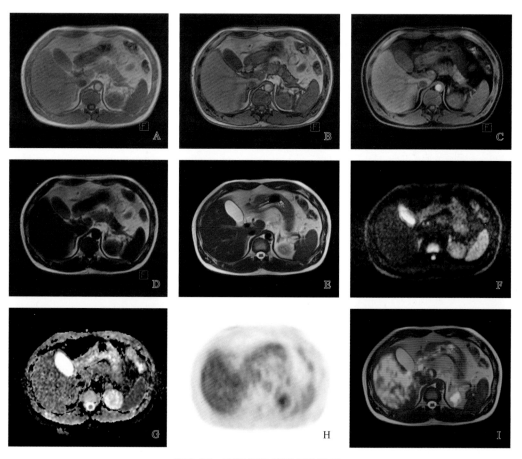

图3-16　正常胃和胆囊PET/MR

　　A. T$_1$WI同相位横断面图像；B. T$_1$WI反相位横断面图像；C. T$_1$WI水相横断面图像；D. T$_1$WI脂相位横断面图像；E. T$_2$WI横断面图像；F. DWI横断面图像；G. ADC横断面图像；H. ^{18}F-FDG PET横断面图像；I. T$_2$WI＋^{18}F-FDG PET横断面融合图像

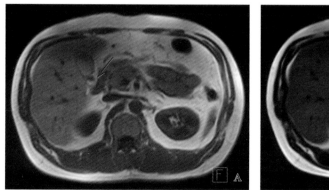

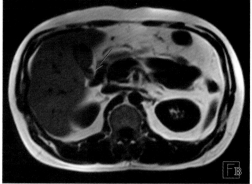

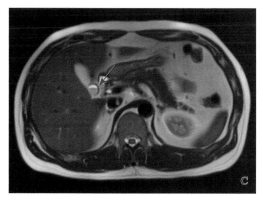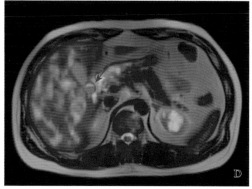

图 3-17 胆汁分层 PET/MR

A. T₁WI 同相位横断面图像；B. T₁WI 脂相横断面图像；C. T₂WI 横断面图像；D. T₂WI＋¹⁸F-FDG PET 横断面融合图像。图像可见胆囊颈部 T₁WI 和 T₂WI 液－液平，T₁WI 脂相信号不高，¹⁸F-FDG 放射性摄取不高（红色箭头），考虑胆汁分层

8.**胰腺** 位于后腹膜间隙，分为胰头颈部、胰体部、胰尾部。胰腺实质于 T₁WI 呈稍高信号，略高于肝脏，因胰腺富含糖原及蛋白成分，于 T₁WI 脂肪抑制序列中仍表现为高信号。老年人胰腺因发生纤维化，故 T₁ 信号可能低于肝脏。胰腺在 T₂WI 呈等信号，与肝实质相似，¹⁸F-FDG 摄取极低（图 3-18）；而主胰管和分支胰管则呈高信号，相对于胰腺实质显示更清晰，有利于判断胰管狭窄或扩张、胰管内占位［如胰腺导管内乳头状腺瘤（IPMN）］。增强扫描动脉期胰腺实质强化均匀且信号略高于肝脏和肠管，该期可用于区分胰头部和十二指肠；延迟显像胰腺信号逐渐减低，与肝脏相似或略低于肝脏。

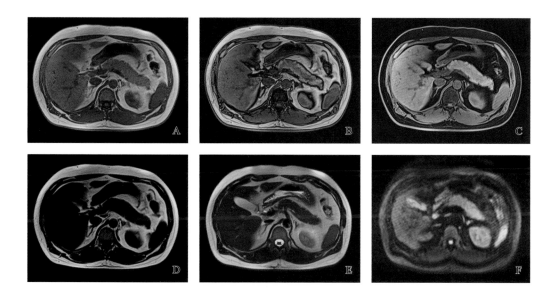

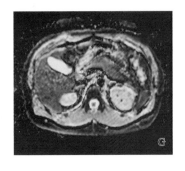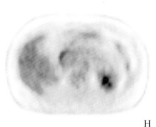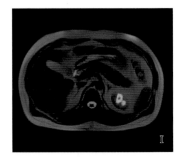

图3-18　正常胰腺PET/MR

A. T₁WI同相位横断面图像；B. T₁WI反相位横断面图像；C. T₁WI水相横断面图像；D. T₁WI脂相位横断面图像；E. T₂WI横断面图像；F. DWI横断面图像；G. ADC横断面图像；H. ¹⁸F-FDG PET横断面图像；I. T₂WI + ¹⁸F-FDG PET横断面融合图像

9. 肾脏　肾皮质T₁WI呈等或稍高信号，T₂WI呈等信号。肾髓质T₁WI呈等或稍低信号，T₂WI呈稍高信号。由于肾皮髓质信号差异不显著，在非脂肪抑制序列中不易分辨，使用脂肪抑制技术后则使两者差异更显著。而在PET图像上，由于¹⁸F-FDG主要通过泌尿系统排泄，故肾盂可见明显放射性摄取，其次为肾髓质，肾皮质放射性摄取最低（图3-19）。

10. 膀胱　因¹⁸F-FDG主要通过泌尿系统排泄，大多数显像剂积聚于膀胱中可使膀胱放射性溢出造成衰减校正异常，且因部分容积效应影响膀胱壁的放射性显示，所以显像前常规要求患者大量饮水及排尿以减少膀胱内的放射性潴留。膀胱壁于T₂WI可显示两层信号，内层呈低信号，为内层平滑肌；外层呈等信号，为外层平滑肌，膀胱充盈时壁较薄，很难观察到这两层结构；膀胱壁在T₁WI上呈均匀的等信号（图3-20）。

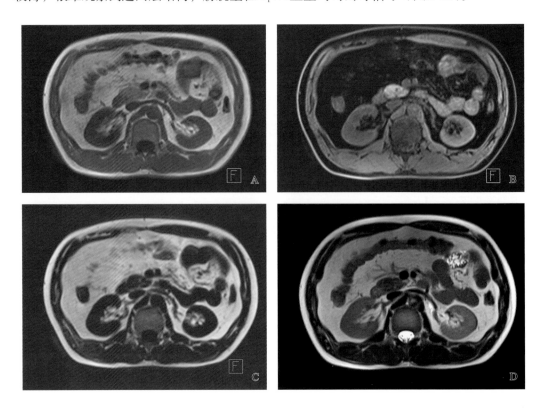

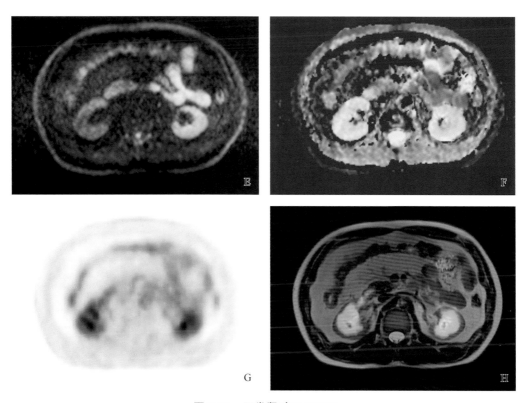

图3-19　正常肾脏PET/MR

A. T_1WI同相位横断面图像；B. T_1WI水相横断面图像；C. T_1WI脂相横断面图像；D. T_2WI横断面图像；E. DWI横断面图像；F. ADC横断面图像；G. ^{18}F-FDG PET横断面图像；H. T_2WI ＋ ^{18}F-FDG PET横断面融合图像

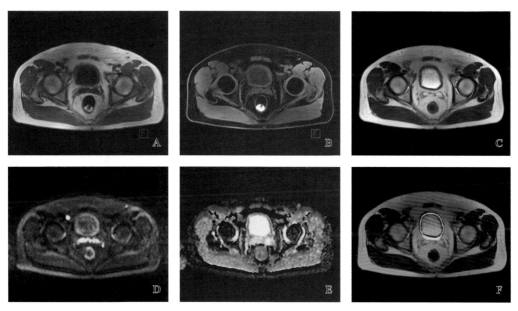

图3-20　正常膀胱PET/MR

A. T_1WI横断面图像；B. T_1WI-fs横断面图像；C. T_2WI横断面图像；D. DWI横断面图像；E. ADC横断面图像；F. T_2WI ＋ ^{18}F-FDG PET横断面融合图像

11.前列腺 是男性生殖系统中最大的附属性腺，由纤维肌肉基质和腺体组成，其中腺体分为外周带、移行带和中央带。正常前列腺在T_1WI呈均匀中等信号，在T_2WI显示各区带较清晰，外周带呈高信号，中央带呈等信号，中央区信号可略增高。正常前列腺在^{18}F-FDG PET呈低水平放射性摄取（图3-21），另因前列腺包绕尿道，偶可见中央带正中团状放射性浓聚，即尿液。此外，近年来新开发的前列腺特异性膜抗原（PSMA）靶向放射性示踪剂为前列腺癌特异性显像剂，具有很高的肿瘤/背景对比。

12.子宫与卵巢 是女性最主要的生殖系统，按解剖学结构分为子宫体、子宫峡部和子宫颈，按组织学结构由外向内分为浆膜层、肌层、结合带和内膜层。MRI T_2WI可

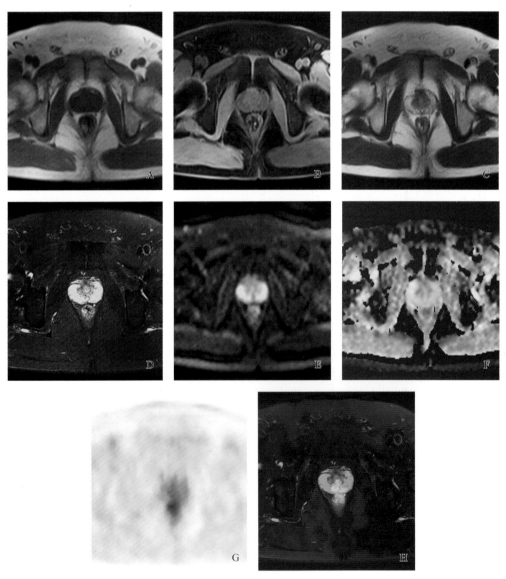

图3-21 正常前列腺PET/MR

A. T_1WI横断面图像；B. T_1WI-fs横断面图像；C. T_2WI横断面图像；D. T_2WI-fs横断面图像；E. DWI横断面图像；F. ADC横断面图像；G. ^{18}F-FDG PET横断面图像；H. T_2WI-fs＋^{18}F-FDG PET横断面融合图像

区分子宫内膜层、结合带和肌层：子宫内膜层呈高信号；肌层呈稍高信号或等信号；结合带呈低信号，可清晰分割内膜层与肌层。T_1WI因各层结构呈等信号，不易区分。增强扫描有利于提高肿瘤与正常组织的分辨力，尤其对子宫内膜癌不易漏诊。卵巢在MRI图像上很难分辨，但当卵巢有卵泡形成时可见单个或多个囊性信号，即T_1WI呈低信号，T_2WI呈高信号。^{18}F-FDG PET图像上，子宫和卵巢的放射性摄取与生理周期有关，排卵期卵泡可表现为放射性摄取增加，月经期因子宫内膜增生及脱落可表现为子宫内膜及宫腔放射性摄取弥漫性增高，正常子宫肌层的放射性摄取是不高的（图3-22）。

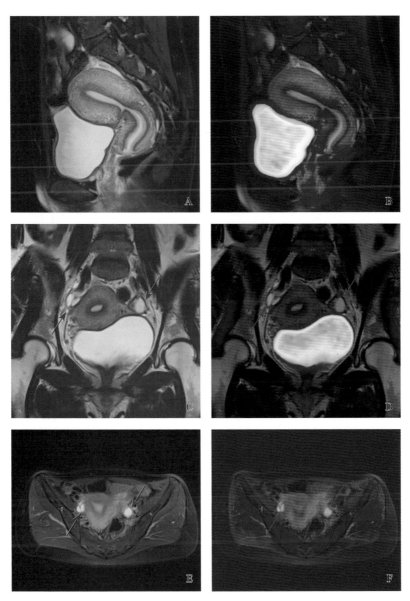

图3-22 正常子宫及附件PET/MR

A. T_2WI-fs矢状面图像；B. T_2WI-fs＋^{18}F-FDG PET矢状面融合图像；C. T_2W冠状面图像；D. T_2WI＋^{18}F-FDG PET冠状面融合图像；E. T_2WI-fs横断面图像；F. T_2WI-fs＋^{18}F-FDG PET横断面融合图像。红色箭头所指处为双侧附件区

13.其他腺体

（1）大多数腺体组织，如唾液腺、甲状腺、肾上腺、睾丸，于MRI通常呈等信号或稍高信号，唾液腺和睾丸可有轻度均匀的放射性摄取（图3-23）。

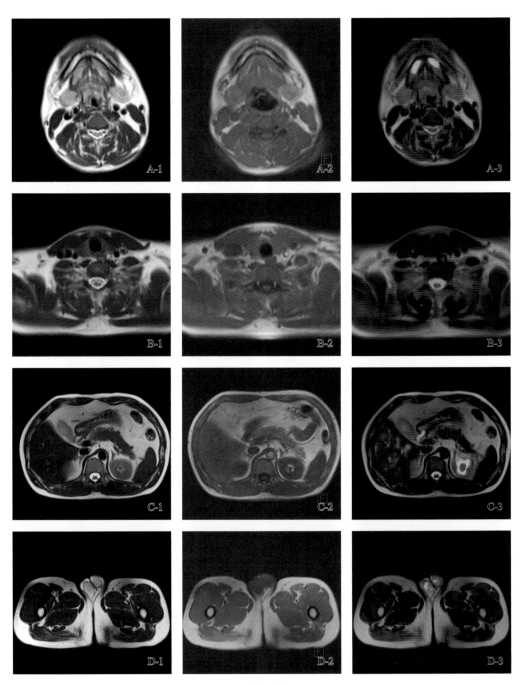

图3-23　正常腺体PET/MR

A.颌下腺PET/MR图像；B.甲状腺PET/MR图像；C.肾上腺PET/MR图像；D.睾丸PET/MR图像。1为T_1WI横断面图像；2为T_2WI横断面图像；3为$T_2WI+{}^{18}F$-FDG PET横断面融合图像

（2）垂体：分为腺垂体（垂体前叶）和神经垂体（垂体后叶），其上方偶可见垂体柄。腺垂体于T₁WI及T₂WI呈均匀等信号，最大高度根据不同人群有不同标准：儿童6mm；男性或绝经后女性8mm；年轻女性10mm；妊娠及哺乳期女性12mm。神经垂体紧贴于腺垂体后方，形态较小，于T₁WI呈高信号，脂肪抑制序列仍为高信号，¹⁸F-FDG放射性摄取稍高，但低于脑灰质（图3-24）。

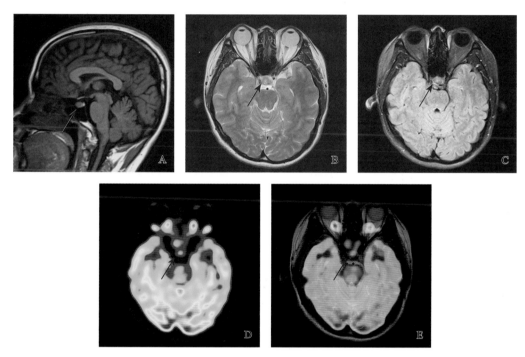

图3-24　正常垂体PET/MR

A. T₁WI矢状面图像；B. T₂WI横断面图像；C. T₂ Flair横断面图像；D. ¹⁸F-FDG PET横断面图像；E. T₂WI＋¹⁸F-FDG PET横断面融合图像。红色箭头所指处为垂体

14. 骨　骨皮质于T₁WI及T₂WI均为极低信号；骨髓因含有脂肪成分，信号与脂肪信号基本相似，含脂肪成分越多，信号越高，脂肪抑制序列可表现为信号减低，但减低的程度比脂肪信号少。¹⁸F-FDG PET图像放射性摄取可稍高。透明软骨因主要成分为自由水，故T₁WI呈低信号，T₂WI呈高信号。软骨钙化后（纤维软骨）则表现为低信号或无信号。¹⁸F-FDG放射性摄取不高。此外，椎间盘为脊柱的组成部分，T₂WI呈高－稍高信号，退行性变后信号减低，¹⁸F-FDG放射性摄取不高（图3-25）。

（三）如何判断异常病灶

通常恶性病变于T₂WI呈高信号，对应的DWI亦呈高信号，ADC呈低信号。部分病变如前列腺癌、黑色素瘤等病灶于T₂WI呈低信号，但DWI仍呈高信号，ADC呈低信号，且大多数恶性肿瘤放射性摄取是增加的，研究证实，病灶恶性程度的高低与病灶摄取¹⁸F-FDG多少有关（Brown PJ et al., 2019；Lee SH et al., 2019；Liao CT et al., 2019；

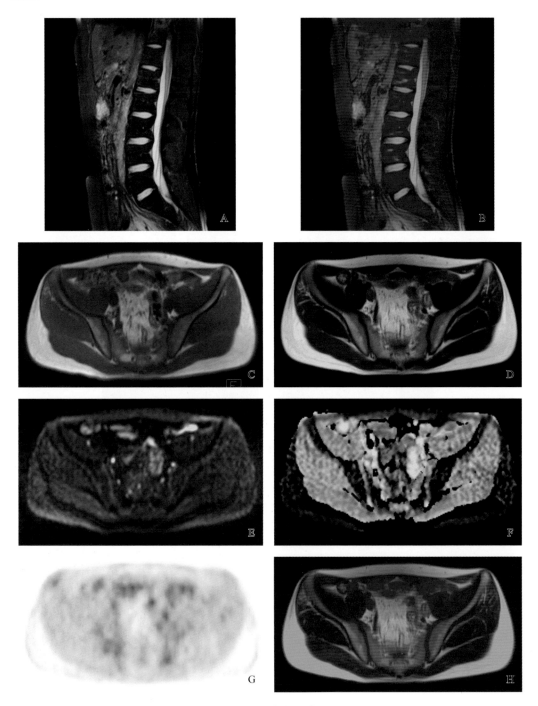

图3-25 正常骨显像图

A.腰椎T_2WI-fs矢状面图像；B.腰椎T_2WI-fs＋^{18}F-FDG PET矢状面融合图像；C.骨盆部T_1WI横断面图像；D.骨盆部T_2WI横断面图像；E.骨盆部DWI横断面图像；F.骨盆部ADC横断面图像；G.骨盆部^{18}F-FDG PET横断面图像；H.骨盆部T_2WI＋^{18}F-FDG PET横断面融合图像

Moon SH et al., 2019; Wang M et al., 2019），所以SUV可能可以作为预测肿瘤预后的指标之一。此外，病灶的成分也与^{18}F-FDG摄取有关，如伴有液化坏死的癌灶，其实性成分放射性摄取增加，而液化坏死灶则放射性摄取减低；部分肿瘤其本身含有大量黏液成分，如印戒细胞癌、透明细胞癌、黏液腺癌可在MRI提示其黏液成分，典型表现为T_1WI及T_2WI均呈高信号，而黏液成分不摄取^{18}F-FDG，从而使SUV减低。

此外，PET/MR不同序列和技术、多平面和多种显像剂的选择也对异常病灶的发现、局部结构的显示和疾病的特异性诊断有一定的价值。

1. 不同MR序列和技术　MR的不同序列可以为临床提供更多的组织学信息，辅助疾病的诊断。例如，Flair/WS抑制水信号；STIR/FS抑制脂肪信号；"心电门控"可"冻结"心脏；"呼吸门控"可防止腹部显像的运动伪影；动态增强显像有利于血管的显示和病变血供情况评估。磁共振胰胆管水成像技术（MRCP）可将胆囊、胆管和胰管投影成3D图像，有利于将梗阻点与放射性摄取阳性的病灶融合展示以判断胰胆管阻塞的"犯罪灶"。

2. 多平面成像　PET/MR显像仅一次扫描就可进行全身评估，初步从解剖学和功能学角度进行肿瘤筛查，寻找原发灶和肿瘤分期。而局部结构则需根据诊断需要采集不同平面的MR图像，对部分脏器的解剖结构及其与周围脏器组织的关系显示更清晰。如子宫的采集除横断面外，还应包括相对于子宫体或子宫颈的矢状面和冠状面采集：矢状面观察子宫整体结构最好，并可判断病灶对膀胱和直肠有无侵犯；冠状面可显示子宫与卵巢的关系。并且由于PET的扫描方式为3D模式，与MRI同机同时采集可精确匹配融合两种图像，完美地呈现该区域不同层面的放射性分布情况（图3-25）。此外，淋巴结在肿瘤分期评估中也至关重要。淋巴结在非脂肪抑制序列中通常难以分辨，所以对怀疑有淋巴结病变的患者应加做脂肪抑制序列。由于淋巴结呈长椭圆形，可向多方向生长，多平面采集更有利于测量淋巴结的大小，且避免遗漏紧贴腹壁、膈肌的异常淋巴结。^{18}F-FDG放射性摄取增强也有利于找到异常淋巴结（图3-26）。

3. 多种PET分子探针　PET显像具有高敏感性和可定量分析的优点，并且随着分子探针的临床转化，诊断特异性也随之提高。有多种特异性分子探针已应用于临床。例

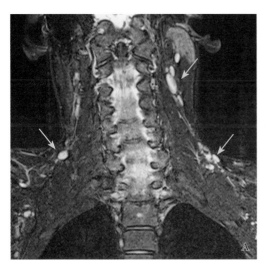
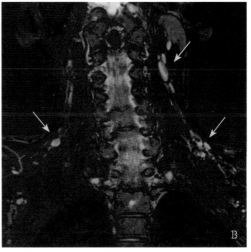

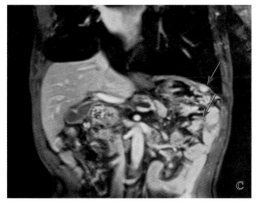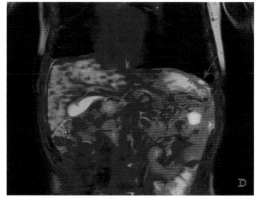

图 3-26　冠状面图像显示颈部淋巴结及腹膜转移灶

A.颈部 T_2WI-fs 冠状面图像；B.颈部 T_2WI-fs ＋ ^{18}F-FDG PET 冠状面融合图像；C.上腹部 T_1WI-fs 增强冠状面图像；D.上腹部 T_2WI-fs ＋ ^{18}F-FDG PET 冠状面融合图像。图 A、B 黄色箭头所指处为颈部淋巴结，放射性摄取均不高；图 C、D 红色箭头所指处为胰腺癌左侧膈下及腹腔肠系膜转移

如，^{68}Ga 或 ^{18}F-PSMA、^{18}F-AV45（^{18}F-florbetapir）、^{68}Ga-DOTA-TATE 等分别可用于前列腺癌、阿尔茨海默病、神经内分泌肿瘤等的特异性诊断。

当然，诊断应结合临床，具体情况具体分析，灵活应用，不可一概而论。

（席　云　李　彪）

参 考 文 献

Brown PJ, Zhong J, Frood R, et al, 2019. Prediction of outcome in anal squamous cell carcinoma using radiomic feature analysis of pre-treatment FDG PET-CT. Eur J Nucl Med Mol Imaging, 46（13）: 2790-2799.

Lee SH, Kim SH, Park HS, et al, 2019. The prognostic value of ^{18}F-FDG uptake in the supraclavicular lymph node（N3c）on PET/CT in patients with locally advanced breast cancer with clinical N3c. Clin Nucl Med, 44（1）: e6-e12.

Liao CT, Hsieh CH, Fan WL, et al, 2019. A combined analysis of maximum standardized uptake value on FDG-PET, genetic markers, and clinicopathological risk factors in the prognostic stratification of patients with resected oral cavity squamous cell carcinoma. Eur J Nucl Med Mol Imaging, 47（1）: 84-93.

Moon SH, Sun JM, Ahn JS, et al, 2019. Predictive and prognostic value of ^{18}F-fluorodeoxyglucose uptake combined with thymidylate synthase expression in patients with advanced non-small cell lung cancer. Sci Rep, 9: 12215.

Wang M, Xu H, Xiao L, et al, 2019. Prognostic value of functional parameters of ^{18}F-FDG-PET images in patients with primary renal/adrenal lymphoma. Contrast Media Mol Imaging, （9）: 1-9.

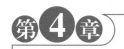

颅脑疾病

第一节 癫 痫

【概述】

癫痫是最常见及最具潜在危险性的神经系统疾病之一，目前全世界的癫痫患者约7000万（Fiest KM et al.，2017），癫痫是指脑神经元异常同步化放电活动所致的一过性体征和症状（Fisher RS et al.，2005）。约70%的癫痫患者经过正规的抗癫痫药物治疗，症状可以得到缓解，20%～30%的患者抗癫痫药物治疗无效，为难治性癫痫。对于难治性癫痫需要选择外科手术治疗，而手术成功的关键在于致痫灶的精准定位和彻底切除（Spencer S et al.，2008；Thijs RD et al.，2019）。

术前定位致痫灶的方法包括脑电图、MR、^{18}F-FDG PET、脑磁图等，这些技术方法为癫痫的规范化外科治疗提供了有力支持。难治性局灶性癫痫最常见的病因有海马硬化、皮层发育畸形、肿瘤、血管畸形和脑梗死。MR影像具有良好的软组织对比度，因此可以很好地显示由肿瘤、血管畸形、皮层发育不良等结构异常引起的致痫灶。然而，对于没有明显结构异常的致痫灶，如部分年龄较小患者的脑灰、白质之间分界不清，使一些皮层发育畸形难以识别或被遗漏，导致在颅脑MR图像上很难找到病灶（Kumar A et al.，2013）。另外，如有多个结构性病灶，仅其中1个或2个是致痫灶，或者癫痫发作部位离结构性病变较远等情况，也会导致MR诊断困难。

^{18}F-FDG主要评估大脑突触与神经元活动中的葡萄糖代谢（Kumar A et al.，2013），发作间期典型的PET显像表现为致痫灶放射性摄取减低，其原因包括神经元丢失、失联络及突触密度降低，并且代谢减低的程度还可能与癫痫的持续时间、发作频率及严重程度有关。PET与MR对癫痫诊断各有优缺点：MR在确定结构性病灶中具有优势，但对于许多无结构异常的癫痫病灶诊断困难；PET对于MR阴性、局灶性发育不良、双重病理，以及发作症状学、电生理学、结构性影像表现不一致的患者尤其有价值。但PET分辨率较低，解剖结构显示欠清晰，PET/MR融合成像有利于癫痫灶的正确诊断和定位。

文献报道将PET与MR异机扫描的图像通过软件进行融合，结果显示较单一模态可更加灵敏、精确地发现微小的病变（郝谦谦等，2014），但异机扫描所得图像由于时间和空间上的差异会引起配准误差和各种运动伪影（Hu WH et al.，2018）。全身一体化PET/MR实现了全身PET和MR数据同步采集，是目前最先进的分子影像设备，将多模态的脑功能成像与精准解剖成像结合，有望在神经系统疾病中发挥重要的作用（Garibotto V et al.，2013；Werner P et al.，2015；Catana C，2017；Oldan JD et al.，2018）。

【病例】

病例1

（1）病史简介：患者，女，10岁，2016年出现癫痫发作，以小发作为主，近1年服药不规律，近期每月发作1次左右，末次发作时间为20天前。既往检查提示右脑皮层发育不良。为进一步明确致痫灶部位，行头颅PET/MR显像（图4-1、图4-2）。PET/MR显像结果：右侧颞叶颞下回近枕部及左侧顶叶局部低代谢灶，考虑致痫灶。

（2）病例分析：^{18}F-FDG PET/MR 显像可见右侧颞叶颞下回近枕部及左侧顶叶放射性分布明显减低，MR信号异常，T_1WI灰白质分界不清晰，T_2 Flair局部信号稍增高，考虑该患者为多灶性皮层发育不良引起癫痫。立体定向下颅内深部电极SEEG（stereo-electroencephalography）结果显示，发作间期可见右侧颞内皮层中后区、右后颞枕区痫样放电。^{18}F-FDG PET/MR 显像可以精准显示多灶性皮层发育不良引起的癫痫。

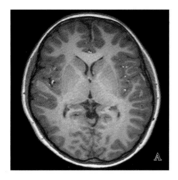
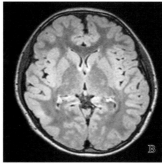
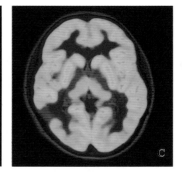

图 4-1　头颅 ^{18}F-FDG PET/MR（1）

A.横断面T_1WI图像；B.横断面T_2 Flair图像；C.横断面PET/MR融合图像。右侧颞叶颞下回近枕部局部可见放射性分布明显减低，SUV_{max}为1.8，累及范围约2cm，T_1WI灰白质分界不清晰，T_2 Flair局部信号稍增高

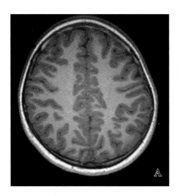
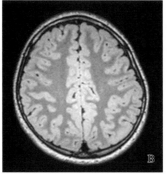
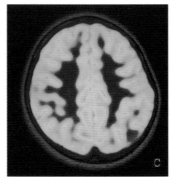

图 4-2　头颅 ^{18}F-FDG PET/MR（2）

与图4-1为同一患者。A.横断面T_1WI图像；B.横断面T_2 Flair图像；C.横断面PET/MR融合图像。左侧顶叶局部放射性分布稍减低，SUV_{max}为2.1，累及范围约1.3cm，T_1WI示局部皮层稍增厚，灰白质分界欠清晰，T_2 Flair信号未见明显异常

病例2

（1）病史简介：患者，女，36岁，20余年前于睡眠中突发四肢抽搐，诊断为癫痫，当时未行系统治疗，后多次出现上述症状，发作频率为每3～4年1次，曾在外院就诊，药物治疗，治疗过程中症状反复发作，近1年发作频率明显增加，达1次/月。为进一步明确致病灶部位，行头颅PET/MR显像（图4-3），结果显示左侧枕叶、左侧后扣带回局部代谢减低，信号异常。

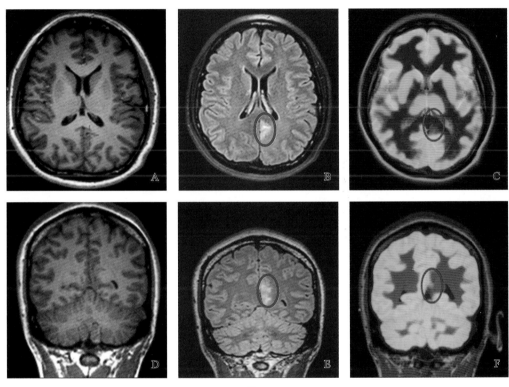

图4-3 头颅 ^{18}F-FDG PET/MR

A.横断面T$_1$WI图像；B.横断面T$_2$ Flair图像；C.横断面PET/MR融合图像；D.冠状面T$_1$WI图像；E.冠状面T$_2$ Flair图像；F.冠状面PET/MR融合图像。图A、D中T$_1$WI显示局部左侧枕叶、左侧后扣带回未见明显异常形态学改变。图B、E中T$_2$ Flair可见左侧枕叶、左侧后扣带回局部高信号灶，PET/MR融合图像可见左侧枕叶、左侧后扣带回局部低代谢病灶。PET/MR融合图像可清晰显示左侧后扣带回局部低代谢病灶，红色线圈表示病变范围和部位

（2）病例分析：^{18}F-FDG PET/MR显像可见左侧枕叶、左侧后扣带回局部信号异常，T$_2$ Flair呈高信号，T$_1$WI未见明显形态学改变，PET/MR融合成像可清晰显示左侧后扣带回局部低代谢病灶。该患者根据PET/MR提供的病灶信息进行了立体定向脑深部电极（SEEG）植入手术，结果SEEG电极记录发现了左侧枕叶、左侧后扣带回异常癫痫信号，PET/MR显像结果与SEEG完全一致。

病例3

（1）病史简介：患者，女，18岁，癫痫病史8年，每月发作2次，每次持续3～4小时，PET检查时为癫痫发作持续状态。为进一步明确致病灶部位，行头颅PET/MR

显像（图4-4），结果显示左侧额叶额上回及额中回前部局部代谢增高，SUV$_{max}$为15.6，T$_2$WI示局部脑灰质稍增厚，Flair可见信号稍高。

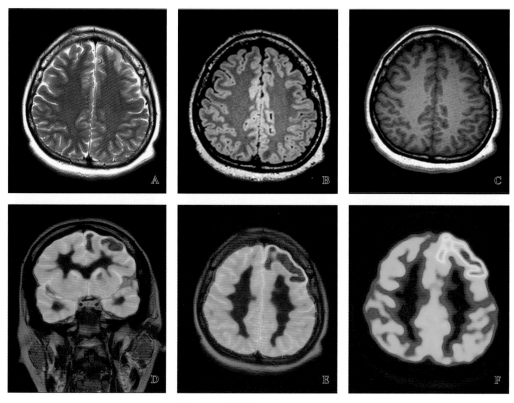

图4-4　头颅 ^{18}F-FDG PET/MR

A.横断面T$_2$WI图像；B.横断面T$_2$-Flair图像；C. T$_1$WI未见异常信号；D.冠状面PET/MR融合图像，可见左侧额叶局部放射性浓聚增高；E.横断面PET/MR融合图像，可见左侧额叶区异常放射性浓聚灶；F.横断面PET图像，可见左侧额叶异常放射性浓聚灶

（2）病例分析：癫痫间歇期致痫灶在PET上表现为低代谢灶，在发作期PET上表现为高代谢灶。该病例癫痫持续发作，在PET/MR显像时处于发作期，在PET上表现为高代谢灶。

病例4

（1）病史简介：患者，男，32岁，癫痫9年，药物控制不佳；近1个月发作5次，1周前末次发作；为进一步明确致痫灶定位，行头颅PET/MR显像，如图4-5所示，左侧海马、左侧颞叶代谢减低，以颞下回为著，放射性分布明显减低，考虑为致痫灶。

（2）病例分析：PET/MR示左侧海马、左侧颞叶代谢减低，以颞下回为著，放射性分布明显减低，考虑为致痫灶；结合MR成像可以更加清晰地显示左侧颞叶低代谢灶的部位和范围，与SEEG结果相吻合，SEEG发作期可见左侧颞叶、海马及左侧眶回频繁癫痫样放电，提示病灶起源于左侧海马和颞叶。

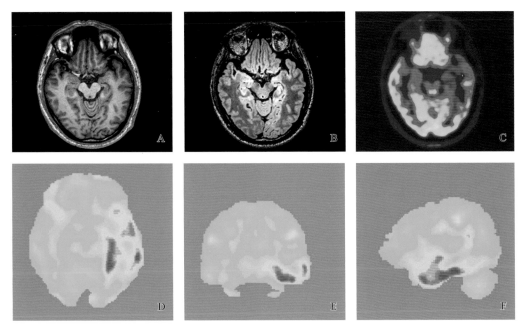

图 15　头颅 ^{18}F-FDG PET/MR

A. 横断面 T_1WI 图像，左侧颞叶形态未见明显异常；B. 横断面 T_2 Flair，可见左侧海马信号稍高；C. 横断面 PET/MR 融合图像，可见左侧颞叶较广泛的低代谢灶；D ～ F. PET 显像通过 MI 神经分析软件（MI neurology software）与标准脑库进行比较后 SD 值图，D 为横断面，E 为冠状面，F 为矢状面，可以更加清晰地显示左侧颞叶低代谢灶

第二节　神经退行性疾病

一、阿尔茨海默病

【概述】

随着老龄化社会的来临，神经退行性疾病，特别是阿尔茨海默病（AD）、帕金森病（PD）等退行性病变发病率明显上升。认知功能障碍是神经退行性疾病一个重要的临床表现，其主要指记忆力或其他认知功能的进行性减退，根据严重程度及是否明显影响患者工作、日常生活，可大致分为轻度认知损害（mild cognitive impairment，MCI）和痴呆（dementia）。AD 占所有类型认知功能障碍的 50% ～ 70%，PD 约占 3.6%，在临床较为常见，本节主要关注这两种神经退行性疾病。

AD 是最常见的痴呆类型，《世界阿尔茨海默病 2015 年报告》指出，到 2050 年，全球阿尔茨海默病的患病人数将从 2015 年的 4680 万增加至 1.315 亿，给社会和家庭带来沉重的经济和护理负担，是人类所面临的最大的全球公共卫生事件之一。按照最新分期，AD 包括痴呆前阶段［轻度认知功能障碍前期（pre-MCI 期）、轻度认知功能障碍期（MCI 期）］和痴呆阶段（即传统意义上的 AD）。同机融合 PET/MR 将"功能 - 功能"

结合，可同时进行PET脑代谢和功能与MR脑动脉自旋标记（ASL）、血氧水平依赖（BOLD）等显像，一站式完成多功能的评估。采用葡萄糖代谢类、受体类和β-淀粉样蛋白（Aβ）等PET显像剂，并通过PET/MR融合图像可提供痴呆的特异性诊断及疗效监测。此外，PET/MR能够探测脑部同一区域、同一时段的解剖和代谢状况，可对大脑功能区进行深入研究，因而具有广阔的临床应用前景。

常用AD示踪剂：目前针对AD不同病理特点的PET显像剂包括葡萄糖代谢类、Aβ结合类、Tau蛋白结合类、神经递质及受体类、小胶质细胞活化的神经炎症类等。最常用的显像剂是以^{18}F-FDG为代表的葡萄糖代谢显像剂和以^{11}C-PIB为代表的Aβ显像剂，其对AD的诊断价值均已得到广泛认可。

1.葡萄糖代谢类　葡萄糖是脑组织最主要的能量来源，葡萄糖代谢率可反映神经突触活性。AD患者^{18}F-FDG PET/CT的典型征象是双侧颞、顶、额叶葡萄糖代谢减低，包括双侧颞顶部、下顶叶、颞叶内侧、颞叶后外侧部、海马、后扣带回、楔前叶皮层，尤其在颞、顶叶的联络皮层降低最明显。早期可双侧不对称，随着病情进展，累及范围逐步扩大，首先影响顶叶上部，然后向前、向后扩展，累及顶叶前部、颞叶上部及额叶前区，然后向其他皮层或皮层下结构延伸扩展，代谢减低逐步加重，最后累及额叶皮层，并呈双侧对称性，而皮层下基底核区、纹状体、丘脑和小脑等结构代谢不受影响（Caroli A et al.，2012）。正常脑老化虽然也会出现葡萄糖代谢降低，但出现在额叶至外侧裂区域、前扣带回，并不累及颞顶叶、后扣带回及海马。

研究发现，与AD的葡萄糖代谢模式不同，血管性痴呆患者^{18}F-FDG PET/CT表现为中央白质和灰质代谢弥漫性减低，去除病变组织后，其余脑组织仍表现为代谢减低，而在矫正脑萎缩图像的条件下，AD与正常对照无明显差异（Dukart J et al.，2013）。额颞叶痴呆^{18}F-FDG PET/CT表现为额叶、前扣带回代谢率下降，双侧多不对称，较少累及顶叶及边缘系统，后扣带回及楔前叶（代谢减低）是鉴别额颞叶痴呆与AD的主要部位。

2.Aβ结合类　Aβ在细胞外异常沉积是形成老年斑或淀粉样斑块（senile plaque，SP）的主要原因，Aβ显像可显示SP。在AD早期、MCI期甚至更早期，Aβ即出现明显沉积，并在病情较早阶段已达到饱和状态，其沉积量并不随病情进展而增加。但FDG反映的脑代谢却随病情加重而持续降低，提示FDG代谢减低与Aβ沉积增加并非平行关系，葡萄糖代谢率改变发生于病理变化之后，因此理论上Aβ显像可比葡萄糖代谢更早预测AD（Kadir A et al.，2012）。

目前有3种Aβ显像剂被美国食品药品监督管理局（Food and Drug Administration，FDA）批准使用，分别为^{18}F-AV45（^{18}F-florbetapir）、^{18}F-AV11（^{18}F-florbetaben）和^{18}F-flutemetamol（Vizamyl，GE Health）。AD患者Aβ沉积较多区域（如额叶）的放射性显著升高，在颞、顶、枕叶皮层及纹状体区域放射性也较高，而在白质、脑桥和小脑与正常对照无显著差异，提示匹兹堡化合物B（PIB）显像显示的Aβ沉积部位与病理结果一致：Aβ主要分布于额、顶、颞叶，以额叶为主，小脑病理改变较少，白质未见病理改变。

3.Tau蛋白结合类　Tau蛋白是一种微管相关蛋白，过磷酸化Tau蛋白是造成神经纤维缠结（neuro fibrillary tangles，NFT）的主要原因，且AD患者病情严重程度与Tau蛋白具有明显相关性，因此Tau蛋白显像剂的研究逐渐受到关注，目前Tau蛋白显像还处于研发阶段。^{18}F-FDDNP是一种丙二腈的疏水放射性氟化衍生物，具有高度脂溶性，可透过血脑屏障，是第一个针对Tau蛋白的显像剂。但^{18}F-FDDNP并非只与Tau蛋白结合，还可同时结合Aβ，因此其特异性有限。^{18}F-FDDNP在脑部的结合力AD患者高于MCI期患者，MCI期患者高于正常对照，晚期AD患者前额叶、顶叶、后扣带回、内侧颞叶、基底外侧颞叶皮层的^{18}F-FDDNP摄取显著升高，提示^{18}F-FDDNP显像可显示Aβ和Tau蛋白，与病情严重程度有关，有助于早期诊断AD及监测疗效，但其特异性及准确率较低（Small GW KV et al.，2006）。其他如^{18}F-1451、^{18}F-MK6240、^{18}F-THK5351、^{18}F-T807、^{18}F-T808、^{11}C-PBB3等均为目前正在研究的Tau蛋白显像剂（Harada R et al.，2013；Okamura N et al.，2014），这些显像剂具有更高的特异性，且对其他Tau蛋白病如进行性核上性麻痹、皮层基底核变性也具有较好的鉴别诊断价值，但目前这些分子探针尚未取得FDA批准。

【病例】

病例1（健康被试）

（1）病史简介：患者，男，74岁，简易精神状态评价量表（MMSE）得分为29。自觉记忆力减退，为明确是否为阿尔茨海默病，行PET/MR显像（图4-6）。

（2）病例分析：AV45阴性PET表现如下。①脑白质可见放射性摄取，灰质摄取不明显，脑白质放射性分布明显高于灰质。②脑白质放射性分布呈"山脊样"（mountainous appearance）改变，边缘呈"树杈样"（spike）征。③胼胝体后部放射性分布较高，后扣带回放射性分布较低，两者结合，呈"炸面圈"（doughnuts hole）征。该被试者符合^{18}F-AV45阴性PET表现。

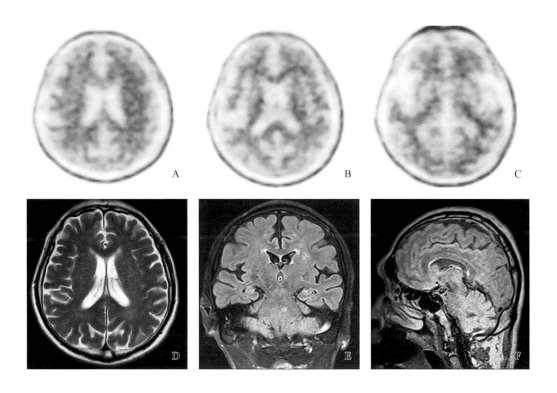

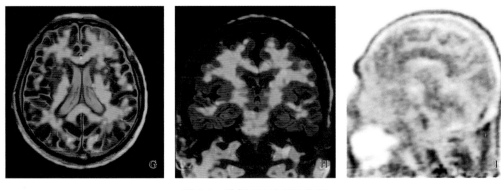

图4-6　头颅AV45 PET/MR

A～C.横断面 PET图像；D.横断面T₂WI图像；E.冠状面T₂ Flair图像；F.矢状面T₂ Flair图像；G.横断面 PET/MR融合图像；H.冠状面PET/MR融合图像；I.矢状面PET图像。图A～C中脑白质可见放射性摄取，灰质摄取不明显，脑白质放射性分布明显高于灰质。脑白质放射性分布呈"山脊样"改变，边缘呈"树杈样"征。图B可见胼胝体后部放射性分布较高，后扣带回放射性分布较低，两者结合，呈"炸面圈"征。图E可见双侧海马形态及信号基本正常，脉络膜裂未见明显增宽。图G、H为融合成像，将MR形态学显像与PET显像融合，两者结合可以更精准地显示解剖结构与AV45的分布。图I中矢状面PET成像楔前叶未见明显放射性摄取

病例2

（1）病史简介：患者，男，73岁，记忆力减退2年，MMSE得分为18（30），蒙特利尔认知评估量表（MoCA）得分为10（30），Addenbrooke改良认知评估量表（ACE-R）得分为49（100）。为明确是否为阿尔茨海默病，行PET/MR显像（图4-7）。

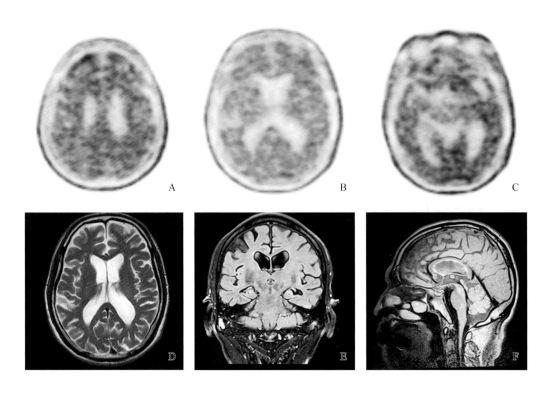

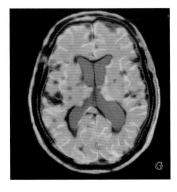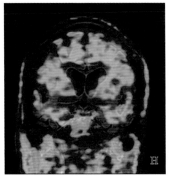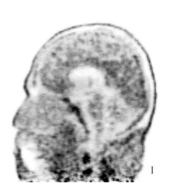

图 4-7 头颅 PET/MR

A～C.横断面 PET 图像；D.横断面 T₂WI 图像；E.冠状面 T₂ Flair 图像；F.矢状面 T₂ Flair 图像；G.横断面 PET/MR 融合图像；H.冠状面 PET/MR 融合图像；I.矢状面 PET 图像。图 A～C 可见脑白质放射性摄取，灰质摄取增高，脑灰质、白质放射性分布差异不明显。脑白质放射性分布"山脊样""树杈样"征消失。图 B 可见后扣带回放射性分布增高，"炸面圈"征消失。图 E 可见双侧海马形态萎缩，脉络膜裂及侧脑室颞角增宽。图 G、H 将 MR 形态学显像与 PET 显像融合，两者结合可以更精准地显示和定位病变。图 I 矢状面 PET 成像，楔前叶可见放射性摄取增高

（2）病例分析：¹⁸F-AV45 阳性 PET 表现如下。①脑白质与灰质放射性摄取对比不明显，灰质摄取增高，脑白质灰质分界模糊不清。②脑白质特征性"山脊样""树杈样"征消失。③后扣带回放射性分布增高，"炸面圈"征消失。④矢状位可见楔前叶放射性分布增高，呈"云絮"状。⑤判断阳性标准：左右有一侧为阳性即为阳性，2 个或 2 个以上区域为阳性即为阳性，全部区域为阴性即为阴性。该患者符合 ¹⁸F-AV45 阳性 PET 表现。如图 4-8 所示，阿尔茨海默病在 ¹⁸F-FDG PET/MR 通常表现为双侧额、颞、顶葡萄糖代谢减低，通常呈双侧分布（图 4-8），但显像不具有特异性。

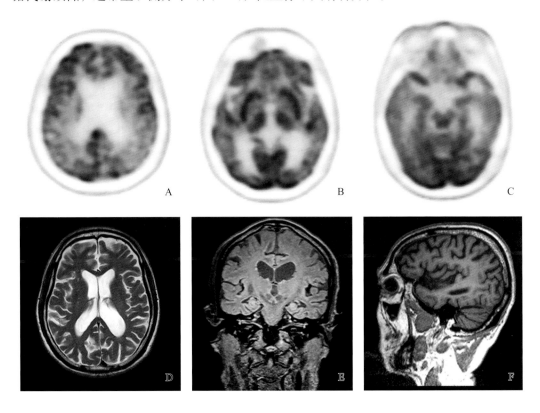

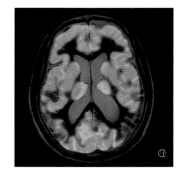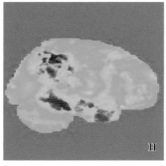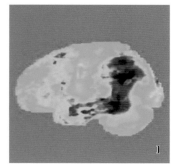

图4-8　¹⁸F-FDG PET/MR

与图4-7为同一患者。A～C.横断面 PET图像；D.横断面T$_2$WI图像；E.冠状面T$_2$ Flair图像；F.矢状面T$_1$WI
图像；G.横断面PET/MR融合图像；H、I.¹⁸F-FDG PET显像与标准脑库差值的3D图像（图H为右侧位，图I为左
侧位）。图A可见双侧顶叶代谢减低；图B、C可见双侧颞叶代谢减低；图E、F可见双侧海马形态萎缩，脉络膜
裂及侧脑室颞角增宽；图G中MR形态学显像与PET显像融合，两者结合可以更精准地定位病变；图H、I可见双
侧颞顶叶代谢减低，与标准脑库差值SD值减低

二、帕金森病

【概述】

帕金森病（PD）的基本病理特征是黑质致密区多巴胺（DA）神经元变性，细胞质
内嗜酸性包涵体即Lewy小体形成，导致黑质纹状体通路破坏及尾状核、壳核中多巴胺
含量减少，因此是一种以黑质纹状体通路的退变为主要特征的神经退行性病变。静止性
震颤、肌肉僵直、行动迟缓和姿势反射受损是该病典型的临床症状。同机融合PET/MR
可同时进行PET葡萄糖脑代谢、受体显像和MR解剖及功能成像融合，并通过PET/MR
融合图像可提供帕金森病的特异性诊断及疗效监测。常用帕金森病的特异性放射性显像
剂如下。

（1）多巴胺转运蛋白（DAT）显像剂：是多巴胺能神经末梢突触前膜的单胺类特异
转运蛋白。其主要生理功能在于维持脑内多巴胺浓度、调节多巴胺信号传递强度等。在
脑内，DAT高特异性地表达于多巴胺神经元，其密度与多巴胺神经元一致，能直接反映
多巴胺能神经元突触的功能。黑质纹状体多巴胺神经元的变性、缺失所导致的DAT密
度变化要比突触后膜多巴胺受体的变化更早、更敏感和直接。

（2）囊泡单胺转运体（VMAT）显像剂：VMAT2活动与突触间递质传递有关，其
主要位于中枢神经系统内的多巴胺能、去甲肾上腺能、5-羟色胺神经元及其终末内，突
触间隙的多巴胺经DAT摄取至突触前末梢内，再由VMAT2介导转运至囊泡内，在多巴
胺重新摄入中发挥关键作用，可准确反映多巴胺能神经元的密度变化。

（3）多巴胺神经递质（¹⁸F-DOPA）显像剂：¹⁸F-DOPA多巴胺的合成发生在多
巴胺能神经末梢内，在合成过程中，L-DOPA能在芳香族氨基酸脱羧酶（amino acid
decarboxylase，AADC）的作用下发生脱羧反应转化为多巴胺。¹⁸F-DOPA能通过血
脑屏障被黑质纹状体神经元摄取，用¹⁸F-DOPA可评价多巴胺的合成、存储和释放状
况，进而评估黑质纹状体通路多巴胺能神经元的数量、功能和AADC的活性，提示

DOPA 的合成和储存情况。帕金森病的 ^{18}F-DOPA 显像表现为双侧壳核和尾状核显像剂摄取不对称降低等。但需要注意的是，在帕金森病早期，残存的多巴胺神经元的 AADC 活力和多巴胺合成出现代偿性增高，这样就部分抵消了帕金森病导致的 L- 多巴胺代谢降低的程度，所以 ^{18}F-DOPA PET 显像不能完全反映早期帕金森病多巴胺的丢失情况。

（4）突触后受体显像剂：根据多巴胺受体药理学特性不同，可将其分为 5 种类型，即 $D_1 \sim D_5$，而帕金森病中主要受损的是 D_2 受体，因此临床上多采用 D_2 受体进行帕金森病的诊断。常用的纹状体 D_2 受体显像剂有 ^{11}C-raclopride、^{18}F-Fallypride。^{18}F-Fallypride 是一种安全有效的新型多巴胺 D_2 受体 PET 显像剂，与脑内 D_2 受体具有高亲和力和适宜的亲脂性。^{18}F-Fallypride 显像比较复杂，受病程、年龄及药物的影响，因内源性多巴胺减少引起 D_2 受体代偿性增多出现上调显像，而晚期或经过大剂量、长期服用多巴胺的替代治疗的帕金森病患者摄取接近正常或出现下调。

（5）^{18}F-FDG 是目前应用较广的非特异性正电子显像剂。葡萄糖是人体重要的能量底物，组织器官的葡萄糖代谢反映功能状态。在 PD 患者中表现为双侧尾状核、双侧壳核前、中、后部放射性分布低于正常对照组。随着病情发展，可以看出双侧顶叶、颞叶及枕叶呈不均匀性 FDG 代谢减低。单纯用 ^{18}F-FDG PET 显像诊断神经退行性病变虽然可发挥特殊的作用，但在鉴别诊断复杂的神经系统疾病方面缺乏特异性，如联合应用 2 ～ 3 种药物可提高诊断准确率，对 PD 损伤部位的评价、病情分析及早期诊断具有重要的意义。

【病例】

（1）病史简介：患者，男，62 岁，20 年前无明显诱因下出现左侧肢体僵硬，动作迟缓，当地医院诊断为帕金森病，予以多巴丝肼片（美多芭）口服，效果欠佳。现为进一步明确疾病进展，行 ^{18}F-Fallypride PET/MR D_2 受体显像（图 4-9），结果显示左侧壳核摄取减低。

（2）病例分析：^{18}F-Fallypride 是一种安全有效的新型多巴胺 D_2 受体 PET 显像剂，与脑内 D_2 受体具有高亲和力和适宜的亲脂性。^{18}F-Fallypride 显像比较复杂，受病程、年龄及药物的影响，因内源性多巴胺减少引起 D_2 受体代偿性增多出现上调显像，而晚期或经过大剂量、长期服用多巴胺的替代治疗的帕金森病患者摄取接近正常或出现下调，该患者为帕金森病经过长期多巴胺替代治疗，^{18}F-Fallypride 摄取下调。

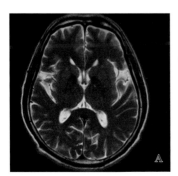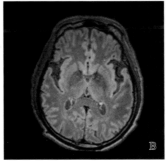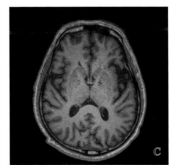

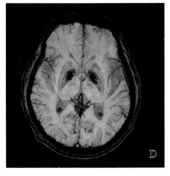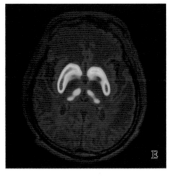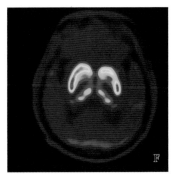

图4-9　^{18}F-Fallypride PET/MR D$_2$受体显像

A.横断面T$_2$WI图像，形态未见明显异常；B.横断面T$_2$-Flair图像；C.横断面T$_1$WI图像，未见明显异常；D.横断面磁敏感加权成像（SWI），可见双侧基底节区信号减低；E.横断面^{18}F-Fallypride PET/MR融合图像，可同时显示清晰的解剖结构与PET受体显像，可见左侧壳核放射性分布减低；F.横断面^{18}F-Fallypride PET图像，显示左侧壳核放射性分布减低

第三节　脑　肿　瘤

【概述】

标准的MR和CT成像通常用于脑肿瘤的解剖学诊断。治疗前的计划和治疗后的反应评估在很大程度上依赖于增强的MR成像。MR成像技术和PET成像可提供有关肿瘤生物学的生理、代谢或功能性信息。随着一体化PET/MR成像扫描仪的出现，可以通过多模态MR成像和PET成像同时探索肿瘤结构和不同代谢产物之间的关系。

^{18}F-FDG是葡萄糖的类似物，因此是能量代谢的放射性示踪剂。低度恶性中枢神经系统肿瘤中^{18}F-FDG的摄取通常与正常白质相似，而高度恶性肿瘤中^{18}F-FDG的摄取则有差异，但通常与正常灰质相似。原发性脑肿瘤可能显示异常摄取区域。毛细胞星形细胞瘤和神经节神经胶质瘤尽管分化程度较低，却显示出较高的^{18}F-FDG摄取。肿瘤内摄取^{18}F-FDG与正常白质和正常灰质的比率已被建议用于区分低度和高度恶性肿瘤。由于放射性示踪剂在肿瘤中相对于灰质的滞留时间更长，^{18}F-FDG延迟成像有助于肿瘤良、恶性病变的鉴别诊断。^{18}F-FDG摄取与神经胶质瘤分级和生存率相关。除^{18}F-FDG外，^{11}C-蛋氨酸（MET）、^{18}F-氟代乙基酪氨酸（FET）或^{18}F-氟代苯丙氨酸（F-DOPA）在神经系统肿瘤中也有很好的应用。

（1）MR形态学：解剖MR成像评估是做出临床管理决策的基础。用于脑肿瘤成像的基本的MR序列包括T$_1$加权序列、FLAIR和T$_2$加权序列，可以显示肿瘤成分、水肿和治疗引起的神经胶质增生。

（2）MR增强扫描：脑肿瘤在MR增强时表现为不同程度强化，特别是对小病灶检出具有优势。

（3）磁共振氢离子波谱成像（^{1}H-MRS）：反映某些脑肿瘤与正常脑组织相比的代谢物谱变化（Kwock L et al.，2002）。关键代谢物包括N-乙酰天冬氨酸，反映神经元完整性；胆碱，反映细胞膜更新程度；肌酸，反映生物能源存储；乳酸，反映无氧糖酵解；脂质，坏死的副产物；以及谷氨酸-谷氨酰胺、γ-氨基丁酸、神经递质和肌醇。脑恶性肿瘤的标志是胆碱升高，这是由于生长中的肿瘤的细胞膜合成增加，以及神经元丢失或缺失而导致N-乙酰天冬氨酸减少，肌酸形成细胞代谢的内部参考标记。因此，胆碱/N-乙酰天冬氨酸的升高及胆碱/肌酸比值升高表明病变为恶性。乳酸标志着低氧代谢，而脂质则表明坏死，这是高度恶性肿瘤的两个特征。

（4）MR灌注成像：可反映脑肿瘤和周围组织内血管的特征。与正常脑组织相比，许多脑肿瘤的单位体积组织中血管密度增加，最常通过MR灌注量化为肿瘤内脑血容量（CBV）或脑血流量的增加。

（5）MR弥散成像：扩散加权成像对组织中水分子的运动敏感。表观扩散系数（ADC）图是一种量化水分子表观扩散的方法，而没有扩散加权图像本身固有的T_1和T_2弛豫效应。在某些脑肿瘤（如脑膜瘤和淋巴瘤）中观察到的ADC值相对较低归因于增殖细胞增多，尽管非肿瘤性中枢神经系统（CNS）病变（如急性梗死、化脓性脓肿）通常可能显示出较低的ADC值。

（6）PET/MR融合成像在发现病变、肿瘤分级、预后评估、分期、穿刺指导、早期疗效评估、肿瘤复发、表型分级、药物研发等方面有很好的应用。MR结合反映不同疾病过程的特异性PET探针所获得的PET/MRL图像，将解剖与多模式功能代谢分子影像学融合，可以极大提高脑肿瘤的早期发现和诊断能力，有助于使患者在最佳时间窗口获得最佳治疗效果。

【病例】

病例1

（1）病史简介：患者，女，66岁，右侧额叶少突胶质细胞瘤（WHO Ⅱ级）术后1月余；为放疗前全面评估行颅脑 ^{18}F-FDG PET/MR 显像，如图4-10所示。

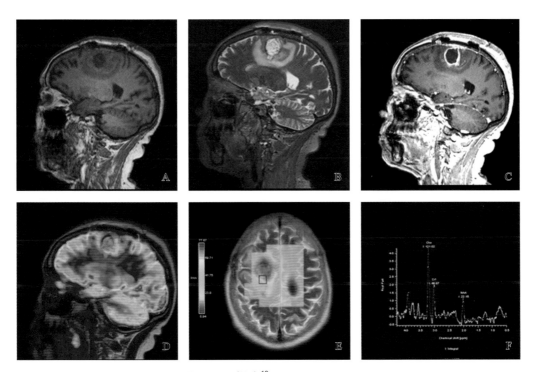

图4-10 颅脑 ^{18}F-FDG PET/MR

A.矢状面T_1WI图像；B.矢状面T_2WI图像；C.矢状面T_1WI增强图像；D.矢状面PET/MR融合成像，将MR形态学显像与PET显像融合，两者结合可以更精准地显示病变；E、F.波谱成像，可见肿瘤部位Cho峰升高，NAA峰减低

（2）病例分析：脑胶质瘤代谢活跃，在PET上表现为高代谢灶。该患者PET示病灶边缘局部代谢增高，增强扫描见病灶边缘环形强化，波谱分析示Cho峰升高，NAA峰明显下降，进一步提示有肿瘤残余。

病例2

（1）病史简介：患者，男，62岁，记忆力减退伴认知功能障碍1个月，外院MR图像发现颅内占位，现为进一步明确病变性质，行颅脑PET/MR显像，如图4-11所示。

（2）病例分析：^{18}F-FDG PET/MR显像可见颅内多发占位，其中一枚较大病灶位于左侧颞叶，病灶边缘明显强化，代谢异常增高，SUV_{max}为37.2，增强后可见明显强化，病灶周围可见水肿带。PET/MR融合成像将MR形态学显像和PET显像融合，可以通过

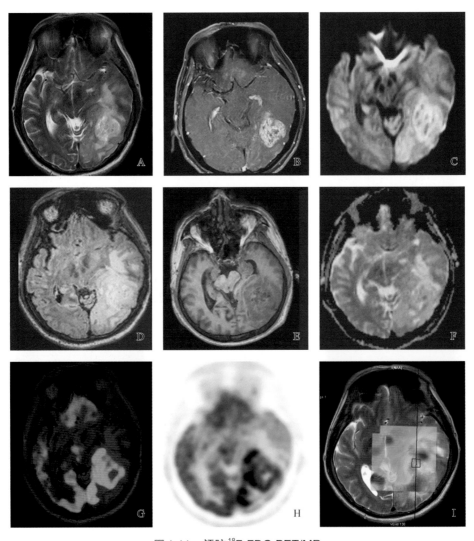

图4-11　颅脑 ^{18}F-FDG PET/MR

A.横断面T_2WI图像，可见左侧颞叶占位，肿块呈高低混杂信号，病灶周围可见指样水肿带；B.横断面T_1WI增强图像，可见病灶明显强化；C.横断面DWI图像，占位呈稍高信号；D.横断面Flair图像，肿块呈高信号，肿块周围水肿带呈高信号；E.横断面T_1WI图像，可见左侧颞叶病变的占位征象，中线结构受压向右移位；F.横断面ADC成像；G.横状面PET/MR融合成像，将MR形态学显像与PET显像融合，可精准显示左侧颞叶的占位，代谢明显增高；H. PET图像，可见左侧颞叶高代谢灶；I.颅脑^{1}H-MRS成像代谢产物NAA图

多模态、多参数对病灶进行评估。病理证实为胶质母细胞瘤。

病例3

（1）病史简介：患者，女，65岁，左侧额叶脑膜瘤多次γ刀术后。目前为进一步评估行颅脑PET/MR显像，如图4-12所示。

（2）病例分析：PET可以用于脑内肿瘤疗效评估，FDG PET高代谢提示肿瘤活性存在，MR增强显像可以看到肿瘤强化，波谱显像肿瘤部位有Cho峰升高。该患者[18]F-FDG

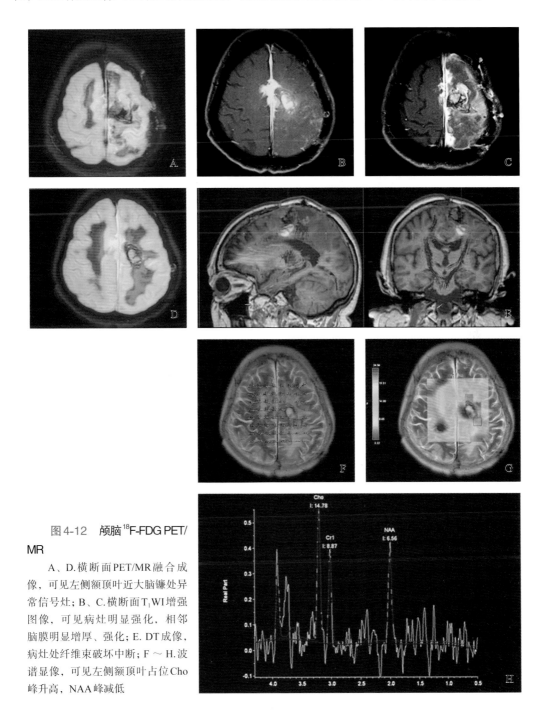

图4-12 颅脑[18]F-FDG PET/MR

A、D.横断面PET/MR融合成像，可见左侧额顶叶近大脑镰处异常信号灶；B、C.横断面T_1WI增强图像，可见病灶明显强化，相邻脑膜明显增厚、强化；E. DT成像，病灶处纤维束破坏中断；F～H.波谱显像，可见左侧额顶叶占位Cho峰升高，NAA峰减低

PET/MR显像可见左侧额顶叶近脑膜处异常信号灶，局部代谢增高，MR增强可见明显强化，MRS示Cho峰明显升高，NAA峰减低，Cho/NAA升高，考虑脑膜瘤术后复发。

病例4

（1）病史简介：患者，女，72岁，卵巢癌根治术后颅内转移，行γ刀治疗2次。外院检查怀疑小脑病变及胸髓内占位，现为全面评估行脊柱及颅脑 ^{18}F-FDG PET/MR 显像，如图4-13所示。

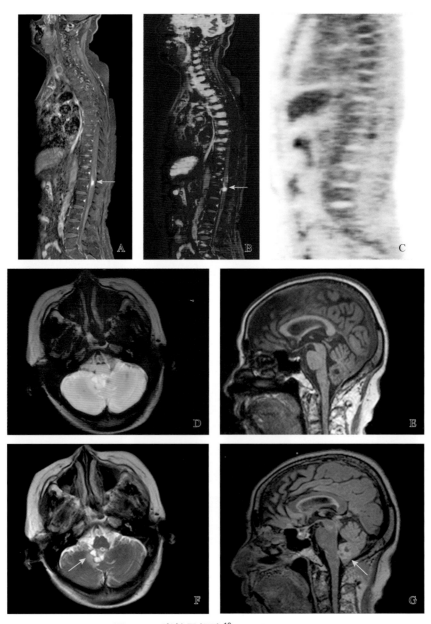

图4-13　脊柱及颅脑 ^{18}F-FDG PET/MR

A.矢状面T$_2$WI-fs图像，可见T$_{12}$～L$_1$水平胸髓内异常高信号结节灶（黄色箭头）；B.矢状面PET/MR融合成像，可见胸髓内病灶代谢增高，并可以精准显示病灶部位（黄色箭头）；C. PET矢状面图像可见胸髓内病灶代谢增高；D. PET/MR融合成像，可见小脑异常代谢灶；E.矢状面T$_1$WI图像，可见小脑内低信号灶；F.横断面T$_2$WI图像，可见右侧小脑稍高信号灶（黄色箭头）；G.矢状面FLAIR图像，可见小脑低信号灶、周围脑实质信号增高（黄色箭头）

（2）病例分析：^{18}F-FDG PET/MR 融合显像可以对全身转移进行全面评估，特别是对于脑内及脊髓的小病灶检出灵敏度较高。该病例通过 ^{18}F-FDG PET/MR 融合显像可以清晰显示胸髓内异常信号灶，T$_2$ FLAIR 呈高信号，PET 代谢增高，小脑内可见类圆形异常信号灶，代谢增高，考虑癌细胞转移。

病例5

（1）病史简介：患者，女，38岁，2011年2月行左乳浸润性导管癌切除，同年3月行左乳癌改良根治术，组织分级Ⅲ级；术后放化疗伴三苯氧胺（TAM）内分泌治疗。2017年2月及2018年3月发现多处转移，2018年4月行全脑放疗。2018年10月及2019年3～4月行γ刀治疗、化疗。现为全面评估疗效行脊柱及颅脑 ^{18}F-FDG PET/MR 显像，如图4-14所示。

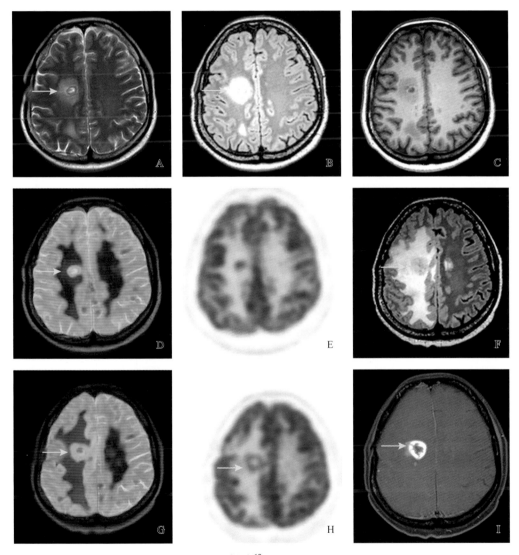

图4-14　颅脑 ^{18}F-FDG PET/MR

A～E.治疗前PET/MR显像；F～I.治疗后1年复查PET/MR显像，可见右侧额叶病灶增大，代谢增高，周围水肿带范围明显增大。如箭头所示：A.横断面T$_2$WI图像，可见右侧额叶占位，肿块呈高信号；B、F.横断面FLAIR图像，可见右侧额叶高信号灶、周围脑实质信号增高；D、G.横断面PET/MR融合图像，代谢增高；E、H.横状面IPET图像，可见右侧额叶占位代谢明显增高；C、I.横断面T$_1$WI图像，可见右侧额叶病变呈低信号

（2）病例分析：[18]F-FDG PET/MR融合成像可以有效进行肿瘤治疗后疗效评估。该患者治疗前右侧额叶转移性病变，代谢稍高，治疗后病灶增大，周围水肿明显，代谢增高，提示目前治疗方案疗效欠佳，疾病进展。

病例6

（1）病史简介：患者，男，69岁，发现小脑占位，先为寻找原发灶进行全身评估，行全身[18]F-FDG PET/MR显像，图4-15为颅脑PET/MR显像，图4-16为胸部PET/MR显像。

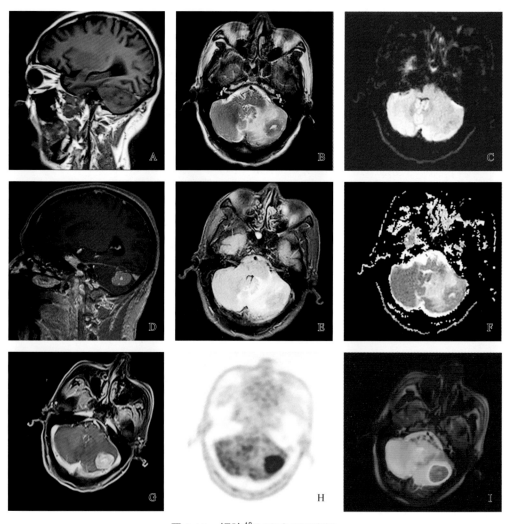

图4-15　颅脑[18]F-FDG PET/MR

A.矢状面T$_1$WI图像；B.横断面T$_2$WI图像，可见左小脑低信号灶，伴周围水肿；C.横断面DWI弥散成像，左小脑占位呈等信号；D.矢状面T$_1$WI增强图像；E.横断面T$_2$-Flair图像，左侧小脑稍低信号，伴周围高信号水肿；F.横断面ADC成像，可见周围高信号水肿带；G.横断面T$_1$WI增强图像，可见左侧小脑肿块强化；H.横断面PET图像，可见高代谢占位；I.横断面PET/MR融合成像，可见左侧小脑占位，代谢明显增高

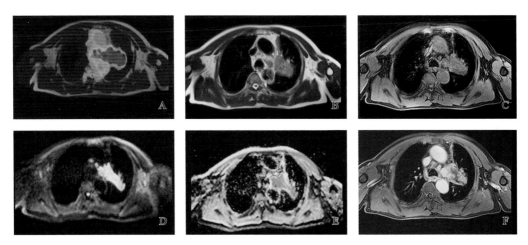

图4-16　胸部PET/MR融合

A.横断面PET/MR融合成像；B.横断面T_2WI图像，可见左侧肺门肿块呈稍高信号；C.T_1WI水相图像，可见左侧肺门软组织肿块影；D.横断面DWI图像，可见左侧肺门占位呈高信号；E.横断面ADC成像，可见左肺门肿块呈等信号；F.$T_1WI＋C$图像，可见左侧肺门肿块呈高信号

（2）病例分析：全身一体化PET/MR可以同时进行全身融合成像，对原发灶及转移灶进行全面评估，在寻找转移灶的原发病灶中具有很好的临床应用价值。该患者示左侧小脑占位，代谢明显增高，增强MR可见明显强化，首先考虑转移。全身PET/MR可见左肺门肿块影，SUV_{max}为12.1。锁骨下、纵隔、肺门及腋窝多发淋巴结代谢增高，SUV_{max}为8.0～12.7。该患者通过全身PET/MR显像不仅可对已知转移灶进一步评估，并且明确了原发病灶，对全身病变情况也进行了全面评估。

（张　森　李　彪）

参考文献

郝谦谦，李迪彬，李殿友，等，2014. PET/MRI异机融合图形对影像学阴性的难治性颞叶癫痫手术疗效的价值. 中华神经外科杂志，30（12）：1262-1265.

Caroli A，Prestia A，Chen K，et al，2012. Summary metrics to assess Alzheimer disease-related hypometabolic pattern with ^{18}F-FDG PET：Head-to-head comparison. J Nucl Med，53（4）：592-600.

Catana C，2017. Principles of Simultaneous PET/MR Imaging. Magn Reson Imaging Clin N Am，25（2）：231-243.

Dukart J，Mueller K，Villringer A，et al，2013. Relationship between imaging biomarkers，age，progression and symptom severity in Alzheimer's disease. Neuroimage Clin，3（26）：84-94.

Fiest KM，Sauro KM，Wiebe S，et al，2017. Prevalence and incidence of epilepsy：A systematic review and meta-analysis of international studies. Neurology，88（3）：296-303.

Fisher RS，van Emde Boas W，Blume W，et al，2005. Epileptic seizures and epilepsy：Definitions proposed by the International League Against Epilepsy（ILAE）and the International Bureau for Epilepsy（IBE）. Epilepsia，46（4）：470-472.

Garibotto V，Heinzer S，Vulliemoz S，et al，2013. Clinical applications of hybrid PET/MRI in neuroimaging. Clin Nucl Med，38（1）：e13-e18.

Harada R，Okamura N，Furumoto S，et al，2013. Comparison of the binding characteristics of ［^{18}F］ THK-523 and other amyloid imaging tracers to Alzheimer's disease pathology. Eur J Nucl Med Mol Imaging，40（1）：125-132.

Hu WH，Wang X，Liu LN，et al，2018. Multimodality image post-processing in detection of extratemporal MRI-negative cortical dysplasia. Front Neurol，9（14）：450.

Kadir A，Almkvist O，Forsberg A，et al，2012. Dynamic changes in PET amyloid and FDG imaging at different stages of Alzheimer' disease. Neurobiol Aging，33（1）：198 e1-e14.

Kumar A，Chugani HT，2013a. The role of Radionuclide Imaging in Epilepsy，Part 1：Sporadic Temporal and Extratemporal Lobe Epilepsy. Journal of Nuclear Medicine Technology，54（10）：14-21.

Kumar A，Chugani HT，2013b. The role of Radionuclide Imaging in Epilepsy，Part 2：Epilepsy Syndromes. Journal of Nuclear Medicine Technology，54（11）：1924-1930.

Kwock L，Smith JK，Castillo M，et al，2002. Clinical applications of proton MR spectroscopy in oncology. Technol Cancer Res Treat，1（1）：17-28.

Okamura N，Furumoto S，Fodero-Tavoletti MT，et al，2014. Non-invasive assessment of Alzheimer's disease neurofibrillary pathology using ^{18}F-THK5105 PET. Brain，137（6）：1762-1771.

Oldan JD，Shin HW，Khandani AH，et al，2018. Subsequent experience in hybrid PET-MRI for evaluation of refractory focal onset epilepsy. Seizure，61：128-134.

Small GW KV，Ercoli LM，Siddarth P，et al，2006. PET of brain amyloid and tau in mild cognitive impairment. N Engl J Med，355（25）：2652-2663.

Spencer S，Huh L，2008. Outcomes of epilepsy surgery in adults and children. The Lancet Neurology，7（6）：525-537.

Thijs RD，Surges R，O'rien TJ，et al，2019. Epilepsy in adults. Lancet（London，England），393：689-701.

Werner P，Barthel H，Drzezga A，et al，2015. Current status and future role of brain PET/MRI in clinical and research settings. Eur J Nucl Med Mol Imaging，42（3）：512-526.

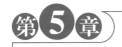

头颈部肿瘤

【概述】

　　头颈部肿瘤是临床常见的肿瘤之一，在我国男性中的发病率居第6位，死亡率居第7位（Pan R et al., 2017）。头颈部肿瘤中最常见的为鳞癌（主要为鼻咽癌和喉癌），约占90%；烟草和酒精是导致其他头颈部鳞癌的主要原因，而鼻咽癌主要由EB病毒感染所致（Argiris A et al., 2008）。由于头颈部有丰富的淋巴结引流，因此常在肿瘤早期就出现淋巴结转移。肺部是头颈部肿瘤最常见的远处转移部位，同时头颈部肿瘤合并第二肿瘤的发生率很高，这种肿瘤最常见于食管或肺。

　　头颈部肿瘤的原发灶诊断主要依赖于经口或内镜下肿块活检、全上消化道内镜检查，对可疑部位进行活检有助于增加诊断成功率，并且有可能发现第二肿瘤。原发灶的增强CT或MR检查是头颈部肿瘤诊断与分期的常用手段，CT扫描简便快速，对特征性的淋巴结坏死有良好的分辨能力，胸部CT可检出肺部转移灶，是标准肿瘤分期手段。MR软组织分辨率较CT有显著提高，尤其适合分辨肿瘤对周围组织的侵犯，并且对于颅底结构显示清晰，然而MR显像时间较长，对于喉和下咽，容易由于不自主吞咽动作造成伪影。PET/CT对于颈部转移淋巴结和远处转移灶的检出具有一定优势，在常规分期手段上结合PET/CT改变了13.7%患者的治疗策略（Lonneux M et al., 2010）。目前PET/CT主要应用于怀疑远处转移的高危患者的治疗前评估，或用于探查可疑的复发转移灶。

　　PET/MR结合了两种模态的优势，有助于头颈部肿瘤的诊断和分期。Chan等（2018）的研究对比了[18]F-FDG PET/MR和PET/CT在113例鼻咽癌患者分期中的准确性，两种显像方法都检出了所有原发肿瘤，但PET/MR检测到肿瘤局部进展（T4）比PET/CT更多，两者在颈部转移淋巴结和远处转移的检出灵敏度上没有明显差异。而其他小样本研究显示PET/MR和PET/CT在鼻咽癌分期和再分期上没有显著差异（Schaarschmidt BM et al., 2016，Kubiessa K et al., 2014）。Cavaliere等（2017）分析了PET/MR在16例喉癌患者分期和医疗决策中的作用，发现PET/MR可确认内镜检查结果（6例），帮助制定治疗计划（9例）和改变内镜分期（1例）。

第一节　鼻　咽　癌

【病例】

病例1

（1）病史简介：患者，男，64岁，发现左颈部肿物伴增大2月余，行鼻咽MR未见明显异常，1周前行鼻咽镜示鼻咽肿物，病理示低分化癌，为治疗前评估行PET显像（图5-1），全身PET/CT显像＋头颈部PET/MR显像诊断为鼻咽癌伴颈部淋巴结转移（T1N1bM0）。

（2）病例分析：该患者鼻咽病灶局限于鼻咽黏膜，对于鼻咽深部组织及咽旁没有明显侵犯，常规CT及MR对浅表病灶显示欠佳，而DWI序列对病灶显示较敏感，^{18}F-FDG PET对鼻咽癌显示非常敏感，但是有时难以与炎性病变区分，PET和MR信息可以相互补充，做出正确诊断。

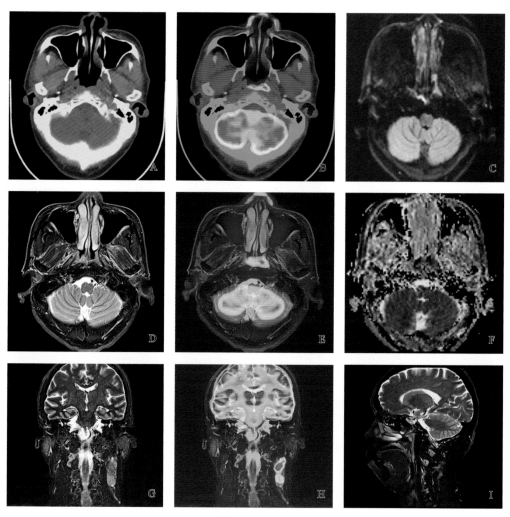

图5-1 头颈部 ^{18}F-FDG PET/CT ＋ PET/MR

A.横断面CT图像；B.横断面PET/CT融合图像；C.横断面DWI图像（$b = 800$）；D.横断面T$_2$WI-fs图像；E.横断面T$_2$WI-fs/PET融合图像；F.横断面ADC成像；G.冠状面T$_2$WI-fs图像；H.冠状面T$_2$WI-fs/PET融合图像；I.矢状面T$_2$WI-fs图像。可见鼻咽后壁及左侧咽隐窝糖代谢增高，SUV$_{max}$为18.4，CT及常规T$_2$WI图像可见左侧咽隐窝略变浅，未见明显异常密度或异常信号（图A、B、D、I），左侧咽隐窝DWI信号增高，ADC减低（图C、F），左侧颈部Ⅱ区见多发肿大淋巴结，较大者大小为1.4cm×1.0cm，糖代谢增高，SUV$_{max}$为21.6，右侧颈部未见明显肿大淋巴结（图G、H）

病例2

（1）病史简介：患者，男，76岁，头痛半年余，呈持续性加重，伴右侧听力下降，1个月前开始偶发口鼻出血，少量，呈黑色血块，可自行停止。后患者于外院行颞骨平扫CT示鼻咽右后壁软组织影增厚，颅底骨质破坏；行鼻咽增强MR示右侧鼻咽部占位侵犯颅底及咽旁间隙，邻近颅底明显骨质破坏，病灶侵犯右侧海绵窦包绕右侧颈内动脉，鼻咽癌？颅底转移。遂行鼻咽病灶活检，病理示（右鼻咽）非角化性癌，未分化型。为治疗前评估行PET/MR显像（图5-2），全身PET/MR显像诊断为鼻咽癌伴颈部淋巴结转移及颅底侵犯（T4N1bM0）。

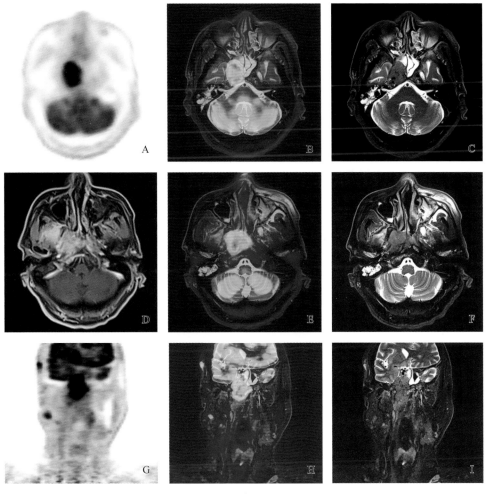

图5-2　头颈部 ^{18}F-FDG PET/MR

A～C为横断面蝶窦水平图像；A.横断面PET图像；B.横断面T$_2$WI-fs/PET融合图像；C.横断面T$_2$WI-fs图像。D～F为横断面上颌窦水平图像；D.横断面T$_1$WI-fs增强图像；E.横断面T$_2$WI-fs/PET融合图像；F.横断面T$_2$WI-fs图像。G.冠状面PET图像；H.冠状面T$_2$WI-fs/PET融合图像；I.冠状面T$_2$WI-fs图像。图中可见鼻咽右侧壁团块样异常信号灶，形态不规则，大小约为2.8cm×3.1cm×5.5cm，T$_2$WI-fs呈稍高信号，糖代谢明显增高，SUV$_{max}$为12.5，邻近颅底骨质破坏，病灶紧贴右侧颞叶内侧，侵犯右侧蝶窦，包绕右侧颈内动脉（图A～C），病灶侵犯右侧咽旁间隙及咽后间隙，右侧翼内肌形态肿胀，T$_2$WI-fs信号增高，增强扫描可见翼内肌强化并与病灶分界不清，提示翼内肌水肿伴肿瘤侵犯可能（图D～F），冠状面图像示病灶累及口咽右侧壁，侵犯右侧海绵窦，右侧腮腺旁淋巴结显示大小约为1.5cm×1.0cm×1.5cm，糖代谢增高，SUV$_{max}$为9.05，右侧颈部皮下结节影，直径约0.5cm，糖代谢增高，SUV$_{max}$为6.72（图G～I）

（2）病例分析：该患者病变范围较大，对周围组织的侵犯做出准确评估对肿瘤分期及后续治疗尤为重要。鼻咽周围结构复杂，借助MR的优良软组织分辨率及多平面成像，可清晰显示鼻咽癌对周围组织的侵犯，结合PET显像，能更准确判断肿瘤侵犯范围。

病例3

（1）病史简介：患者，女，28岁，发现右侧颈部肿块1月余，行CT提示左侧鼻咽癌伴右侧上颈部淋巴结转移，鼻咽部活检提示非角化型癌，未分化型。为治疗前评估行PET显像（图5-3），全身PET/CT＋头颈部PET/MR显像诊断为鼻咽癌伴颈部淋巴结转移（T2N2M0）。

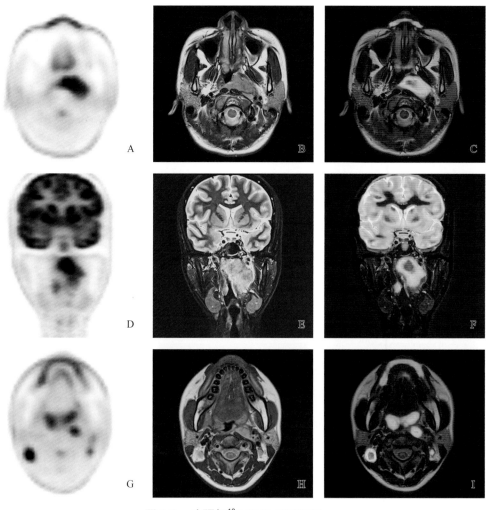

图5-3　头颈部 ^{18}F-FDG PET/MR

A～C为横断面鼻咽水平图像；A.横断面PET图像；B.横断面T$_2$WI图像；C.横断面T$_2$WI/PET融合图像。D.冠状面PET图像；E.冠状面T$_2$WI-fs图像；F.冠状面T$_2$WI-fs/PET融合图像。G～I为横断面口咽水平图像；G.横断面PET图像；H.横断面T$_2$WI图像；I.横断面T$_2$WI/PET融合图像。图中可见鼻咽左侧壁团块样异常信号灶，大小约3.3cm×1.4cm×4.6cm，T$_2$WI呈稍高信号，糖代谢明显增高，SUV$_{max}$为15.0，左侧咽隐窝消失，病灶累及左侧咽旁间隙、咽后间隙及颈动脉间隙（图A～C），向上累及鼻咽顶后壁，向下累及口咽，颅底骨质未见明显破坏（图D～F）。左侧咽后见高代谢肿大淋巴结，大小为1.7cm×0.9cm，SUV$_{max}$为7.49，双侧颈部Ⅱ区各见1枚高代谢淋巴结，左侧大小为0.7cm×0.6cm，SUV$_{max}$为5.42，右侧大小为1.8cm×1.1cm，SUV$_{max}$为10.1。双侧腭扁桃体增大，代谢对称性增高，SUV$_{max}$为7.77（图G～I）

（2）病例分析：PET/MR可清晰显示该患者病灶对周围组织的侵犯及淋巴结转移，对鼻咽癌分期有重要价值。该患者腭扁桃体代谢增高，根据其代谢对称分布考虑为炎性病变所致。头颈部淋巴组织丰富，[18]F-FDG PET显像中因炎性病变导致头颈部淋巴结显像阳性并不少见，当淋巴结形态没有明显肿大时，难以与转移性淋巴结区分，有文献报道[68]Ga-FAPI在头颈部肿瘤显像中优于[18]F-FDG，可避免鼻咽、口咽黏膜及炎性淋巴结摄取显像剂（Kratochwil C et al.，2019）。

第二节 喉 癌

【病例】

病例1

（1）病史简介：患者，男，48岁，患者半年前无明显诱因下出现声嘶，至外院行电子喉镜示慢性喉炎，未见新生物，后自行服用药物，症状缓解。1个多月前出现吞咽异物残留感，伴有咽痛、咽干，喉镜＋食管镜示咽部肿物巨大，大小约4cm×5cm×4cm，源于咽后壁，部分似进入环后，隐约可见食道入口，未见明显肿物，咽喉肿物活检示鳞状细胞原位癌，伴局灶可疑浸润。为治疗前评估行PET显像（图5-4），全身PET/CT＋头颈部PET/MR显像诊断为左咽喉侧壁喉癌，伴左侧颈部淋巴结转移。后患者行喉癌根治性切除术＋梨状窝癌切除术＋左侧颈淋巴结清扫术，术中见肿块累及下咽后壁及左喉咽侧壁、左侧部分梨状窝内侧壁，于肿物外约1.0cm处完整切除肿瘤，清扫左侧颈部Ⅱ～Ⅳ区淋巴结，术中见Ⅱ～Ⅳ区有数个淋巴结，直径最大约为2cm。术后病理示："喉咽肿瘤"，中分化鳞状细胞癌，侵犯固有膜下横纹肌；"左Ⅲ区淋巴结"1/8枚见癌转移，"左Ⅱ区淋巴结"3枚、"左Ⅳ区淋巴结"14枚未见癌转移。

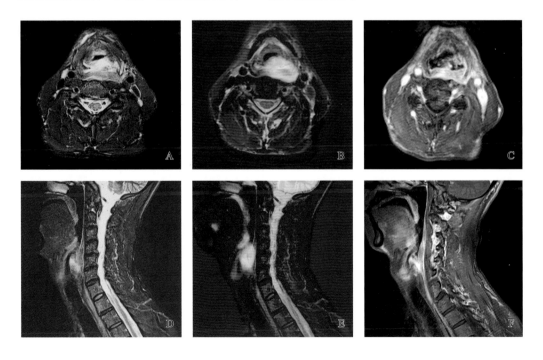

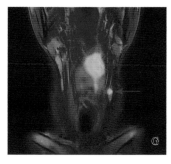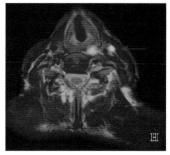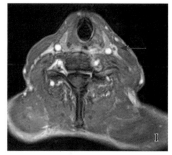

图5-4　头颈部 ^{18} F-FDG PET/MR

A～C为横断面声门上水平图像；A.横断面T$_2$WI-fs图像；B.横断面T$_2$WI/PET融合图像；C.横断面T$_1$WI-fs增强图像。D.矢状面T$_2$WI-fs图像；E.矢状面T$_2$WI-fs/PET融合图像；F.矢状面T$_1$WI-fs增强图像；G.冠状面T$_2$WI-fs/PET融合图像；H.横断面声门下水平T$_2$WI/PET融合图像；I.横断面声门下水平T$_1$WI增强图像。图中可见左侧杓会厌襞及梨状窝壁增厚，可见团块状T$_2$WI-fs稍高信号影延伸至咽旁间隙，边界不清，糖代谢增高，SUV$_{max}$为6.17，增强扫描呈不均匀强化（图A～C），病灶位于下咽后壁，紧贴脊柱前缘，累及咽后间隙可能（图D～F）。左侧颈部Ⅲ区见一枚高代谢淋巴结（红色箭头），SUV$_{max}$为3.14，短径为0.6cm，增强扫描呈环形强化（图G～I）

（2）病例分析：该病例为左后咽壁肿瘤，累及咽旁间隙及咽后间隙，左侧颈部高代谢淋巴结，未见肿大，但增强后呈环形强化，提示中央坏死，符合典型转移淋巴结表现，最终经病理证实为转移淋巴结，PET/MR在喉癌局部分期中具有优势，对淋巴结转移尤为敏感。

病例2

（1）病史简介：患者，男，55岁，于5个多月前出现声音嘶哑，呈进行性加重，2个月前患者出现活动后气促，1个月前行颈部淋巴结超声示右侧颈部多发淋巴结肿大。行颈部淋巴结穿刺病理示可见恶性肿瘤细胞，建议活检明确病理。行颈部增强CT示声门右侧软组织肿块，累及前联合，并向声门上区侵犯，喉室变形。行电子喉镜检查示右侧喉前庭、襞裂、杓间区及会厌喉面见饱满新生物，累及声门下、前联合，右侧声带固定。为治疗前评估行PET显像（图5-5），全身PET/CT＋头颈部PET/MR显像诊断为声门上区喉癌，累及右侧声门，伴双侧颈部淋巴结转移。后患者行根治性喉切除术＋根治性颈淋巴结清扫术＋舌骨上颈淋巴结清扫术，术中见肿瘤下缘部分累及声门

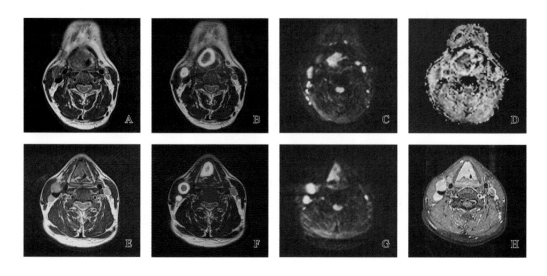

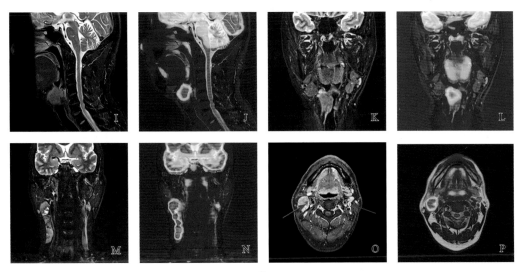

图5-5 头颈部¹⁸F-FDG PET/MR

A～D为横断面声门上水平图像；A.横断面T₂WI图像；B.横断面T₂WI/PET融合图像；C.横断面DWI图像（b=800）；D.横断面ADC图像。E～H为横断面声门水平图像；E.横断面T₂WI图像；F.横断面T₂WI/PET融合图像；G.横断面DWI图像（b=800）；H.横断面T₁WI-fs增强图像。I.矢状面T₂WI-fs图像；J.矢状面T₂WI-fs/PET融合图像；K、L.冠状面（经喉层面）T₂WI-fs及T₂WI-fs/PET融合图像；M、N.冠状面（经脊柱层面）T₂WI-fs及T₂WI-fs/PET融合图像；O、P.横断面会厌上缘水平T₁WI-fs增强图像及T₂WI/PET融合图像。图中可见声门上区右侧壁团块样异常信号灶，大小约为4.0cm×1.9cm×3.0cm，T₂WI呈稍高信号，DWI呈高信号，ADC信号减低，代谢明显增高，SUV_max为14.9，喉咽腔变窄（图A～D），肿块向下侵犯右侧声门及前联合，增强扫描可见明显强化，左侧声门可见强化，受侵可能（图E～H），矢状面及冠状面图像示肿块中心位于声门上区左侧壁，累及会厌根部（图I～L），右侧颈部Ⅱ、Ⅲ区见多发肿大淋巴结，较大者为2.8cm×2.1cm，糖代谢明显增高，SUV_max为21.1，左侧颈部Ⅱ区见稍大淋巴结，大小为0.9cm×0.8cm，代谢轻度增高，SUV_max为3.84，增强后可见不均匀强化，部分淋巴结中央见片状未强化影（红色箭头）（图M～P）

下，上缘累及右侧会厌根部及杓会厌襞。术后病理示"全喉标本"中分化鳞状细胞癌，累及右侧声门及前联合，左侧声门黏膜局灶区低级别上皮内瘤变。肿瘤向下侵及横纹肌及外周脂肪组织，喉软骨及另送舌骨组织未见癌累及，会厌游离缘黏膜局灶区轻度不典型增生。"左颈Ⅱ区"淋巴结1/15枚，"左颈Ⅲ区"淋巴结1/12枚，"右颈Ⅲ区淋巴结"3/5枚，"右颈Ⅱ区"淋巴结2/9枚，均见癌转移；"左颈Ⅳ区"淋巴结0/8枚，"右颈Ⅳ区淋巴结"0/1枚，"右颈Ⅴ区"淋巴结0/11枚，均未见癌转移。

（2）病例分析：该病例为声门上区肿瘤累及声门，伴双侧颈部多发淋巴结转移，影像分期与术后病理分期基本相符，PET/MR为喉癌的分期提供了明确可靠的信息。

病例3

（1）病史简介：患者，男，61岁，于1年前无明显诱因下出现声音嘶哑，于半年前至当地医院就诊。行电子喉镜检查示双侧声带水肿，见暗红色表面不平新生物，左侧声带运动差。进一步行颈部CT检查，喉部未见明显异常，遂未予以相应治疗。近2个月患者声音嘶哑进行性加重，且出现活动后气促。1个月前查喉镜示左侧声门下新生物，粗糙，延至气管，左侧声带固定，右侧声带运动正常，杓间区肿胀，舌根部淋巴组织增生，其余未见明显异常。为进一步诊治收治于我院耳鼻喉科，入院后行气管切开及喉镜下活检，显微镜下见声门及声门下左前方菜花样新生物生长，质地硬，触之易出血，新生物活检示"喉肿物"鳞状细胞癌。为治疗前评估行PET显像（图5-6），全身PET/CT＋头颈部PET/MR显像诊断为喉癌，累及声门及声门下，侵犯喉部软骨，未见明显淋巴结转移及远处转移。后患者行根治性喉切除术＋根治性颈淋巴结清扫术＋舌骨上颈淋巴结清扫术，术中见肿瘤下缘累及声门下，上缘累及会厌根部。术后病理示喉高分化鳞状细胞癌，肿瘤累及双侧声带，侵犯甲状软骨及环状软骨，并累及软骨表面的骨骼肌组织和甲状腺组织；肿瘤未侵犯双侧喉室及室带，会厌软骨未见癌；双侧Ⅱ～Ⅳ区、Ⅵ区及喉前淋巴结均未见癌转移。

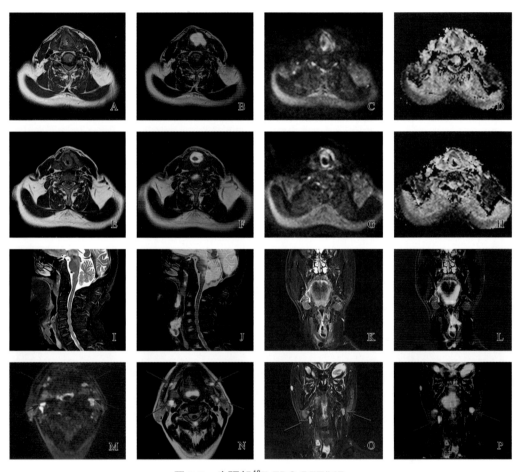

图5-6　头颈部 ^{18}F-FDG PET/MR

A ～ D为横断面声门水平图像；A.横断面T$_2$WI图像；B.横断面T$_2$WI/PET融合图像；C.横断面DWI图像（b＝800）；D.横断面ADC图像。E ～ H.横断面声门下水平图像；E.横断面T$_2$WI图像；F.横断面T$_2$WI/PET融合图像；G.横断面DWI图像（b＝800）；H.横断面ADC图像。I.矢状面T$_2$WI-fs图像；J.矢状面T$_2$WI-fs/PET融合图像；K、L.冠状面（经喉层面）T$_2$WI-fs及T$_2$WI-fs/PET融合图像；M.横断面口咽水平DWI图像（b＝800）；N.横断面口咽水平T$_2$WI/PET融合图像；O、P.冠状面（经脊柱层面）T$_2$WI-fs及T$_2$WI-fs/PET融合图像。图中可见双侧声带增厚，左侧明显，T$_2$WI呈稍高信号，DWI呈高信号，ADC信号减低，糖代谢明显增高，SUV$_{max}$为15.2，喉室狭窄（图A ～ D）；病灶累及声门下区气管前壁、突破环甲膜，左侧甲状软骨板见片状异常信号灶，T$_2$WI呈稍高信号，DWI呈高信号，ADC信号减低（图E ～ H）；矢状面及冠状面图像可清晰显示病灶累及声门及声门下区，下咽后壁局部增厚，T$_2$信号增高，代谢未见增高，气管套管置管中（图I ～ L）；双侧颈部Ⅰ、Ⅱ、Ⅲ区多发淋巴结（红色箭头）显示未见明显肿大，呈对称分布，糖代谢轻度增高，SUV$_{max}$为5.7（图M ～ P）

（2）病例分析：该患者喉癌累及声门区及声门下区，并突破环甲膜，累及喉部软骨，PET/MR可清晰显示肿瘤对周围组织的侵犯，且与病理分期相符。下咽后壁局部软组织增厚伴T$_2$信号增高，代谢未见增高，考虑气管插管导致咽壁水肿可能，术后病理下咽后壁未见恶性依据，提示PET/MR对头颈部肿瘤鉴别诊断有一定价值。双侧颈部多发淋巴结显示，代谢轻度增高，呈对称分布且未见明显肿大，转移性淋巴结可能性小，最终经病理证实该患者无淋巴结转移，^{18}F-FDG PET在头颈部转移淋巴结判断中可能出现假阳性，需结合淋巴结大小及形态做出诊断。

病例4

（1）病史简介：患者，男，53岁，6个月前因喉恶性肿瘤行右垂直半喉切除＋喉功能重建＋气管切开术，术中示肿瘤位于右侧声带前2/3，深达肌层，术后病理示鳞癌Ⅱ级。3个月前复查时发现右侧颈部肿块，颈部增强CT示右侧下颈部肿大淋巴结伴液化坏死，遂行右侧颈部淋巴结根治性清扫术。术后病理示"右颈大块"淋巴结转移性鳞癌Ⅱ级，胸锁乳头肌中至下段肿瘤转移性淋巴结融合成块，伴囊性变，大小约为4.0cm×4.0cm×3.0cm，侵及静脉壁，胸锁乳头肌上段1/6枚、中段2/5枚淋巴结见肿瘤转移。20天前复查颈部增强CT示右中下颈前区－喉外间隙软组织肿块，考虑肿瘤转移或复发并侵犯右侧甲状腺，胸骨上窝右侧、上纵隔多发淋巴结转移，右上颈部胸锁乳头肌残端低密度影伴液化腔；行右颈肿块穿刺，涂片检查示黄色液体，散在组织细胞，个别异型细胞。为全面评估肿瘤进展情况行PET显像（图5-7），全身PET/CT＋头颈部PET/MR显像示右侧颈前区高代谢肿块，考虑肿瘤复发并侵犯右侧甲状腺，伴右侧颈部及上纵隔多发转移淋巴结。后患者行喉癌根治性切除术（全喉切除术）＋根治性颈淋巴结清扫术（右侧），术中见右侧颈前巨大肿块，大小约12cm×5cm×5cm，上至右侧颌下腺，下至

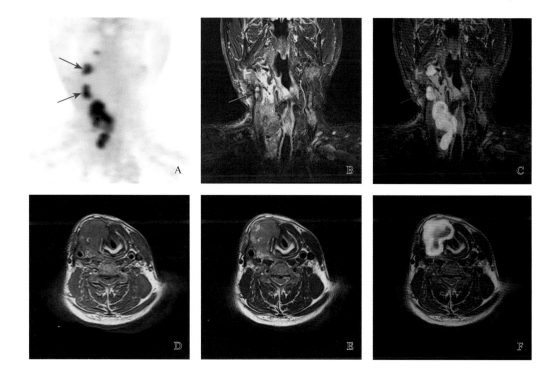

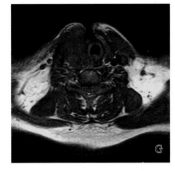 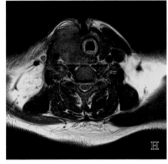 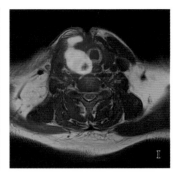

图5-7　头颈部 ^{18}F-FDG PET/MR

A.冠状面PET图像；B.冠状面T$_2$WI-fs图像；C.冠状面T$_2$WI-fs/PET融合图像。D～F为横断面声门下水平图像；D.横断面T$_1$WI图像；E.横断面T$_2$WI图像；F.横断面T$_2$WI/PET融合图像；G～I为横断面甲状腺水平图像；G.横断面T$_1$WI图像；H.横断面T$_2$WI图像；I.横断面T$_2$WI/PET融合图像。图中可见右侧颈前区不规则团块影，上至右侧颌下腺，下至上纵隔，大小约为3.2cm×4.8cm×8.5cm，T$_1$WI呈等信号，T$_2$WI呈稍高信号，内见片状更高信号影，肿块代谢明显增高伴内部代谢分布不均，SUV$_{max}$为13.5，气道受压向左侧偏移，右侧颈部见多发高代谢肿大淋巴结（红色箭头），SUV$_{max}$为12.4（图A～C），肿块侵犯甲状软骨及颈前区肌肉（图D～F），甲状腺右叶完全受累（图G～I）

胸骨后，后至椎前筋膜，右侧甲状腺完全受累。上纵隔有多个淋巴结肿大，最大者直径约2cm。气管上5环右侧壁有受累。术后病理显示如下。①"喉大体"：中-低分化鳞状细胞癌，肿瘤以喉周围软组织为主（右侧甲状腺及骨骼肌），肿瘤周围可见炎症及巨细胞反应，右侧手术烧灼缘局部见癌累及；②"右气管食管沟淋巴结"：见癌结节；③"上纵隔淋巴结"9/14枚，"椎前淋巴结"1/1枚见癌转移；④"左颈大块淋巴结"8枚、"甲舌区淋巴结"2枚、"左颌下淋巴结"2枚，未见癌转移，"左颈大块"软组织内见肿瘤侵及。

（2）病例分析：该病例为喉癌2次手术后再次出现颈部肿块，临床考虑肿瘤复发/转移，PET/MR显示右侧颈部高代谢团块，累及喉部软骨及甲状腺，合并颈部多发高代谢淋巴结，诊断明确。该患者既往2次手术，局部结构紊乱，且气管套管留置中，PET/MR显像仍比较清晰。

（黄新韵　李　彪）

参 考 文 献

Argiris A，Karamouzis MV，Raben D，et al，2008．Head and neck cancer．Lancet，371（9625）：1695-1709．

Cavaliere C，Romeo V，Aiello M，et al，2017．Multiparametric evaluation by simultaneous PET-MRI examination in patients with histologically proven laryngeal cancer．Eur J Radiol，88：47-55．

Chan SC，Yeh CH，Yen TC，et al，2018．Clinical utility of simultaneous whole-body ^{18}F-FDG PET/MRI as a single-step imaging modality in the staging of primary nasopharyngeal carcinoma．Eur J Nucl Med Mol Imaging，45（8）：1297-1308．

Kratochwil C，Flechsig P，Lindner T，et al，2019．^{68}Ga-FAPI PET/CT：Tracer Uptake in 28 Different

Kinds of Cancer. J Nucl Med，60：801-805.

Kubiessa K，Purz S，Gawlitza M，et al，2014. Initial clinical results of simultaneous ^{18}F-FDG PET/MRI in comparison to ^{18}F-FDG PET/CT in patients with head and neck cancer. Eur J Nucl Med Mol Imaging，41（4）：639-648.

Lonneux M，Hamoir M，Reychler H，et al，2010. Positron emission tomography with ［[18]F］fluorode-oxyglucose improves staging and patient management in patients with head and neck squamous cell carci-noma：A multicenter prospective study. J Clin Oncol，28（7）：1190-1195.

Pan R，Zhu M，Yu C，et al. 2017. Cancer incidence and mortality：A cohort study in China，2008-2013. Int J Cancer，141（7）：1315-1323.

Schaarschmidt BM，Heusch P，Buchbender C，et al，2016. Locoregional tumour evaluation of squamous cell carcinoma in the head and neck area：A comparison between MRI，PET/CT and integrated PET/MRI. Eur J Nucl Med Mol Imaging，43：92-102.

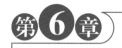

第6章 腹部疾病

第一节 肝脏肿瘤

一、原发性肝癌

【概述】

原发性肝癌发病率占恶性肿瘤的第3位，其中以肝细胞癌（hepatocellular carcinoma，HCC）最多见，大体分型包括巨块型（直径≥5cm）、结节型（直径＜5cm）和弥漫型。另外，小肝癌的定义有多种标准，我国目前采用的标准为单个癌结节最大直径＜3cm，或2个癌结节的最大直径总和＜3cm。HCC多发生于中老年人，但年轻人发病率呈上升趋势，男性较女性多发。早期多无明显症状，晚期有肝区疼痛、腹胀、上腹部包块、消瘦乏力、贫血等症状。慢性肝炎、肝硬化病史及血清甲胎蛋白（AFP）升高对HCC诊断有重要的参考价值。

^{18}F-FDG PET在HCC诊断中的价值主要体现在可反映HCC的分化程度及预后判断。正常肝细胞内葡萄糖6-磷酸酶活性较高，可使6-磷酸-FDG在肝内去磷酸化再成为FDG而逸出肝细胞。分化较差的HCC中葡萄糖6-磷酸活性降低，FDG逸出减少而较多滞留在细胞内，表现出FDG摄取增高。而分化较好的HCC则较多保留正常肝细胞的功能，导致癌灶摄取FDG不高（Torizuka T et al.，1995）。同时，^{18}F-FDG高摄取的HCC生存期显著短于^{18}F-FDG阴性的HCC（Park JW et al.，2008）。^{18}F-FDG PET检测HCC原发灶的灵敏度低，仅为45%～55%。双时相显像可以改善^{18}F-FDG PET的检测性能，因为良性肝脏病变及正常肝脏在延迟显像上FDG摄取降低，而HCC则摄取增加（Lin WY et al.，2005）。^{18}F-FDG还可以联合应用^{11}C-乙酸盐显像，改善^{18}F-FDG PET在HCC诊断上的不足，提高诊断HCC的灵敏度（Ho CL et al.，2003），但是^{11}C的供应需要配备回旋加速器并且半衰期非常短，临床使用受限。

肝脏动态增强MR是目前HCC诊断的首选技术。HCC在动态增强可呈现"快进快出"的特征，其在延迟期显示低于正常肝细胞的造影剂摄取，形成对比增强，诊断灵敏度及特异性达到85%和94%（Di Martino M et al.，2013），高于^{18}F-FDG PET和增强CT。

^{18}F-FDG PET/MR融合显像技术将两种显像相结合，可定性定位诊断HCC（动态增强MR），判断其分化及预后（^{18}F-FDG PET），并对于HCC门脉侵犯有重要价值。

【病例】

病例1

（1）病史简介：患者，男，56岁。因HBsAg阳性常规体检B超发现肝脏占位。甲胎蛋白2.43ng/ml。入院后行^{18}F-FDG PET/MR＋普美显肝细胞特异性造影剂显像（图6-1）。术后病理示高分化肝细胞癌。

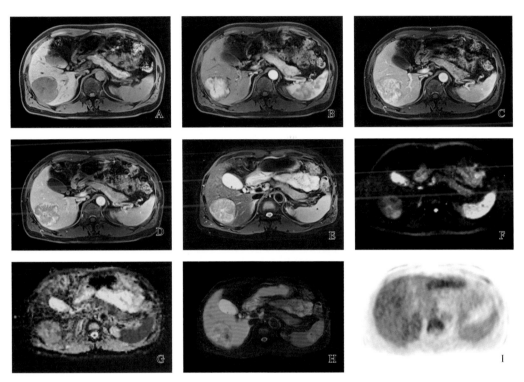

图6-1　上腹部^{18}F-FDG PET/MR＋普美显动态增强显像

A.横断面T_1WI-fs图像；B.横断面T_1WI-fs增强动脉期图像；C.横断面T_1WI-fs增强门脉期图像；D.横断面T_1WI-fs增强延迟期图像；E.横断面T_2WI-fs图像；F.横断面DWI图像；G.横断面ADC图像；H.横断面PET＋T_2WI-fs融合图像；I.横断面PET图像。肝脏右后叶S6段可见异常信号灶，大小约5.3cm×6.5cm，边界尚清晰，其内信号混杂，T_1WI呈等及略低信号，T_2WI-fs呈稍高及高信号，DWI呈高信号，ADC信号不均匀减低，增强扫描动脉期明显强化，边缘可见供血动脉血管影，门脉期病灶强化逐渐减退，延迟期强化减退，病灶呈相对低信号，代谢未见异常增高

（2）病例分析：由于HCC血供主要来自肝动脉，动脉期HCC强化高于正常肝细胞。延迟期HCC病灶对于肝细胞特异性造影剂低摄取或不摄取，而正常肝细胞则明显摄取造影剂，使HCC形成相对低信号。该患者肝占位具有特征性动态增强表现，强烈提示HCC。^{18}F-FDG低摄取则进一步反映该HCC分化较好，与病理结果相符。

病例2

（1）病史简介：患者，男，68岁。体检B超发现肝左右叶交界处低密度灶，大小约3.7cm×3.1cm。既往有慢性乙肝病史。入院后行^{18}F-FDG PET/MR显像（图6-2）。术后病理示肝细胞癌Ⅱ级（中分化）。

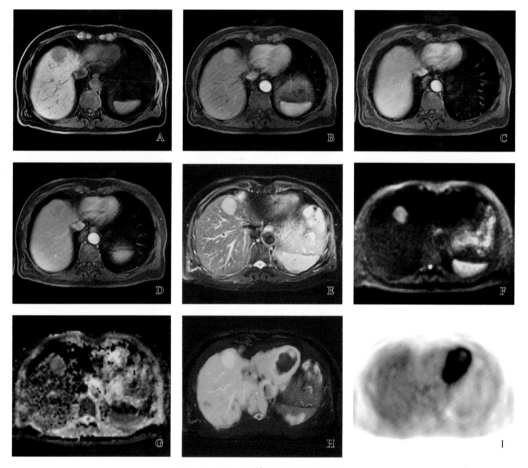

图6-2　上腹部^{18}F-FDG PET/MR

A.横断面T_1WI-fs图像；B.横断面T_1WI-fs增强动脉期图像；C.横断面T_1WI-fs增强门脉期图像；D.横断面T_1WI-fs增强延迟期图像；E.横断面T_2WI-fs图像；F.横断面DWI图像；G.横断面ADC图像；H.横断面PET＋T_2WI-fs融合图像；I.横断面PET图像。肝脏S4段见团块样异常信号灶，大小约3.6cm×2.8cm×2.4cm，T_1WI呈稍低信号，T_2WI-fs呈稍高信号，DWI呈高信号，ADC信号略减低，增强扫描动脉期呈明显均匀强化，门脉期及延迟期可见病灶边缘环形强化，病灶内强化程度较前减低。病灶代谢高于周围肝实质，SUV_{max}为3.46

（2）病例分析：该患者肝占位DWI呈明显高信号、ADC信号减低，提示肝占位细胞密度高，结合动态增强表现可考虑HCC诊断。而^{18}F-FDG摄取增高则提示其分化不佳，与最终病理的"中分化"HCC相符。

病例3

（1）病史简介：患者，男，56岁。肝门部HCC切除术后4年，术后病理为左肝HCC，Ⅲ～Ⅳ级。术后多次介入治疗。近期甲胎蛋白（AFP）升高达5534.94ng/ml。为进行肿瘤治疗后再评估行全身PET/MR检查（图6-3）。

（2）病例分析：MR肝门静脉右支及其分支内、门脉左支起始部充盈缺损伴异常高代谢，强烈提示门脉癌栓及预后不佳。

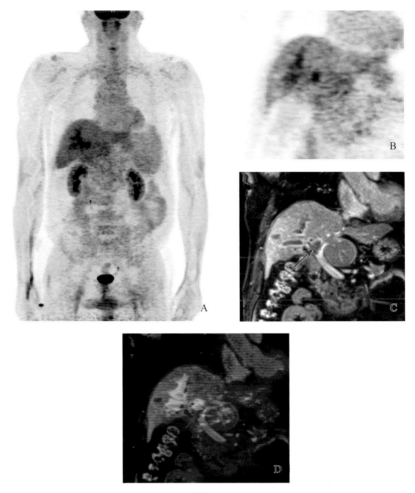

图6-3　全身 ^{18}F-FDG PET/MR

A.全身PET MIP图像；B.上腹部冠状面PET图像；C.冠状面T$_1$WI-fs增强门脉期图像；D.冠状面PET＋T$_1$WI-fs
增强门脉期图像。肝内门静脉右侧支及其分支内、门脉左支起始部见软组织信号填充，增强后见轻度强化，代谢
明显增高，SUV$_{max}$为10.4（红色箭头），增强后门静脉右侧支及其分支内见充盈缺损。另肝S5及S6段见类圆形异
常信号灶，呈T$_1$高信号、T$_2$不均匀稍高信号或低信号，增强后未见强化，代谢减低，为肿瘤治疗后改变

二、肝转移瘤

【概述】

　　肝脏是转移瘤的好发部位之一，全身各组织器官的恶性肿瘤有30%～50%可转移
到肝脏。转移途径有门静脉、肝动脉、淋巴系统及直接浸润。肝转移瘤的常见原发性
肿瘤包括结肠癌、胃癌、胰腺癌、乳腺癌、肺癌等。患者早期多为原发性肿瘤的临床表
现，少部分以转移瘤为首发症状；晚期多出现肝大、肝区疼痛、黄疸、腹腔积液及腹胀
等症状，一般预后不佳。

　　肝转移瘤一般显示为单个或多个孤立性的 ^{18}F-FDG浓聚灶。单纯 ^{18}F-FDG PET检测
肝转移瘤的特异性为86%，但灵敏度仅为66%（Maffione AM et al., 2015）。灵敏度低主

要是由于PET对直径＜10mm的肝转移瘤分辨率有限。目前增强MR是肝转移瘤的首选检查，一般表现为单发或多发结节，呈T_1WI低信号、T_2WI高信号、DWI高信号、ADC信号减低，增强后典型表现为"牛眼征"（环状强化）。近年来双模态影像技术如PET/CT及PET/MR的应用逐渐普及，明显提高了单纯PET对肝转移瘤诊断灵敏度。文献报道PET/CT诊断性能优于增强CT，可发现增强CT漏诊或误诊的肝转移瘤，尤其是对位于肝包膜下且直径＜10mm的病灶（Park JM et al.，2013）。而PET/MR与PET/CT相比，可进一步额外发现41%的肝转移瘤（Brendle C et al.，2016）。但是PET/MR与增强MR相比诊断性能相当，两者灵敏度分别为93%、91%，特异性为97%、100%（Donati OF et al.，2010）。

【病例】

病例1

（1）病史简介：患者，女，45岁，直肠中分化腺癌术后1年半。2周前复查发现癌胚抗原（CEA）升高达51.16ng/ml，为全面评估行PET/MR检查（图6-4）。

（2）病例分析：该患者肝脏多个结节，MRI示弥散受限、动态增强呈现典型的环状强化，并且PET上代谢异常增高，强烈提示肝转移瘤。

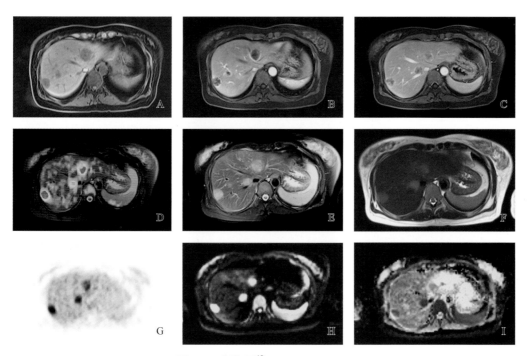

图6-4　上腹部 ^{18}F-FDG PET/MR

A.横断面T_1WI DIXON压脂图像；B.横断面T_1WI-fs增强动脉期图像；C.横断面T_1WI-fs增强门脉期图像；D.横断面PET＋T_2WI-fs融合图像；E.横断面T_2WI-fs图像；F.横断面T_2WI图像；G.横断面PET图像；H.横断面DWI图像；I.横断面ADC图像。肝内多个大小不等、圆形异常信号灶，直径为0.5～2.8cm，T_1WI呈稍低信号，部分病灶中央见更低信号灶，T_2WI呈高信号，DWI呈高信号，ADC信号减低，动态增强呈缓慢渐进强化，边缘强化明显，部分病灶中央见小圆形未强化灶，部分病灶中央见斑点状明显强化灶，病灶代谢明显增高，SUV_{max}为6.8

病例2

（1）病史简介：患者，女，22岁。上腹胀痛伴食欲缺乏2月余。CT提示胰头肿块伴肝内占位，腹腔镜肝肿物活检病理示转移性神经内分泌肿瘤（G3）伴局灶坏死，为全面评估行PET/MR检查（图6-5）。

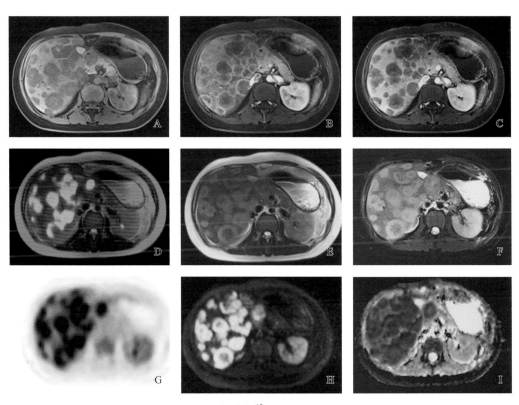

图6-5　上腹部 ^{18}F-FDG PET/MR

A.横断面 T_1WI DIXON 压脂图像；B.横断面 T_1WI-fs 增强动脉期图像；C.横断面 T_1WI-fs 增强门脉期图像；D.横断面 PET＋T_2WI 融合图像；E.横断面 T_2WI 图像；F.横断面 T_2WI-fs 图像；G.横断面 PET 图像；H.横断面 DWI 图像；I.横断面 ADC 图像。肝脏明显肿大，肝内见弥漫大小不等异常信号灶，代谢增高，SUV_{max} 为9.3，病灶内部信号不均匀，T_1WI-fs 呈不均匀低信号，T_2WI 呈周围高信号、中央等信号，DWI 呈周围高信号、中央低信号，ADC 信号降低，增强后动脉期病灶呈边缘中度强化，平衡期病灶周围呈相对低信号，部分病灶中央可见不强化坏死区；同时可见胰头部异常信号灶，呈 T_1WI 等－略低信号、T_2WI 稍高信号、DWI 高信号及 ADC 信号降低，动态增强中度强化，代谢增高，SUV_{max} 为7.7

（2）病例分析：G3级神经内分泌肿瘤属于低分化高度恶性肿瘤，肝脏散在的环形强化结节及异常高代谢，符合肝转移瘤表现。

第二节　胆　囊　癌

【概述】

胆囊癌是胆道系统最常见的恶性肿瘤，发病率约占胆道疾病的1.5%，好发年龄为50～80岁，男女发病率之比约为1∶2（Hundal，Shaffer，2014）。胆囊癌主要与胆囊结石及伴发的慢性感染造成的长期刺激有关。根治性手术是胆囊癌患者可能获得治愈的唯一方法，早期胆囊癌患者术后 5 年总生存率可达 100%，但对于中晚期胆囊癌患者 5 年总生存率仅为 5%（Benson AB et al.，2017）。

胆囊癌[18]F-FDG 摄取一般较高，慢性胆囊炎和胆囊息肉等良性病变则无[18]F-FDG 摄取或摄取较低，[18]F-FDG PET/CT 易进行鉴别。然而，急性胆囊炎或慢性胆囊炎急性发作胆囊壁可出现明显的[18]F-FDG 高摄取，PET/CT 鉴别诊断时需要结合病史及实验室检查。[18]F-FDG PET/CT 对胆囊癌原发灶（T）、淋巴结转移（N）及远处转移（M）探查的准确性可分别达到 95.9%、85.7% 及 95.9%，不仅在胆囊癌分期，而且在预后判断中具有独特优势（Ramos-Font C et al.，2014；Butte JM et al.，2009）。MR 相比 CT 能够更好地显示胆囊壁结构。MR 可显示胆囊壁增厚显著且不规则，动态增强早期即可见强化，并伴有延迟强化，而胆囊炎一般增厚较均匀，内壁较光整，增强后通常缓慢强化。

因此，[18]F-FDG PET/MR 一方面可凭借 MR 精细解剖显像提高胆囊癌的鉴别诊断能力，另一方面全身 PET 显像对于胆囊癌的淋巴结及远处转移判断具有优势。

【病例】

（1）病史简介：体检 CT 发现胆囊占位。肿瘤标志物 CEA 0.98ng/ml，CA-199 12.90U/ml，血常规未见异常。既往有胆囊炎病史。为进一步全面评估行全身 PET/MR 检查（图 6-6）。术后病理示胆囊癌。

（2）病例分析：胆囊壁不均匀增厚伴代谢异常增高，侵犯邻近组织，可诊断为胆囊癌；胰头后方淋巴结代谢增高，要考虑淋巴结转移；而胸骨的异常高代谢灶，则提示远处骨转移，因此该患者分期为 T3N2M1。[18]F-FDG PET/MR 可一站式完成胆囊癌的分期。

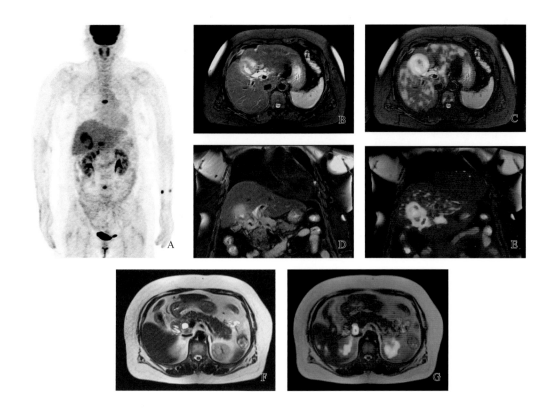

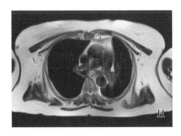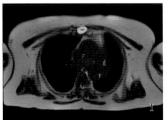

图6-6 全身¹⁸F-FDG PET/MR

A.全身PET MIP图像；B.胆囊层面横断面T_2WI-fs图像；C.胆囊层面横断面PET＋T_2WI-fs融合图像；D.胆囊层面冠状面T_2WI-fs图像；E.胆囊层面冠状面PET＋T_2WI-fs融合图像；F.胰腺层面横断面T_2WI图像；G.胰腺层面横断面PET＋T_2WI融合图像；H.胸骨层面横断面T_2WI图像；I.胸骨层面横断面PET＋T_2WI融合图像。胆囊区可见异常高代谢灶，环绕胆囊呈环状，SUV_{max}为10.0，肿块向下生长压迫十二指肠球部及胃窦部，肿块向上累及胆囊窝及局部肝组织，肿块T_1WI呈等信号，T_2WI呈高信号，DWI呈高信号，ADC值减低，增强扫描可见环形强化。局部胆囊管及胆总管扩张。肝门区可见肿大淋巴结融合成团，代谢增高。胰头后方可见一枚肿大淋巴结，直径约为1.2cm，代谢增高，SUV_{max}为6.2。胸骨局部代谢异常增高，SUV_{max}为10.7

第三节 胰腺相关疾病

　　¹⁸F-FDG PET/CT显像对胰腺癌的诊断具有较高的灵敏度，但特异性比较低；一些胰腺良性肿瘤或非肿瘤性疾病也能明显摄取¹⁸F-FDG，如胰腺神经内分泌肿瘤、活动性胰腺炎及自身免疫性胰腺炎等，是胰腺肿瘤良、恶性鉴别诊断的难点。与CT相比，MR具有更高的组织分辨率，故PET/MR较PET/CT在胰腺肿瘤诊断及鉴别诊断准确性方面有所提高。目前PET用于胰腺癌的诊断还没有明确的阳性标准，临床大多采用目测法，即病灶放射性摄取高于邻近正常组织定义为阳性。部分学者提出以$SUV_{max}＝3.5$作为区分胰腺肿块良恶性的界值诊断准确性较高（灵敏度92.6%，特异性76.9%）。另有研究报道，胰腺肿瘤如导管内乳头状黏液性肿瘤（intraductal papillary mucinous neoplasm，IPMN）或胰腺神经内分泌肿瘤（pancreatic neuroendocrine neoplasm，PNEN）有不同的分级和恶性度，SUV_{max}的阈值2.5是鉴别胰腺肿瘤良恶性比较合适的值（Yoshioka M et al.，2015）。除了量化指标SUV外，放射性分布特点也是判断病灶良恶性的参考依据，局灶性摄取增高倾向于恶性诊断，弥漫性摄取需考虑胰腺炎的可能。由于肿块型胰腺炎FDG摄取也增高，因此¹⁸F-FDG PET对胰腺癌与胰腺炎的鉴别能力尚存在局限。

一、胰腺癌

【概述】

　　胰腺癌预后差，5年生存率不足8%，其中胰腺导管腺癌约占胰腺恶性肿瘤的80%，患者就诊时通常已处于晚期，占恶性肿瘤相关死亡率第四位。根治性手术切除是唯一可能治愈胰腺癌的方法，但只有15%～30%的就诊患者有机会手术。肿瘤局部扩散和远处转移是大多数患者手术的反指征，因此影像学早期诊断、局部分期和转移灶评估尤为重要。多排螺旋CT（multi-detector CT，MDCT）动态增强是胰腺癌诊断和局部分期最常用和被认可的方法。但也有研究报道MRI更高的组织分辨率可以有助于检出更小的或等密度病灶，因此在这方面与MDCT相当，甚至更优于MDCT。MRI在发现肝脏小转移瘤方面优于MDCT，尤其对CT不能明确的病变，MR可改变患者的治疗方案。^{18}F-FDG PET/CT对胰腺癌术前评估的优势在于发现转移性病灶，通过检查可改变约11%患者的治疗方案。^{18}F-FDG PET/CT也存在一定的局限性，如黏液性肿瘤、肿瘤坏死、小的转移瘤PET显像阴性，而急性炎症、近期放疗或介入性操作可表现为显像阳性。一体化PET/MR以同一参照系为标准，在一次扫描中同时获得MR和PET图像，避免了二次扫描带来的定位偏差，使图像融合更准确，且呼吸门控技术的使用对于高代谢灶更能精确定位。PET/MR在胰腺癌诊断中最大的特点是精细的解剖结构和代谢分布的准确对位。胰腺是腹膜后脏器，与众多组织、器官关系密切，周围结构复杂。由于MR对解剖结构的显示较CT具有更高的分辨率，对评估胰腺癌周围结构（如血管、淋巴结、胆管等）侵犯程度更准确，可用于术前评估和术后随访。研究显示（Joo I et al.，2017），^{18}F-FDG PET/MR在胰腺癌（37例患者39个病灶）术前可切除性评估、分期的诊断效果与PET/CT＋增强MDCT类似。其中两者的N分期准确率分别为54%（7/13）与31%（4/13），M分期准确率分别为94%（16/17）与82%～88%（14/17～15/17）。两者的SUV$_{max}$、SUV$_{mean}$均有很强的相关性（相关系数 r 分别为0.897、0.890）。胰腺癌新辅助治疗/放疗后的病灶变化降低了解剖结构成像（CT、MRI）对疗效反应和肿瘤可切除性评估的灵敏度，由于肿瘤的代谢改变可能先于形态学的变化，因此可采用PET显像进行疗效评估，为后续的外科介入或继续当前治疗方案提供依据。同时也可用于术后随访，因为手术区瘢痕会影响解剖结构成像的评估。

^{18}F-FDG PET对胰腺癌最大的应用价值在于FDG摄取与肿瘤侵袭性呈正相关，可预测肿瘤远处转移率和患者生存期（Rijkers AP et al.，2014）。治疗前SUV高与不可切除胰腺癌患者预后不良和无进展生存期短（progression free survival，PFS）相关。研究显示（Chen BB et al.，2018），PET/MR中胰腺癌TLG/peak比值（病变总糖酵解/MR动态增强正向强化百分比）升高，提示血流-代谢不匹配，高TLG/peak比值与预后不良相关。该项纳入63例胰腺癌患者的PET/MR研究中，单因素分析显示低分期（≤3期）、高peak值、高ADC$_{min}$、低TLG患者预后更好；多因素分析显示ADC$_{min}$和TLG/peak比值是预后预测的独立因素，TLG/peak比值较其他影像生物标志更优。另一项纳入60例胰腺和壶腹癌患者的研究（Chen BB et al.，2016）也得出了类似的结论，一体化PET/MR获得的影像生物标志可以预测胰腺和壶腹癌的临床分期及患者的PFS。其中ADC$_{min}$在N1期及≥3期患者中明显降低，T4期患者胆碱水平（^{1}H-MRS）明显增高，TLG在T4期、N1期及≥3期患者中明显增高，肿瘤代谢体积（MTV）在T4期、N1期、M1期及≥3期患者中明显增大。MTV/ADC$_{min}$比值预测T4期、N1期、M1期及肿瘤进展期的受试者工作特征曲线（ROC）下面积AUC值最高，是PFS的独立预测因素。

在鉴别诊断方面，Mitsuaki Tatsumi等（2011）对比分析了PET/CT和PET/MR融合图像在47例胰腺肿瘤患者中的诊断价值，结果表明PET/MR融合图像显示胰腺肿瘤优于PET/CT，PET融合T$_1$WI和T$_2$WI图像诊断胰腺恶性病变的准确性分别为93.0%和90.7%。

回顾性分析上海交通大学医学院附属瑞金医院2018年3月至2019年4月完成的57例胰腺疾病相关病例的PET/MR检查，其中6例随访信息不全、1例为复查，最后纳入分析病例为50例。其中30例（60%）为胰腺癌，8例（16%）为胰腺炎，8例（16%）为其他胰腺肿瘤（2例IPMN、2例神经内分泌肿瘤、2例实性假乳头状肿瘤、1例黏液性囊性肿瘤、1例神经鞘瘤），3例（6%）排除胰腺肿瘤，1例（2%）胰腺血管畸形。30例胰腺癌病例中8例（26.7%）为胰腺癌分期/再分期，15例（50%）为检测/排除肿瘤复发，2例（6.7%）为疗效监测，5例（16.7%）为进一步明确诊断。排除15例胰腺癌术后患者，PET/MR诊断胰腺癌的灵敏度和特异性为14/14（100%）和20/21（95.2%）。现选择部分病例展示如下。

【病例】

（一）分期/再分期

病例1

（1）病史简介：患者，女，62岁，持续右上腹痛2个月余，加重1周。腹部超声提示胰腺显示不清，胰腺区见不均质回声伴钙化灶，脾脏稍肿大。MR示胰腺体部占位性病变，考虑胰腺癌。入院后于超声内镜下行穿刺活检，病理检查未见明确异型细胞。为进一步完善诊断行PET/MR检查（图6-7、图6-8）和腹部CT血管造影（CTA）检查（图6-9）。腹部PET/MR＋全身PET/CT诊断为胰腺体部癌（T4N1M0）。随后该患者临床排除禁忌后行吉西他滨＋紫杉醇＋尼妥珠单抗（泰欣生）方案化疗。化疗半年后复查影像（图6-10）提示腹腔积液、腹膜转移，肝内外胆管扩张，排除禁忌拟行逆行胰胆管造影术（ERCP）治疗，进镜提示十二指肠梗阻，无法插管，遂终止ERCP计划，联系介入科会诊后，考虑患者大量腹腔积液，存在经皮经肝胆管引流（PTCD）禁忌，无法PTCD减黄。

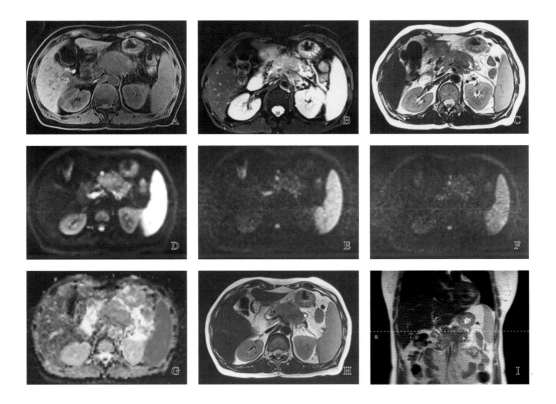

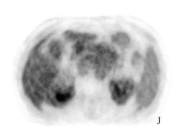
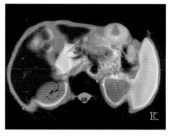
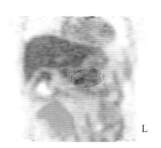

图6-7　上腹部 ^{18}F-FDG PET/MR

A.T$_1$WI（DIXON水相）图像；B.横断面T$_2$WI-fs（BLADE，脂肪抑制）图像；C.横断面T$_2$WI（TSE）图像；D～F.横断面DWI图像（b=800，1600，2000）；G.横断面ADC图像；H.横断面T$_2$WI（TSE）图像；I.冠状面T$_2$WI（HASTE）图像；J、K.横断面PET图像、PET与T$_2$WI-fs融合图像；L.冠状面PET图像。图中可见胰腺体部实性占位，病灶最大直径约为5.4cm，糖代谢增高，SUV$_{max}$=3.15（图J～L），T$_1$WI呈等信号（图A），T$_2$WI呈不均匀稍高信号（图B、C、H、I），病灶部分区域DWI信号增高、ADC减低（图D～G），病灶边缘欠清，病灶超出胰腺包膜、侵犯腹膜后，包绕周围大血管（腹腔干动脉、肠系膜上动脉、门静脉）（图B、C、H），局部与胃窦壁分界欠清（图B、C），肿块周围淋巴结增大、糖代谢增高（图D～G、J、K），SUV$_{max}$=3.2

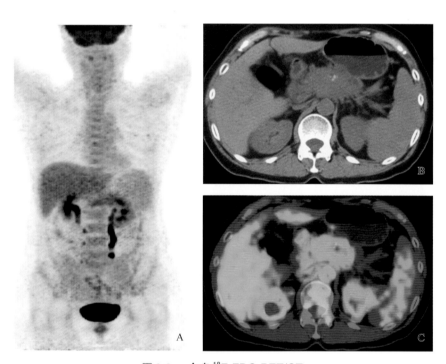

图6-8　全身 ^{18}F-FDG PET/CT

A.冠状面全身MIP图像；B.横断面CT平扫图像；C.PET与CT融合图像。图中可见胰体部实性占位，内部伴少量钙化，糖代谢增高，SUV$_{max}$=4.8，肿块边界不清，向后侵犯腹膜后，向前与胃壁分界欠清

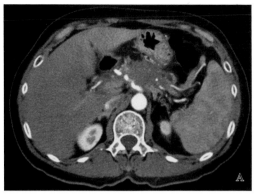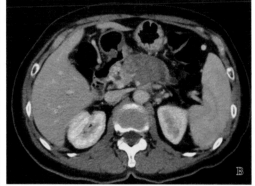

图6-9 上腹部动态增强多排螺旋CT（MDCT）

A.动脉期图像；B.门脉期图像。图中可见胰体部实质性肿块，轻-中度强化，包绕腹腔干动脉、肠系膜上动脉及门静脉，病灶突破胰腺包膜、侵犯腹膜后

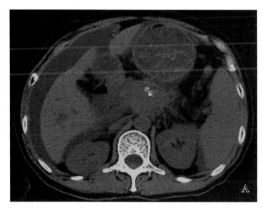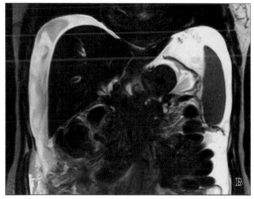

图6-10 治疗后随访影像

A.横断面CT平扫图像；B.冠状面T$_2$WI（TSE）图像。图中可见胰体部实质性肿块伴钙化，多量腹腔积液，肝内外胆管扩张

（2）病例分析：该例患者同一时段先后行^{18}F-FDG PET/MR、^{18}F-FDG PET/CT检查，MR T$_2$WI显示肿瘤包绕邻近主要大血管（流空信号），DWI及ADC图像显示血管周围组织呈弥散受限，同层面PET显示血管周围组织糖代谢增高，上述影像表现提示胰体部恶性肿瘤侵犯主要血管，判断为局部不可切除。PET/MR图像组织分辨率高于PET/CT，在肿瘤局部分期中诊断更精细。

病例2

（1）病史简介：患者，男，66岁，上腹部疼痛1月余，发现胰头占位。患者入院后行超声内镜（EUS）活检，病理检查未见肯定的异型成分。为进一步完善诊断，行PET检查（图6-11），PET/MR诊断为胰头癌（T2N0M1），累及十二指肠球部及胆总管、肠系膜上动脉，肠系膜上静脉闭塞。随后行CT引导下活检，采用沉降式液基细胞学技术找到腺癌细胞，提示胰腺导管癌。临床排除禁忌后行吉西他滨＋白蛋白紫杉醇＋尼妥珠单抗（泰欣生）方案化疗（共5个月），化疗结束后4个月行上腹部增强CT示胰头肿瘤较前缩小（图6-12）。

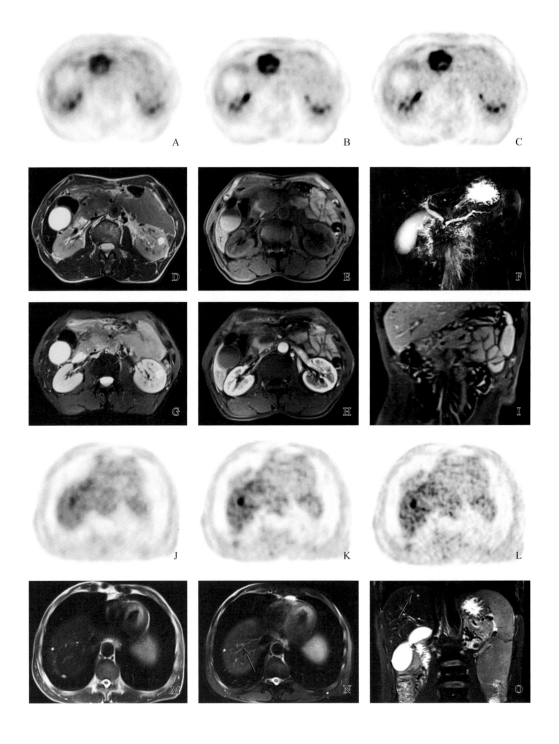

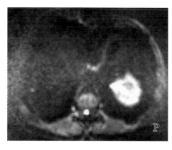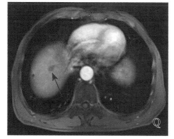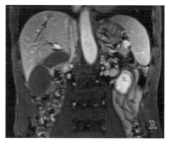

图6-11 全身 ¹⁸F-FDG PET/MR＋腹部呼吸门控PET

A.腹部横断面PET图像，自由呼吸采集（4分钟），矩阵172×172；B.上腹部横断面PET图像，呼吸门控采集，矩阵172×172；C.上腹部横断面PET图像，呼吸门控采集，矩阵344×344；D.上腹部横断面T₂WI图像；E.上腹部横断面T₁WI-fs图像；F. MR胰胆管造影（MRCP）图像；G.上腹部横断面T₂WI-fs图像；H.上腹部横断面T₁WI-fs增强动脉晚期图像；I.上腹部冠状面T₁WI-fs增强门脉期图像；J～L.上腹部横断面PET自由呼吸采集（矩阵172×172，4分钟）、呼吸门控采集（矩阵172×172）、呼吸门控采集（矩阵344×344）图像；M、N.上腹部横断面T₂WI-HASTE、T₂WI-fs图像；O.上腹部冠状面T₂WI-fs图像；P.上腹部横断面DWI图像；Q.上腹部横断面T₁WI-fs增强动脉晚期图像；R.上腹部冠状面T₁WI-fs增强门脉期图像。胰腺头部可见异常信号灶，大小为3.9cm×3.7cm×2.9cm，边界不清，肿瘤累及十二指肠球部及胆总管，代谢增高，SUV_{max}为7.3。病灶呈实性；内部信号不均匀；T₁WI呈低信号，T₂WI-fs呈稍高信号，DWI呈高信号，ADC信号降低，增强后轻度强化。胰胆管于胰头部中断伴上游扩张，肝内胆管未见明显扩张，胆囊增大。肿瘤接触肠系膜上动脉（＜180°），腹腔干未累及。肠系膜上静脉闭塞，范围为4.5cm。肝S8段见一不规则结节样异常信号（红色箭头），大小为0.9cm×0.6cm，T₁WI呈低信号，T₂WI-fs呈稍高信号，增强后轻度强化，放射性摄取增高，SUV_{max}为4.8。肝脏另见数枚类圆形异常信号，直径为0.5～0.6cm，T₁WI呈低信号，T₂WI呈高信号，放射性摄取未见增高。区域淋巴结未见增大

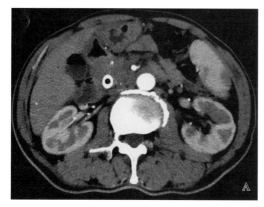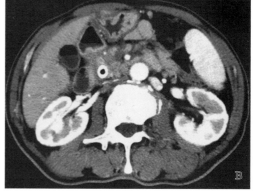

图6-12 化疗后随访上腹部增强CT

A.上腹部增强动脉期；B.门脉期。图中可见胰头部乏血供实质性肿块，病灶侵犯肠系膜上静脉，胆总管支架置入中，胆囊壁略增厚伴胆汁淤积积气

（2）病例分析：PET/MR多参数成像显示胰头部病灶代谢增高、弥散受限、侵袭性生长，"双管"征，符合胰头癌表现；呼吸门控HD PET对病变的边界、内部放射性分布显示更清晰。肝内单发高代谢灶MRI显示轻度强化实性灶，符合肝转移瘤表现；呼吸门控 HD PET 显示病灶更明确、边缘更锐利、定位更清晰。在该病例中，一体化PET/MR结合呼吸门控技术对于胰腺癌的诊断、分期提供了明确可靠的信息。

病例3

（1）病史简介：患者，男，61岁，黄疸1月余。CT示胆总管下段可疑软组织密度影，胰头饱满；MRCP示胰头占位，考虑胰头癌，肝内外胆管扩张。超声引导下肝胆管穿刺引流。为进行术前分期评估行PET/MR检查（图6-13）。PET/MR诊断为胰头钩突部占位，代谢未见明显异常增高，胰管轻度扩张，考虑恶性病变可能。随后行胰十二指肠根治术（Child术），术中探查胰头钩突可触及一直径约4cm肿块，质硬，与周围组织有粘

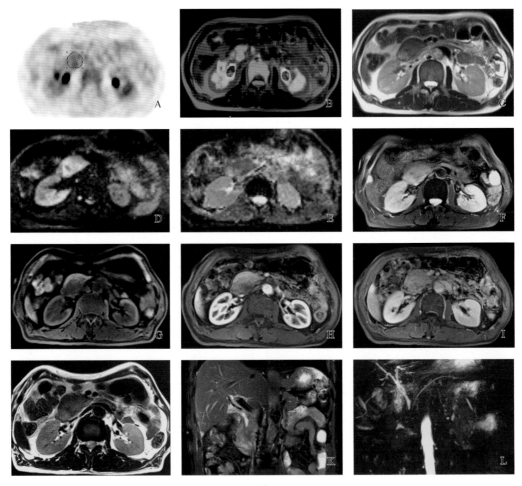

图6-13 上腹部 ^{18}F-FDG PET/MR

A、B.上腹部横断面PET、PET与T$_2$WI融合图像；C.上腹部横断面T$_2$WI-HASTE图像；D、E.上腹部横断面DWI（$b=800$）、ADC图像；F.上腹部横断面T$_2$WI-fs（BLADE）图像；G.上腹部横断面T$_1$WI-fs（StarVIBE）图像；H.上腹部横断面增强T$_1$WI-fs动脉期图像；I.上腹部横断面增强T$_1$WI-fs延迟期图像；J.上腹部横断面T$_2$WI（BLADE，3mm）图像；K.上腹部冠状面T$_2$WI-fs（BLADE）图像；L.MRCP图像。图中可见胰头形态增大，信号不均匀，胰头偏后部可见异常信号灶，T$_1$WI呈低信号，T$_2$WI呈稍高信号，DWI呈稍高信号，ADC信号减低，动态增强早期可见胰头钩突病变强化不明显，门脉期轻度强化，延迟期病灶不均匀强化，中央区强化较低，代谢未见明显异常增高，SUV$_{max}$为1.65，胰管轻度扩张，胰胆管下端阻断，病变局部与十二指肠壁分界不清，局部肠壁增厚伴信号异常。肝脏形态、大小、信号及代谢分布未见明显异常，PTCD术后，肝内、外胆管未见扩张

连。周围淋巴结可触及明显肿大。术后病理检查：胰腺切面见直径为3.0cm的灰白色结节，质硬，界限不清，其余胰腺实质黄褐色，坚韧，分叶状。病理诊断：胰头部中-低分化导管腺癌（普通型，T2N1M0），肿瘤最大直径为3.0cm，肿瘤浸润至胰周脂肪组织，侵犯十二指肠壁肌层及黏膜下层，侵犯神经，脉管内见癌栓，胰腺切缘未见癌累及，十二指肠切缘未见肿瘤累及。胰腺后淋巴结1/3枚见癌转移，其余淋巴结2/3枚未见癌转移。

（2）病例分析：该例胰头癌^{18}F-FDG代谢不高，但MRI形态学表现为胰头区乏血供实质性肿块伴胰胆管轻度扩张，DWI表现为弥散受限，提示为恶性肿瘤，通过MRI高分辨率序列显示肿瘤累及十二指肠，更进一步提高了诊断信心，显示出双模态成像的互补优势。

（二）监测肿瘤复发

病例1

（1）病史简介：患者，女，64岁，胰腺恶性肿瘤术后半年余。术后1月余依次进行静脉化疗、放疗、口服化疗药物；1个月前因阴道流血停药。最近4个月检查示CEA、CA19-9进行性升高。2018年7月5日于我院行PET/CT示胰腺体尾部及脾脏切除术后改变，胰头区软组织密度灶，代谢增高，结合PET/MR（图6-14），考虑恶性病变。肠系膜、腹膜后多发淋巴结转移。2018年7月7日行MR示腹盆腔巨大囊性占位，考虑右附件来源囊腺类肿瘤；宫腔积血；子宫右前壁浆膜下肌瘤；宫体前下段肌层菲薄。双侧髂血管旁及双侧腹股沟区多发小淋巴结。

患者于2018年9月7日行盆腔肿块切除术，术中探查：盆腔见囊性肿块2枚，表面光滑，包膜完整，其中一枚大小约15cm×18cm×20cm，另一枚大小约10cm×8cm×9cm。吸出清亮黏液性囊液2500ml，见较大肿块源于左侧卵巢，较小肿块源于右侧卵巢，分隔成多房，与周围组织无粘连，双侧输卵管分别匍匐其上，外观正常。子宫萎缩，左侧阔韧带突出一肌瘤，直径为3cm，膀胱表面腹膜局部增厚，呈结节状，直肠表面见散在结节。探查大网膜示与上腹壁致密粘连，局部结节状与肠段粘连，封闭上腹部肝、胃未探及，盆腔内淡黄色腹腔积液100ml。术后病理诊断如下。①全子宫标本：子宫左侧阔韧带平滑肌瘤，瘤体大小为2.5cm×2.0cm×2.0cm；子宫内膜呈萎缩性改变；宫颈黏膜慢性炎伴部分腺体鳞状上皮化生、宫颈腺囊肿形成。②左、右附件囊肿：双侧卵巢黏液性囊性肿瘤伴少量异型腺体浸润，结合病史及免疫表型，符合胰腺癌转移，双侧输卵管均未见特殊。③左盆腔肿物：纤维脂肪组织内见腺癌浸润，结合病史及免疫表型，符合胰腺癌浸润/转移。

（2）病例分析：该例为胰腺癌术后局部复发伴淋巴结及盆腔转移，局部复发转移表现为肠系膜上动脉周围软组织信号伴代谢增高，DWI表现为弥散受限，提示局部肿瘤细胞丰富、代谢活跃，PET/MR多参数成像具有优势。盆腔转移发生于双侧附件囊性肿瘤的基础上，代谢增高不明显，诊断有一定困难。

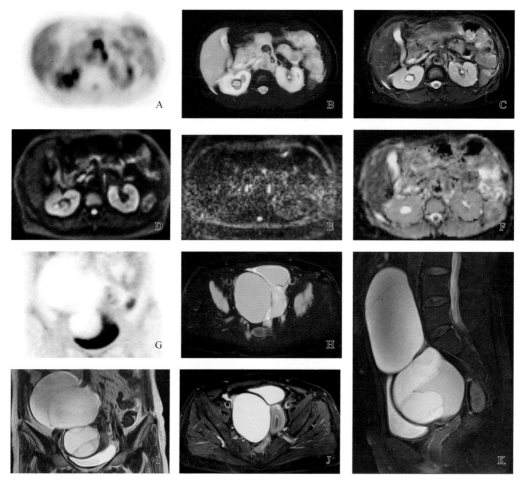

图6-14　腹盆部 ^{18}F-FDG PET/MR

A、B.上腹部横断面PET及PET/T$_2$WI-fs融合图像。C.横断面T$_2$WI-fs图像，可见胰腺体尾部切除术后改变，腹主动脉及肠系膜上动脉旁可见软组织信号灶，代谢增高，SUV$_{max}$＝6.5，局部与胃壁分界不清；肠膜后见代谢增高淋巴结，SUV$_{max}$＝3.7。D、E.DWI图像（b＝800，1600）。F.ADC图像，显示腹主动脉及肠系膜上动脉旁软组织呈弥散受限表现，随b值升高，信号不减低。G.盆腔冠状面PET图像。H.盆腔横断面PET/T$_2$WI-fs融合图像。I.盆腔冠状面T$_2$WI图像。J、K.横断面、矢状面T$_2$WI-fs图像，可见盆腔内巨大囊性灶，内部伴分隔，大小约为15.0cm×8.1cm×18.4cm，未见明显代谢异常升高

病例2

（1）病史简介：患者，男，64岁，2018年1月24日行胰尾部癌手术，术后化疗16次，末次为2018年8月22日。近2周出现下腹疼痛，查CA19-9为128ng/ml。为明确是否复发或转移，行PET/MR检查（图6-15）。后患者于我院肿瘤科行数次化疗，末次化疗时间为2019年1月17日。患者于2019年1月22日开始出现肠梗阻症状，于2019年1月29日行剖腹探查术，自十二指肠悬韧带探查，梗阻点位于回肠末端，局部束带粘连，近端肠腔扩张，远端肠段空虚，另于十二指肠悬韧带下20cm处空肠肠壁触及直径2cm一结节，触之质硬，局部切除送冰冻示腺癌转移。

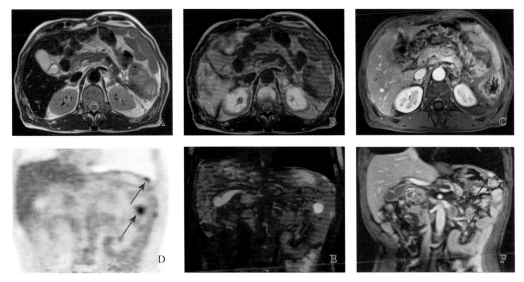

图6-15　上腹部 ^{18}F-FDG PET/MR

A.横断面 T_2WI图像；B.横断面 PET/T_2WI融合图像；C.横断面 T_1WI-fs增强图像；D.冠状面 PET图像；E.冠状面 PET/T_2WI-fs融合图像；F.冠状面 T_1WI-fs增强图像。图中可见胰尾肿瘤切除术后，结肠脾曲旁不规则片状异常信号（红色箭头），与肠壁分界不清，增强后见强化，代谢明显增高，$SUV_{max}=6.1$。左侧膈面下方结节状异常信号灶（红色箭头），增强后见强化，代谢增高，$SUV_{max}=4.8$。另见肝内多发囊性灶，T_2WI呈高信号，增强扫描未见强化，代谢未见增高。右肝包膜异常增厚，增强后异常强化，代谢未见明显增高。左肾上腺增粗，代谢未见增高

（2）病例分析：该例为胰腺癌术后、化疗后肿瘤指标上升，临床怀疑肿瘤复发/转移，PET/MR显示腹膜多发异常信号灶（右肝包膜、结肠脾曲旁、左侧膈面下方、结肠肝曲旁、中上腹膜、左上腹膜、降结肠旁沟、直肠膀胱陷窝），部分代谢增高，诊断明确。

病例3

（1）病史简介：患者，男，63岁，2017年12月26日因胰体尾中分化导管腺癌（图6-16）行胰尾＋脾脏切除，术后行放、化疗，末次放疗时间为2018年5月10日，末次化疗时间为2018年8月8日。2018年7月30日行腹部MRI（放疗后）示新发肝门区、肝十二指肠韧带区团片状异常信号影，怀疑肿瘤转移（图6-17）。为进一步明确是否存在肿瘤复发/转移行PET/MR检查（图6-18A～H），示肝门区、肝十二指肠韧带区团片状异常信号影，代谢不高，排除复发/转移。2019年5月21日复查PET/MR（图6-18I～K）示肝胃间隙略模糊，肝门区、肝十二指肠韧带区片状异常信号影，代谢不高，与2018年10月30日全身PET/MR比较，病灶较前明显缩小，其余部位未见明显异常高代谢灶，排除复发/转移。

（2）病例分析：该病例为胰腺颈体部癌手术切除＋放疗＋化疗后，随访中MRI检查怀疑复发转移，PET/MR检查未发现异常高代谢，同时DWI信号未见明显弥散受限改变，结合病史考虑放疗后反应可能，PET/MR双模态影像有助于增强诊断信心。6个月后复查PET/MR提示原异常信号区域缩小，更进一步确定不是转移；手术区域表现亦较前相仿，未见复发征象。

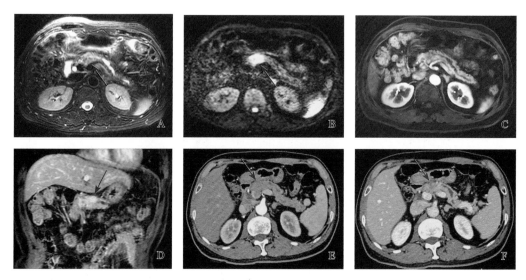

图6-16 术前上腹部增强MRI＋增强CT

A.上腹部横断面T₂WI-fs图像；B.上腹部横断面DWI图像；C.上腹部横断面增强T₁WI-fs动脉期图像；D.上腹部冠状面增强T₁WI-fs门脉期图像；E.上腹部横断面CT增强动脉期图像；F.上腹部横断面CT增强门脉期图像。图中可见胰腺颈体部实质性肿块（红色箭头），T₂WI信号稍高，DWI信号增高，局部胰管阻断、上游胰管扩张，增强后呈轻－中度渐进性强化，病灶边界欠清

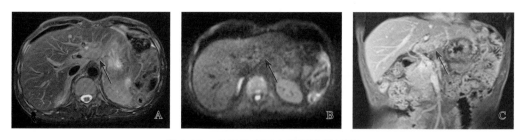

图6-17 术后放疗后上腹部增强MRI

A.横断面T₂WI-fs图像；B.横断面DWI图像；C.增强冠状面T₁WI-fs门脉期图像。图中可见肝门区、肝十二指肠韧带区团片状异常信号（红色箭头），T₂WI-fs稍高信号，DWI信号未见明显增高，T₁WI-fs呈不均匀中等强化

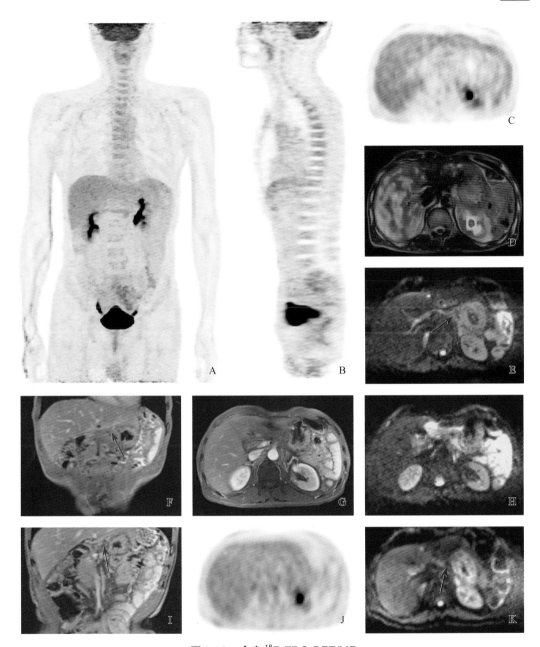

图6-18 全身 ^{18}F-FDG PET/MR

A～H为2018年10月30日检查结果；A.全身PET冠状面最大密度投影（MIP）图像；B.全身PET矢状面图像；C.上腹部横断面PET图像；D.上腹部横断面T$_2$WI与PET融合图像；E.上腹部横断面DWI图像；F.上腹部增强冠状面T$_1$WI-fs门脉期图像；G.上腹部增强横断面T$_1$WI-fs动脉晚期图像；H.上腹部横断面DWI图像。I～K为2019年5月21日检查结果；I.上腹部增强冠状面T$_1$WI-fs门脉期图像；J.上腹部横断面PET图像；K.上腹部横断面DWI图像。全身PET未见异常高代谢灶，中上腹区域性代谢略减低，考虑放疗后改变；可见肝门区、肝十二指肠韧带区条片状异常信号（红色箭头），T$_1$WI-fs呈中等程度延迟强化，DWI信号未见明显增高，局部代谢未见异常增高，前后两次PET/MR检查示局部异常信号区有缩小改变，另外胰腺残端及肠系膜上动脉周围未见异常高代谢灶及弥散受限信号

（三）疗效监测

（1）病史简介：患者，男，69岁，发现胰头部恶性肿瘤、肝脏多发转移、淋巴结转移5个多月（图6-19），2018年10月24日于我院行CT引导下肝脏和胰腺病灶穿刺活检＋粒子植入术。2018年11月12日、11月27日、12月17日，2019年1月2日、1月31日行程序性死亡因子-1（PD-1）免疫治疗。现为疗效评估行PET/MR检查（图6-20）。

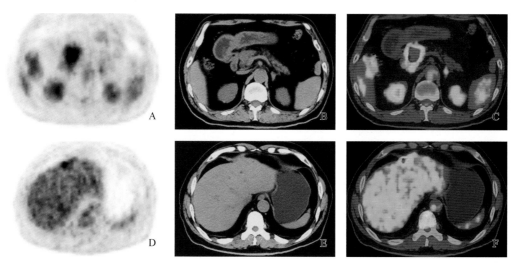

图6-19 治疗前 18F-FDG PET/CT（2018年10月10日）

A、D.横断面PET图像；B、E.横断面CT平扫图像；C、F.横断面PET/CT融合图像。图中可见胰头部稍低密度灶，大小约2.9cm×2.6cm，代谢增高，SUV$_{max}$＝10.6，肝脏Ⅳ段高代谢灶，SUV$_{max}$＝6.0，CT呈等密度

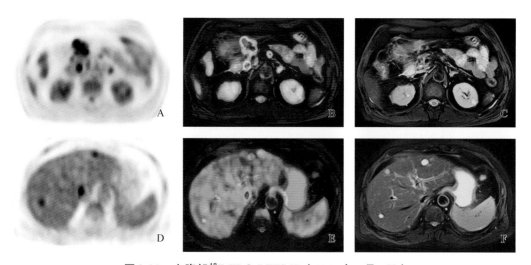

图6-20 上腹部 18F-FDG PET/MR（2019年3月6日）

A、D.横断面PET图像；B、E.横断面PET/T$_2$WI-fs融合图像；C、F.横断面T$_2$WI-fs图像；图中可见胰头肿瘤粒子植入术后，胰腺头部团块状异常信号灶，边缘呈分叶状，大小约3.2cm×1.2cm，T$_2$WI-fs呈稍高信号，DWI信号增高（未显示），代谢增高，SUV$_{max}$＝11.6。胰头旁及腹膜后多发异常高代谢淋巴结，SUV$_{max}$＝20.3，部分可见肿大。肝内多发大小不等类圆形异常信号灶，直径为0.3～1.7cm，T$_2$WI呈高信号，DWI呈高信号，ADC呈低信号（未显示），代谢异常增高，SUV$_{max}$＝13.1。肝内另见多枚类圆形T$_1$低信号，T$_2$高信号灶，直径为0.3～4.3cm，代谢减低

（2）病例分析：该例晚期胰腺癌姑息治疗后，PET/MR显示胰头部、肝脏、区域淋巴结代谢增高、弥散受限，提示肿瘤存在活性，并且肿瘤数目较治疗前增多，考虑肿瘤进展，治疗效果不佳。

（四）进一步明确诊断

病例1

（1）病史简介：患者，男，72岁，体检发现胰腺占位5月余。上腹部MRI提示钩突部强化欠均匀伴可疑囊实性病变，性质不明。为进一步明确诊断于2018年12月4日行PET/MR及CT检查（图6-21）。后患者于2018年12月13日行达芬奇机器人辅助经腹腔镜胰十二指肠根治术（Whipple术）；术中探查胰头钩突部可触及一直径约1cm肿块，与周围组织有粘连。周围淋巴结可触及明显肿大。术后病理诊断：胰头中分化导管腺癌（普通型），肿瘤大小为1.5cm×1.3cm×1.3cm，肿瘤侵犯胰周脂肪组织及神经，脉管内未见癌栓，胰腺、胆总管、胃、十二指肠切缘均未见癌累及。所检淋巴结共6枚，均未见癌转移。

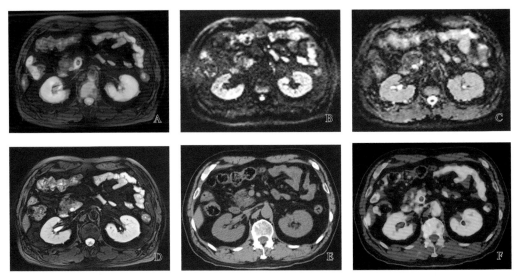

图6-21　上腹部 ^{18}F-FDG PET/MR ＋ PET/CT

A.横断面PET/T$_2$WI-fs融合图像；B.横断面DWI图像（$b=800$）；C. ADC图像；D.横断面T$_2$WI-fs图像；E.横断面CT平扫图像；F. PET/CT融合图像。图中可见胰腺钩突部高代谢灶，SUV$_{max}$为8.8，T$_2$WI-fs稍高信号，DWI信号增高，ADC等信号，直径约0.9cm，病灶旁可见小囊性灶，CT呈等略低信号，CT值为27Hu

（2）病例分析：该例胰腺癌病灶较小，CT图像形态学改变不明显，MRI图像可以显示局部信号异常，结合PET代谢增高，诊断胰腺癌信息更多、信心更足，显示了PET/MR在早期胰腺癌诊断中的优势。

病例2

（1）病史简介：体检发现CA19-9升高5个月，腹部CT示胰腺钩突结节。患者既往有右肺中叶腺癌手术史、术后化疗（2014年），为进一步明确诊断行PET/MR检查（图

6-22）。后患者于 2018 年 11 月 7 日行胰十二指肠根治术；术中探查胰头可触及一直径约 3cm 肿块，质硬，与周围组织有粘连。周围淋巴结未触及明显肿大。术后病理诊断：胰头中-低分化导管腺癌，肿瘤大小为 2.8cm×2.3cm×2.1cm，肿瘤侵犯胰周脂肪组织及神经，脉管内未见癌栓，胰腺切缘神经束见癌组织累及，胰腺切缘处淋巴结 1/1 枚见癌转移/累及。胆总管、胃、十二指肠切缘未见肿瘤累及。胃周淋巴结 1/5 枚见癌转移；所检其余 6 枚淋巴结未见癌转移。

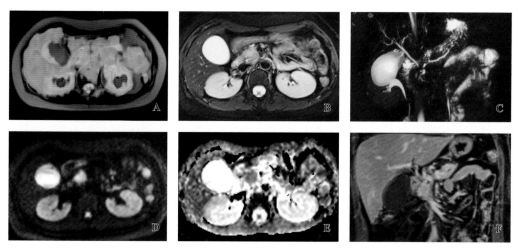

图 6-22　上腹部 ^{18}F-FDG PET/MR

A.横断面 PET/T$_2$WI 融合图像；B.横断面 T$_2$WI-fs 图像；C.斜冠状面 MRCP-MIP 图像；D.横断面 DWI 图像（$b=800$）；E. ADC 图像；F.冠状面 T$_1$WI-fs 增强门脉期图像。胰腺头部可见异常信号灶，大小为 1.7cm×1.2cm，边界不清，代谢稍高，SUV$_{max}$ 为 4.1。病灶呈实性，内部信号均匀，T$_2$WI-fs 呈稍高信号，DWI 呈高信号，ADC 信号降低，增强后轻度强化。病灶远端胰管略扩张。肝内、外胆管未见扩张。动脉：病灶未累及腹腔干与肠系膜上动脉。静脉：病灶与肠系膜上静脉接触＜180°

（2）病例分析：该例患者有肺癌病史，需要明确胰头病变的良恶性、转移或原发，PET/MR 显示胰头部病灶代谢增高、弥散受限，局部胰管截断伴上游胰管扩张，病灶具有一定的侵袭性，考虑胰腺原发导管腺癌，肿瘤局部可切除，未见远处转移。体现了 PET/MR 在胰腺癌术前分期及可切除性判断中的优势，但在小的转移性淋巴结诊断方面尚存在一定局限性。

病例 3

（1）病史简介：患者，女，75 岁，上腹痛 1 月余，外院考虑急性胰腺炎，影像学检查提示胰尾占位，为进一步明确诊断行 PET/MR 及 CT 检查（图 6-23）。后经多学科诊疗团队（MDT）讨论，考虑患者为胰腺头颈部恶性肿瘤伴远处淋巴结转移（M1），暂无手术指征，经胰腺肿瘤穿刺活检证实后行盐酸吉西他滨（泽菲）＋紫杉醇及尼妥珠单抗（泰欣生）化疗。

（2）病例分析：该例患者临床以胰腺炎起病，CT 平扫仅显示胰腺炎渗出，不能显示胰体部肿瘤，PET/MR 提示胰腺体部癌伴阻塞性胰腺炎，局部病灶可切除，但发现远处淋巴结转移，为区域淋巴结清扫范围以外，符合 M1 期，失去手术机会，改变了患者的治疗方案，体现了 PET/MR 在胰腺癌病灶检测、局部分期和全身评估中的优势。

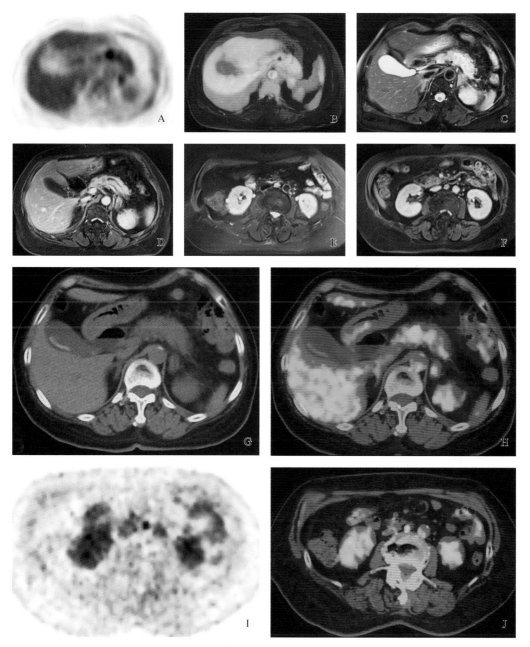

图6-23 腹部 ^{18}F-FDG PET/MR＋PET/CT

A.横断面PET图像；B. PET/T$_2$WI-fs融合图像；C、E. T$_2$WI-fs图像；D、F. T$_1$WI-fs增强图像；G. CT平扫图像；H、J. PET/CT融合图像；I.横断面PET图像。胰腺体部可见异常信号灶，大小约1.6cm×1.5cm，边界不清。代谢增高，SUV$_{max}$为3.9。病灶呈实性，内部信号尚均匀，T$_2$WI-fs呈等稍高信号，增强后呈轻度渐进强化。病灶远端主胰管及分支胰管不均匀扩张，体尾部胰腺实质T$_2$WI-fs信号增高，胰腺头部T$_2$WI-fs信号减低，增强后体尾部强化较头部明显。胰体尾边缘模糊，周围T$_2$WI-fs可见信号增高。腹腔干及其主要分支、肠系膜上动脉及其主要分支未见受累。肾下极水平腹主动脉与下腔静脉之间见1枚淋巴结，大小约1.3cm×1.0cm，增强后见中度强化，代谢增高，SUV$_{max}$＝2.9

二、胰腺神经内分泌肿瘤

【概述】

神经内分泌肿瘤（neuroendocrine neoplasms，NEN）起源于神经内分泌细胞，几乎分布于全身各处，常见于胃肠道、胰腺及肺支气管，较少见的部位包括胸腺和其他具有内分泌功能的器官，如肾上腺髓质、垂体、甲状旁腺和甲状腺。不同原发部位、不同等级的 NEN 具有不同的分子特征及生物学特点，临床表现具有较强的异质性。2010 年 WHO 提出了消化道神经内分泌肿瘤分级和分期的方法，有以下几个原则。根据细胞增殖指数（Ki-67）或核分裂指数，这些肿瘤可分为：①高分化（G1 级或 G2 级）的神经内分泌瘤（neuroendocrine tumor，NET）；②低分化（G3 级）的神经内分泌癌（neuroendocrine carcinoma，NEC）；③混合性腺神经内分泌癌（mixed adenoneuroendocrine carcinoma，MANEC）；④部位特异性和功能特异性 NEN。胰腺神经内分泌肿瘤（pancreatic neuroendocrine neoplasm，PNEN）是主要发生于胰腺和小肠上部的 NEN。2017 年 WHO 单独对胰腺神经内分泌肿瘤的分类做出更新。这次更新基本上坚持 2010 年 WHO 分级原则，不同的是引入了 G3 级神经内分泌瘤（NET）的概念，是指形态分化良好但增殖指数属于 3 级的肿瘤（Inzani F et al.，2018）。根据临床表现 PNEN 分为功能性肿瘤和无功能性肿瘤。功能性肿瘤伴有异常的激素分泌引起的临床综合征，包括胰岛素瘤、胃泌素瘤、血管活性肠肽瘤、胰高血糖素瘤、生长抑素瘤及其他少见肿瘤。无功能性肿瘤不伴独特的激素综合征，但在血中或组织切片的免疫反应仍然显示激素水平升高。功能性肿瘤往往体积较小的时候即可引起明显的症状，而无功能性肿瘤诊断时通常较大且伴有肝转移。因此，对于小肿瘤的检测及进展期肿瘤的功能评估在临床上均有很强的需求。根据美国国立综合癌症网络（National Comprehensive Cancer Network，NCCN）关于神经内分泌肿瘤的指南 2017 年第 2 版推荐：对于无功能性 PNEN、胰岛素瘤、胃泌素瘤均推荐多期 CT 或 MRI 为首选检查方法，对于无功能性 PNEN、胃泌素瘤、胰高血糖素瘤、血管活性肠肽瘤适当选用基于生长抑素受体的显像，如生长抑素受体显像（somatostatin receptors scintillography，SRS）或 ^{68}Ga-DOTATATE PET/CT。大多数的 NEN 表达生长抑素受体（somatostatin receptor，SSTR），可作为放射性核素显像和治疗的靶标，其中 PNEN 也常过度表达生长抑素受体，但胰岛素瘤除外。生长抑素受体显像主要是针对分化好的肿瘤，分化差的神经内分泌肿瘤基本不表达生长抑素受体，分化差的 PNEN 在 ^{18}F-FDG PET/CT 上显示糖代谢增高，容易检出。另外，胰高血糖样肽 1（glucagon-like peptide 1，GLP-1）受体在胰岛素瘤高表达，而且高于 SSTR。研究表明，GLP-1 受体显像的灵敏度几乎可达 100%，对于无症状的胰岛素瘤、其他检查阴性的胰岛素瘤及转移性胰岛素瘤，均能很好地显示，因此 GLP-1 受体显像可能成为胰岛素瘤定位诊断的新方法。

^{18}F-FDG PET 对 PNEN 检测的灵敏度与 CT 和 MRI 相似，但对于直径＜8mm 的肿瘤，^{18}F-FDG PET 有较大的局限性。大多数分化良好的 PNEN 生长缓慢、糖代谢水平低，所以 ^{18}F-FDG 不是检测 PNEN 的理想显像剂。但对于分化程度低、生长迅速、具有生物侵袭力等恶性潜能表现的 PNEN，在 ^{18}F-FDG PET 图像上仍可以表现为高代谢，且 FDG 摄

取越高，预后越差，故 ^{18}F-FDG PET 可作为二线检查方案协助肿瘤良、恶性的鉴别和分化程度的判断，预测肿瘤转移的风险。因此，PET 诊断 PNEN 需联合使用多种正电子显像剂，包括 ^{11}C/^{18}F-DOPA（^{11}碳/^{18}氟-多巴）、^{11}C-5-HTP（^{11}碳-5-羟色氨酸）和 ^{68}Ga（^{68}镓）标记的生长抑素类似物（somatostatin analog，SSA）等非 FDG 显像剂。^{11}C 或 ^{18}F 标记的左旋多巴经由氨基酸转运体进入细胞内，在芳香族氨基酸脱羧酶的作用下转化为多巴胺滞留于细胞的囊泡中。基于该机制，^{11}C/^{18}F-DOPA 可用于研究胰岛 B 细胞增生及各类 NEN。^{18}F-DOPA 在类癌、副神经节瘤、嗜铬细胞瘤等 NEN 的诊断方面具有良好的应用前景，对 PNEN 的诊断灵敏度也较 ^{18}F-FDG 明显提高。在注射显像剂前服用 DOPA 脱羧酶抑制剂（卡比多巴）可增加病灶对显像剂的摄取，而胰腺的正常生理性摄取几乎完全被阻断，提高了肿瘤/正常组织的对比度，使病灶易于显示。^{11}C-5-HTP 是血清素的前体物质，可被神经内分泌细胞摄取、脱羧，以特异 ^{11}C-血清素的形式不可逆地存储于细胞囊泡中。注射显像剂前也需服用卡比多巴以增加肿瘤/正常组织的对比度，改善图像清晰度。据研究显示 ^{11}C-5-HTP PET 显像最小可分辨的肿瘤最大径为 5 mm，诊断灵敏度超过 95%。

生长抑素类似物也可被许多正电子核素（如 ^{68}Ga、^{111}In、^{18}F 等）标记，用于 PET 显像。目前应用最多的是 ^{68}Ga-DOTA（^{68}Ga 标记四氮杂环十二烷四乙酸）肽类物质，如 ^{68}Ga-DOTA-NOC（^{68}Ga-DOTA-碘化钠奥曲肽）、^{68}Ga-DOTA-TATE（^{68}Ga-DOTA-酪氨酸奥曲肽酸）、^{68}Ga-DOTA-TOC（^{68}Ga-DOTA-酪氨酸奥曲肽）等，该类显像剂对 SSTR 亲和性好，故对诊断 PNEN 的灵敏度高，能够发现微小病灶，并具有半衰期较长、可快速聚集在肿瘤组织、周围本底低、图像对比度高等优点。鉴于 ^{68}Ga-DOTA-TATE PET/CT 显像明显优于 ^{111}In-奥曲肽显像，美国 FDA 已经正式批准 ^{68}Ga-DOTA-TATE 用于 SSTR 阳性 NEN 患者的定位诊断。在欧洲，^{68}Ga 标记的奥曲肽衍生物 PET/CT 显像是分化好的 NEN 功能影像的金标准，已经写入指南。^{68}Ga-DOTA-TATE 的临床价值不仅在于其诊断的准确性，还在于指导治疗方法的选择，SSTR PET/CT 阳性显像提示可以选用基于生长抑素类似物的治疗，达到诊治一体化的目的。另外，^{68}Ga-SSA PET/CT 也能提供预后相关的信息，肿瘤组织的 SUV 可间接评价肿瘤的分化情况，因此 SUV 高，提示预后好。

研究显示，常规 MRI（T_2WI + T_1WI + DCE）、DWI + T_2WI、^{68}Ga-DOTA-NOC PET/CT 均是检测 PNEN 的可选方法，当临床怀疑而常规 MRI 阴性时，DWI 能够提供额外的有用信息，不过 3 项技术相结合才是最佳方法（Farchione A et al.，2016）。DWI 检测 PNEN 肝脏转移灶较 T_2WI、T_1WI 动态增强敏感，应该常规使用。一项 GEP-NEN 肝脏转移灶靶向治疗［^{90}钇或 ^{177}镥标记的 DOTA-TOC，^{90}Y-/^{177}Lu-DOTA-TOC］疗效评估研究结果显示，DWI 和 DOTA-TOC PET 成像均为早期评估治疗和疗效分层的潜在生物标记（Wulfert S et al.，2014），但 DWI 需结合 SSTR 表达和形态学变化。PET/CT 和全身 MRI 在 NEN 转移灶检测方面能力相当，但两种方法在不同脏器的优势不同，PET/CT 对淋巴结和肺的病灶更为敏感，而全身 MRI 对肝脏和骨骼的转移灶更为敏感，两者信息互补，有助于个体化治疗方案的制定（Schraml C et al.，2013）。解剖与核医学分子水平融合成像是寻找 PNEN 原发病灶、分期和评估生长抑素受体状况所必需的。PET/MR 既有特异性的 SSTR 显像剂，又有 MRI 高软组织分辨率，在胃肠胰神经内分泌肿瘤评估中具有潜在优势。随着一体化 PET/MR 逐渐应用于临床，对于 PNEN 的检测，以及良恶性鉴别诊断、分期和疗效监测具有独特的优势。

　　既往研究（Beiderwellen KJ et al., 2013; Gaertner FC et al., 2013）表明，⁶⁸Ga-DOTA-TOC PET/MR在胃肠胰神经内分泌肿瘤的诊断中具有可行性与优势，PET/MR能检测出所有在PET/CT上发现的病灶，而且能发现PET/CT未发现的病灶，在检测肝脏转移灶时比PET/CT更具优势。但是PET/MR也有其不足，如检测肺部转移灶、硬化性骨病灶不敏感，而PET/CT更有助于排除小的肺部病变。

　　胰腺神经内分泌肿瘤的影像学特征为富血供表现，肿瘤动脉期/胰腺期明显强化、高于胰腺实质，门脉期密度/信号可等于或略高于胰腺实质。PNEN大多为实性，也可部分囊变、甚或完全囊变；也可出现不规则钙化。肿瘤大小不一，可以从数毫米至10cm；通常功能性肿瘤较小。肿瘤可以单发或多发。胰岛素瘤单发、良性常见；胃泌素瘤多发、恶性常见，常伴多发性内分泌肿瘤Ⅰ型（multiple endocrine neoplasia type Ⅰ，MEN Ⅰ）；无功能性肿瘤恶性多见。约有一半的PNEN为无功能性的，通常发现较晚或为偶然发现，一般病灶较功能性肿瘤大。50%以上无功能性胰腺神经内分泌肿瘤在诊治时发生肝转移。一项纳入10例神经内分泌肿瘤患者101个肝脏转移灶的⁶⁸Ga-DOTATOC PET/CT（门脉期增强CT）与⁶⁸Ga- DOTATOC PET/MR（肝胆特异性造影剂增强）对比研究（Hope et al., 2015）显示，增强MRI检测肝脏病灶的灵敏度最高（99%），PET灵敏度为64%，增强CT为46%。

【病例】

病例1

　　（1）病史简介：患者，男，53岁，体检腹部CT示胰腺结节，性质待定。患者既往有肝癌手术史（2010年）。为进一步明确诊断，行PET/MR检查（图6-24）。后患者于2019年5月30日行保留脾脏胰体尾切除术。腹腔镜探查：胰腺肿物位于胰腺体尾部，最大径约为3cm。手术病理："胰体尾切除标本"距切缘2.0cm、切面见一结节，大小约1.0cm×0.8cm×0.5cm，切面灰白质软，界尚清，局灶呈囊性。病理诊断：神经内分泌瘤（G2级）。肿瘤细胞免疫组化：AE1/AE3（＋），β-联蛋白（膜浆＋），CgA（＋），SYN（＋），CD56（＋），PR（100%＋，染色强），SSTR2A（＋），CD99（膜浆＋），胰高血糖素（＋），生长抑素（＋），Ki67（热点处3%＋），胃泌素（－），胰岛素（－）。

　　（2）病例分析：该例胰腺神经内分泌肿瘤没有特异症状，影像学表现为实性结节中央伴囊变区，代谢轻度增高，呈中等程度强化，根据排除诊断，考虑无功能性神经内分泌肿瘤的可能。发生囊性变的无功能性神经内分泌肿瘤需要与其他囊性肿瘤进行鉴别，肿瘤周边发现富血供的结节或实性成分是鉴别诊断的关键。发生于胰尾的无功能性神经内分泌肿瘤还需要与副脾及副脾囊肿鉴别。副脾发生在胰腺尾部时称为胰腺内副脾（intrapancreatic accessory spleen，IPAS），是一种极其罕见的良性疾病。胰尾副脾好发于胰腺尾部远端3cm范围内，背侧表面多见，信号特点和强化方式与脾脏一致，动脉期不均匀强化，门脉期与脾脏强化程度类似。大部分无功能性神经内分泌肿瘤在¹⁸F-FDG PET/CT表现为摄取增高，生长抑素受体显像可以显示分化较好的无功能性神经内分泌肿瘤，而副脾也可表现为摄取增高/浓聚。胰腺副脾与神经内分泌肿瘤鉴别困难，采用^{99m}Tc标记的热变性红细胞SPECT/CT显像有助于鉴别。

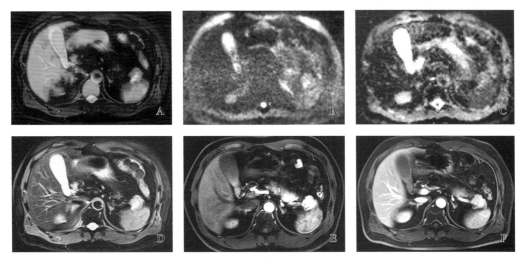

图6-24 上腹部 ^{18}F-FDG PET/MR

A. PET/T$_2$WI-fs融合图像；B. DWI图像（ $b=800$ ）；C. ADC图像；D. T$_2$WI-fs图像；E、F. T$_1$WI-fs动态增强动脉期、门脉期图像。可见胰尾部结节，信号异常，直径约2.5cm，T$_2$WI及DWI呈等信号，中央伴T$_2$WI高信号，代谢轻度增高，SUV$_{max}$＝2.0，增强后各期强化与胰腺实质相当，其余胰腺形态、大小、信号未见明显异常，胰管未见扩张，未见异常代谢分布

病例2

（1）病史简介：患者，女，56岁，体检发现胰腺占位2天。外院上腹部平扫＋增强MR示胰腺体尾部占位伴肝脏、后腹膜、胰腺周围多发结节，考虑胰腺神经内分泌癌伴多发转移。拟全身评估行PET/MR检查（图6-25）。2020年1月22日于CT引导下行肝脏穿刺活检示神经内分泌肿瘤（G2级），免疫组化示生长抑素受体SSTR2A（＋），Ki67（约15%＋）。

（2）病例分析：该病例为胰腺神经内分泌肿瘤伴多发肝脏转移、淋巴结转移，^{68}Ga-DOTATATE-PET显示肿瘤原发灶及转移灶均明显表达SSTR受体，^{18}F-FDG-PET显示部分病灶糖代谢增高，符合G2级神经内分泌肿瘤既分化尚好又存在一定恶性生物学行为的复杂特点，MR显像提示肿瘤细胞丰富且动脉期血供丰富，为后续临床综合治疗提供了依据。

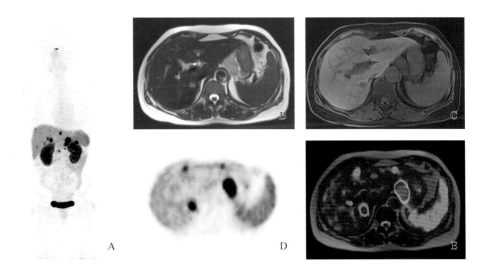

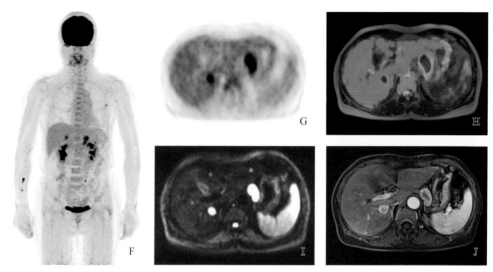

图6-25 全身^{68}Ga-DOTATATE PET/MR ＋^{18}F-FDG PET/MR

A.全身^{68}Ga-DOTATATE-PET MIP图像；B.上腹部横断面T$_2$WI（HASTE）图像；C.上腹部横断面T$_1$WI水相（DIXON）图像；D.上腹部横断面^{68}Ga-DOTATATE-PET图像；E.上腹部横断面^{68}Ga-DOTATATE-PET/T$_2$WI融合图像；F.全身^{18}F-FDG-PET MIP图像；G.上腹部横断面^{18}F-FDG-PET图像；H.上腹部横断面^{18}F-FDG-PET/T$_2$WI融合图像；I.上腹部横断面DWI图像（$b=800$）；J.上腹部横断面增强T$_1$WI-fs动脉晚期图像，可见胰腺（未显示）、肝脏、上腹部腹膜后多发异常信号伴^{68}Ga-DOTATATE和^{18}F-FDG摄取增高灶，T$_2$WI稍高信号，DWI明显高信号，T$_1$WI水相等略低信号，增强后动脉期可见病灶环形明显强化，其中^{68}Ga-DOTATATE-PET较^{18}F-FDG-PET显示更多病灶，不同MRI序列以DWI显示病灶较多

三、其他胰腺肿瘤

（一）实性假乳头状肿瘤

【概述】

胰腺实性假乳头状肿瘤可能源于胰腺胚胎干细胞及与其发育相关的胚胎神经嵴神经前体细胞，肿瘤发生具有明显的年龄和性别倾向，好发于年轻人和女性。肿瘤没有特异性的临床症状，可表现为腹痛或腹部不适。肿瘤大体形态多为圆形或卵圆形肿物、囊实性混合性肿物，几乎都有一个纤维性包膜或假包膜。肿瘤实性部分常伴有出血坏死，囊性区内含陈旧性出血、黏液样或棉絮样物质。少数肿瘤几乎全部纤维化而无囊性结构，表现为实性、包膜多较完整，与胰腺分界较清。男性患者肿瘤大多表现为实性或以实性为主；肿瘤钙化较常见。MR平扫表现为T$_1$WI、T$_2$WI含有混杂信号的肿块影，DWI为稍高信号。囊性为主者，囊内大部无强化，其内少许实性部分明显强化，呈片状分布在液性组织中，周围包膜明显强化。囊实性结构为主者，实性部分动脉期多呈乳头状或壁结节状强化。实性结构为主者，实性部分动脉期轻度强化，实质期与延迟期进一步强化，呈渐进性填充，但均低于胰腺实质强化程度。胰腺实性假乳头状肿瘤^{18}F-FDG PET摄取增高，SUV$_{max}$一般大于3，但变化较大（Guan ZW et al., 2013）；肿瘤细胞丰富，Ki-67指数高，^{18}F-FDG摄取明显增高（Dong A et al., 2013）。有研究显示（Kang

CM et al.，2014），根据PET表现可将实性假乳头状肿瘤分成5型，最常见的Ⅰ型为整个肿瘤FDG摄取增高，Ⅱ型为局灶性摄取缺失，Ⅲ型为多发地图样摄取增高，Ⅳ型为局灶性摄取增高，Ⅴ型为肿瘤整体摄取缺失。与胰腺癌相比，胰腺实性假乳头状肿瘤的MTV和TLG更高（Kim YI et al.，2014）。胰腺实性假乳头状肿瘤的生物学行为目前难以确定，尚没有评价其良、恶性的确切指标，肿瘤伴有远处转移或局部浸润，高度提示恶性。远处转移的主要部位为肝脏、区域淋巴结、肠系膜、大网膜及腹膜。肿瘤转移灶[18]F-FDG摄取增高，对于具有侵袭性的实性假乳头状肿瘤，PET/CT有助于肿瘤分期和治疗方案的制定（Dong A et al.，2013；Treglia G et al.，2013）。关于实性假乳头状肿瘤的[18]F-FDG PET/MR表现仅有个例报道（Cavaliere A et al.，2019），T_1WI低信号，T_2WI稍高信号伴小囊变区，ADC显示弥散受限改变，局灶性[18]F-FDG摄取。

【病例】

病例1

（1）病史简介：患者，男，49岁，既往体检发现颈部血管斑块，肝内血管瘤，因肿瘤筛查而行PET/MR及CT检查（图6-26），无不适。后患者于2019年2月21日行胰体尾＋脾脏切除术；胰体部可触及一直径约3cm肿块，质中与周围组织粘连。术后病理诊断：胰体实性假乳头状肿瘤，大小为3.0cm×3.0cm×2.0cm；肿瘤局限于胰腺内，未见神经侵犯，脉管内未见癌栓，胰腺切缘未见肿瘤。胰周淋巴结2枚未见肿瘤。肿瘤细胞免疫组化：AE1/AE3（＋），波形蛋白（＋），CgA（－），SYN（＋），CD56（＋），SSTR2A（－），β-联蛋白（核浆＋），CD99（弱＋），上皮钙黏着蛋白（－），Ki67（1%＋）。脾脏未见肿瘤累及。

（2）病例分析：该例为男性实性假乳头状肿瘤，表现为胰体部实性病灶，代谢增高，弥散受限，渐进性强化，边界清楚，CT显示肿瘤内部钙化较MR敏感，有助于诊断。

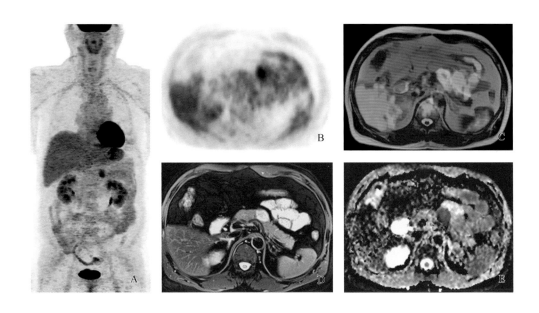

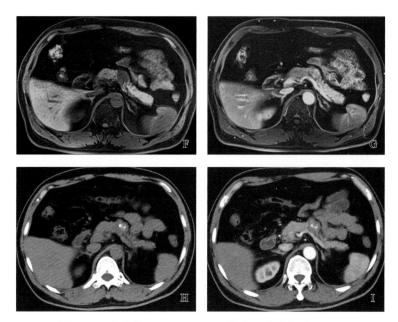

图6-26 全身^{18}F-FDG PET/MR检查＋上腹部增强CT

A.全身PET MIP图像。B.上腹部横断面PET图像。C. PET/T$_2$WI融合图像。D.横断面T$_2$WI-fs图像。E. ADC图像。F、G. T$_1$WI-fs平扫和增强动脉期图像，可见胰腺体部下缘异常信号灶，大小约1.9cm×2.6cm×2.9cm，病灶边缘尚光滑，呈小分叶状，T$_1$WI呈低信号灶，T$_2$WI呈高信号，DWI呈高信号，ADC呈低信号；增强扫描早期病灶强化不明显，延迟扫描病灶强化明显，强化欠均匀，病灶代谢明显增高，SUV$_{max}$为4.8。H.上腹部CT平扫图像。I.上腹部CT增强动脉期图像，可见胰体部略低密度灶，内部伴钙化，增强后动脉期病灶轻度强化，病灶呈分叶状

病例2

（1）病史简介：患者，女，47岁，右侧腰背部疼痛1月余。CT和MRI提示胰头部实性假乳头状肿瘤，胰腺颈体部癌可能。血清肿瘤标志物未见异常增高。为进一步明确诊断，行PET/MR及CT检查（图6-27）。后患者于2018年3月29日行胰腺全部切除术，术中探查胰头部和体部，可触及直径约4cm和2cm肿块，质硬，胰尾部萎缩。术后病理诊断：胰头及胰体实性假乳头状肿瘤（2灶），胰头部肿瘤大小为4.0cm×3.0cm×2.0cm，胰体部肿瘤大小为1.0cm×1.0cm×0.8cm；肿瘤局限于胰腺内；胰周及区域淋巴结未见转移。肿瘤细胞免疫组化：AE1/AE3（部分＋），CgA（－），Ki67（高密度区约10%＋），上皮钙黏着蛋白（－），β-联蛋白（核浆＋），CD99（核旁点状＋），CD10（＋），PR（＋）。

（2）病例分析：该例为双病灶实性假乳头状肿瘤，均表现为实性肿块，代谢增高、弥散受限、中等程度强化；其中胰头部病灶内部伴有出血、钙化，有助于诊断。

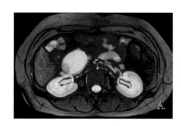
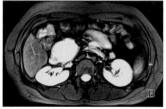
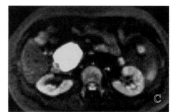

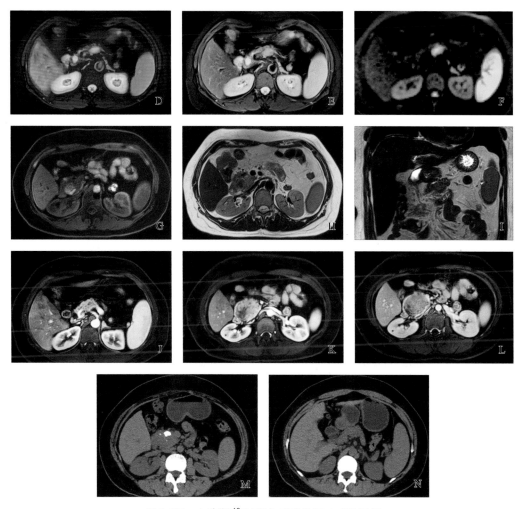

图6-27　上腹部¹⁸F-FDG PET/MR ＋ CT 平扫

A、D. PET/T₂WI-fs融合图像；B、E. T₂WI-fs图像；C、F. DWI图像（ $b=800$ ）；G. T₁WI-fs平扫图像；H、I. T₂WI横断面、冠状面图像；J、K. T₁WI-fs增强动脉期图像；L. T₁WI-fs增强平衡期图像，可见胰头部（ $SUV_{max}=9.1$ ）、胰体部（ $SUV_{max}=2.5$ ）高代谢灶，胰头部病灶大小约5.6cm×4.2cm，胰体部病灶大小约2.3cm×1.5cm，T₂WI-fs呈高信号，DWI呈高信号，胰头部病灶内可见区域T₁高信号、T₂低信号，胰体部病灶上缘主胰管略扩张，增强后病灶呈中等程度强化，胰头部病灶内可见欠强化区域；M、N.上腹部CT平扫图像，可见胰头部等密度灶，内部及边缘可见钙化，胰腺尾部萎缩

（二）胰腺导管内乳头状黏液性肿瘤和黏液性囊性肿瘤

【概述】

胰腺导管内乳头状黏液性肿瘤（intraductal papillary mucinous neoplasm，IPMN）和黏液性囊性肿瘤（mucinous cystic neoplasm，MCN）都具有潜在恶性，提示肿瘤恶变的影像学征象有出现强化的实性成分和壁结节、主胰管扩张＞10mm、肿大的淋巴结。胰腺囊性肿瘤的诊断与鉴别诊断首选的影像学方法为MRI ＋ MRCP；囊性灶与胰管的关系是诊断IPMN非常重要的依据，MRCP在显示胰管及病灶与胰管关系方面具

有优势。关于MCN的PET研究较少，^{18}F-FDG PET/CT诊断IPMN价值亦尚存争议。有研究表明（Kauhanen S et al.，2015），^{18}F-FDG PET/CT能够准确区分良性与恶性胰腺囊性灶，建议对于诊断困难的病例可以采用^{18}F-FDG PET/CT辅助诊断。^{18}F-FDG摄取增高可能有助于鉴别恶性与良性IPMN，SUV_{max}阈值设为2.5时，预测IPMN恶变的似然比为5.49（Baiocchi GL et al.，2012）。恶性IPMN的SUV_{max}（4.7±3.0）明显高于良性IPMN（1.8±0.3）。SUV_{max}与IPMN的组织学类型相关（腺瘤/交界性/原位癌/浸润癌）。SUV_{max}阈值为2.5时诊断的特异性、灵敏度及准确率最好（100%、93%及96%）（Tomimaru Y et al.，2010）。有关IPMN良恶性病变结节大小的标准差异很大，有研究（Takanami K et al.，2011）显示，壁结节≥3mm的恶性IPMN的SUV_{max}（2.7±0.6）大于良性IPMN（1.9±0.3）。因此，^{18}F-FDG-PET结合常规影像学方法及壁结节大小能够有助于IPMN良恶性鉴别，但部分管壁上的乳头状突起较小且扁平而不易显示，较大病灶因含较多黏液成分摄取FDG也不明显，PET/CT显像呈假阴性。

关于胰腺囊性肿瘤的PET/MR研究报道尚不多见，Shigeki Nagamachi（2013）等把胰腺肿块分为实性和囊性两类，分别进行统计分析，发现PET/MR诊断胰腺实性恶性病变的灵敏度为98.7%，特异性为92.6%，阳性预测值为98.7%，阴性预测值为92.9%，准确率为97.7%；诊断胰腺囊性恶性病变的灵敏度为100.0%，特异性为77.8%，阳性预测值为91.7%，阴性预测值为100.0%，准确率为93.5%。关于IPMN的PET/MR研究有1例病例报道（Huo L et al.，2016），提示PET/MR在显示IPMN异常高代谢区域时较PET/CT更为明显而精确，该高代谢区对应病理上的高级别不典型增生。对于PET/MR在IPMN中的价值有待于进一步研究。

【病例】

病例1

（1）病史简介：患者，女，58岁，体检发现胰颈体交界处肿块1个月。外院CT和MRI提示胰腺颈体部IPMN可能，肝内血管瘤/囊肿可能。患者既往有CA19-9升高史（4年前）。超声内镜示胰腺颈部囊肿（分支胰管型IPMN可能），予以保守治疗，症状无明显改善。为进一步明确诊断，行PET/MR检查（图6-28）。后患者于2019年5月10日行达芬奇机器人辅助胰腺肿瘤根治术、胰腺节段性切除术，术中探查可见胰腺颈部肿块，大小约1.5cm，质软。术后病理诊断：胰中段导管内乳头状黏液性肿瘤，肿瘤直径为0.6cm，肿瘤局限于胰腺内。

（2）病例分析：该例IPMN表现为胰腺颈体部囊性灶，代谢不高，病灶与胰管相通但主胰管不扩张，符合分支型IPMN，PET/MR未提示该病灶具有高危特征，与术后病理诊断吻合。

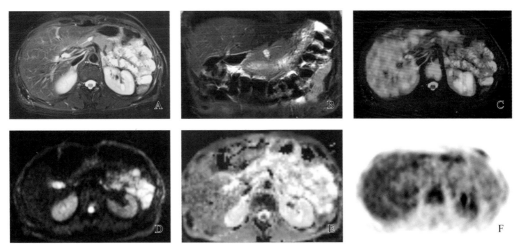

图6-28　上腹部 ^{18}F-FDG PET/MR

A、B. T$_2$WI-fs横断面、冠状面图像；C. PET/T$_2$WI-fs融合图像；D. DWI图像（$b=800$）；E. ADC图像；F.横断面PET图像，可见胰颈体交界处不规则异常信号灶，边界清晰，大小约0.9cm×1.6cm，T$_2$WI呈高信号，DWI呈高信号，ADC信号未减低，代谢未见增高，病灶与胰管相通，主胰管未见扩张

病例2

（1）病史简介：患者，男，72岁，上腹胀痛伴小便发黄1月余。腹部B超示胰腺病变。上腹部增强CT示胰头恶性肿瘤，胰腺钩突部囊性灶，胰体尾部胰管扩张；肝内外胆管扩张，胆囊饱满，胆总管增宽；十二指肠憩室。为进一步明确诊断，行PET/MR检查（图6-29）。

（2）病例分析：该例病变PET/MR显示胰头部、胰体部高代谢灶，胰头部病灶呈囊实性，胰腺钩突部、体尾部各级胰管明显扩张，胆道梗阻，符合IPMN恶变。另外发现肝内2枚小转移灶，提高了疾病分期，改变了患者的治疗方案。

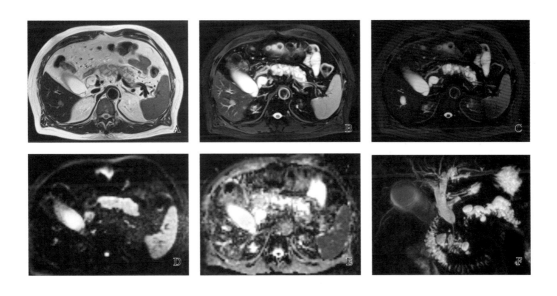

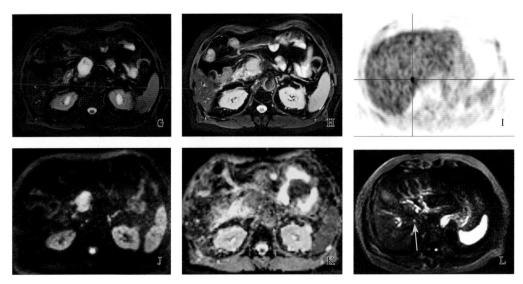

图6-29　上腹部 ^{18}F-FDG PET/MR

A.横断面 T_2WI图像；B、H.横断面 T_2WI-fs图像；C、G.PET/T_2WI-fs融合图像；D、J、L.DWI图像（$b=800$）；E、K.ADC图像；F.斜冠状面MRCP MIP图像；I.呼吸门控采集横断面PET图像。可见胰头部高代谢灶，呈实性，大小约2.8cm×2.6cm，SUV_{max} 为7.3，T_2WI-fs呈稍高信号，DWI呈高信号，ADC呈等信号，胰体部另见1枚高代谢灶，SUV_{max} 为3.0，主胰管及分支胰管扩张；肝脏Ⅵ、Ⅷ段可见2枚高代谢灶，MRI示Ⅵ段病灶 T_2WI呈稍高信号，DWI呈高信号，ADC呈等信号，直径约1.2cm，代谢增高，$SUV_{max}=4.7$，Ⅷ段病灶DWI呈高信号，$SUV_{max}=3.0$

四、胰腺炎

（一）假性囊肿

【概述】

胰腺炎PET诊断主要是为明确是否存在合并肿瘤或继发胰腺癌的情况。^{18}F-FDG为非特异性的显像剂，炎症和肿瘤均能摄取，且两者SUV有较大范围重叠，因此需要结合SUV分布特点，以及形态学表现、病史来综合考虑。恶性组织放射性分布局限，SUV_{max} 增高，而炎性组织放射性分布呈弥漫性，SUV_{max} 相对较低，但准确区分良恶性的 SUV_{max} 的界值因受影响因素较多（如外环境因素、不同中心仪器设置参数、检查疾病种类等），仍未统一。部分学者提出双时相检查，即注射 ^{18}F-FDG 1小时和2小时后分别进行全身和局部显像，测量 SUV_{max} 的变化，如 SUV_{max} 不变或降低，倾向良性诊断；如 SUV_{max} 明显增高，考虑恶性病变的可能性大。急性胰腺炎由于坏死渗出，常累及肠系膜和肝门淋巴结，而胰腺癌淋巴结转移多位于胰周和腹膜后，可能有助于鉴别胰腺炎和胰腺癌。MRI对于胰腺炎是否坏死及并发症的诊断具有优势。目前尚未见有关胰腺炎PET/MR的研究报道，上海交通大学医学院附属瑞金医院完成2例经手术证实的胰腺炎、出现并发症的患者进行了PET/MR检查。

【病例】

病例1

（1）病史简介：患者，男，35岁，2010年患急性胰腺炎（轻型），后出现假性囊肿；2012年患急性胰腺炎（重型），后多次复查；2018年12月影像学检查提示胰尾部囊性灶，形态较前增大。患者有既往阑尾炎手术史（20余年前）；糖尿病史8年，目前胰岛素治疗。为排除恶性病变行PET/MR检查（图6-30）。后患者于2019年3月26日行达芬奇机器人辅助胰腺假性囊肿切除术＋引流术；术中见病灶位于胰体尾部，呈囊性，与周围组织关系紧密，沿肿物边缘分离至结肠脾曲，离断部分结肠系膜，打开囊壁，囊壁厚，内见大量浓稠坏死组织，切除肿物左侧壁，考虑假性囊肿可能，与家属术中充分沟通后，保留胰尾部分囊壁。术后病理诊断："腹腔肿物"囊壁纤维组织增生，部分区域炎症细胞浸润伴含铁血黄素沉着，局部钙化，囊壁未见明显内衬上皮，可符合胰腺假性囊肿；囊壁旁淋巴结4枚为反应性增生。

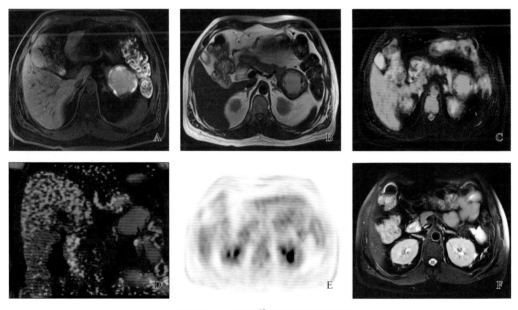

图6-30　上腹部 ^{18}F-FDG PET/MR

A.横断面 T_1WI-fs图像；B. T_2WI横断面图像；C、D.横断面及冠状面PET/ T_2WI-fs融合图像；E.横断面PET图像；F.横断面 T_2WI-fs图像。可见胰尾部及左侧腹多房囊性灶，内部相通，大小约5.2cm×7.4cm×4.8cm，囊壁不均匀增厚，T_1WI及 T_2WI-fs呈高低混杂信号；大部分囊内呈 T_1稍高信号，T_2高信号。局部囊壁代谢轻度增高，SUV_{max}＝2.5，囊内代谢减低。胰腺头部及体部形态、大小、信号未见明显异常，胰管未见扩张，未见异常代谢分布

（2）病例分析：该例为反复胰腺炎患者，随访过程中出现胰尾部及左侧腹囊性病灶增大，PET/MR显示囊壁较厚伴出血坏死后改变，仅在上下囊交通处局部囊壁代谢略增高，其余囊壁代谢均不高，结合病史考虑为炎性改变，后经手术证实。

病例2

（1）病史简介：患者，男，64岁，患者于3个月前确诊为左腿丹毒，抗生素治疗后好转，2个月前出现发热伴左侧胸腹痛，当时有恶心呕吐、咳嗽咳痰、消瘦乏力。外院行上腹部CT增强考虑为胰腺炎伴周围渗出，囊变、坏死及液化可能；脾脏、邻近胃肠道受侵可能；左侧胸腔积液。2019年3月4日外院诊断为结核性胸膜炎，予以抗结核治疗。患者既往有肺结核病史。2019年3月19日为排除胰腺恶性病变行PET/MR检查（图6-31）。后患者于2019年3月21日行胰体尾切除术、部分胰头切除术、脾切除术、胰腺假性囊肿清创术。术中探查胰头部可触及一直径约1cm的囊性灶，胰尾部可触及一直径约6cm肿块，质硬，与周围组织粘连明显，肿块与膈肌、脾脏粘连明显，内见大量黑褐色囊液及坏死组织，考虑为胰腺假性囊肿。术后病理诊断：胰腺腺泡萎缩，胰管扩张，胰管结石，间质纤维组织增生，伴脂肪坏死液化及异物巨细胞反应，未见肯定异型成分，符合胰腺炎改变。胰周淋巴结6枚，呈反应性增生。"脾脏"慢性脾淤血。

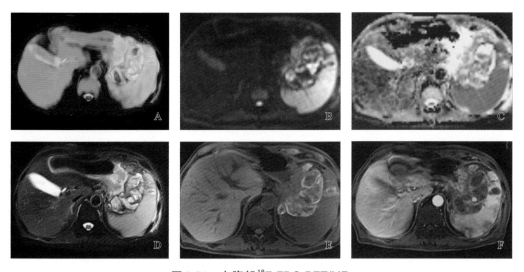

图6-31　上腹部 ¹⁸F-FDG PET/MR

A.横断面PET/T₂WI-fs融合图像；B. DWI图像（$b=800$）；C. ADC图像；D.横断面T₂WI图像；E.横断面T₁WI-fs图像；F. T₁WI-fs横断面增强动脉期图像。可见胰腺尾部多房囊性异常信号灶，形态不规则，累及脾脏，最大截面为9.5×6.5cm，边界尚清晰，内部信号不均匀；T₁WI呈高低混杂信号，T₂WI-fs呈高低混杂信号，DWI呈不均匀高信号，增强后囊壁见强化，病灶中央见一椭圆形明显强化灶。病灶边缘代谢增高，SUV$_{max}$＝5.6，病灶中央代谢减低。胰尾周围见渗出影。邻近胃壁略增厚，代谢未见明显增高

（2）病例分析：PET/MR显示该例病变累及范围广，包括胰腺、脾脏、左侧胸腔及部分胃壁，病变以囊性、水肿、渗液为主要表现，同时伴有出血后改变和假性动脉瘤，相应区域（腹膜后，左侧锁骨上、左侧内乳，双肺门）出现多发淋巴结代谢增高，符合急性胰腺炎后并发症的表现，未有确切肿瘤依据，后经手术证实。

（二）自身免疫性胰腺炎

【概述】

自身免疫性胰腺炎（autoimmune pancreatitis，AIP）与钙化及梗阻引起的胰腺炎类型不同，分为Ⅰ-AIP和Ⅱ-AIP两个类型。Ⅰ-AIP型为淋巴浆细胞硬化性胰腺炎，其特点是受累组织器官大量浆细胞（富含免疫性球蛋白IgG4）浸润，对类固醇类激素治疗敏感；Ⅱ-AIP型为导管中心型胰腺炎，其特征是以胰腺导管为中心，粒细胞上皮内浸润性病变，不伴有系统性疾病。AIP常表现为胰腺弥漫性肿大，腺体饱满，呈现"腊肠样"外观；有时自身免疫性胰腺炎可表现为局限性胰腺肿大，局灶性AIP易误诊为胰腺癌。自身免疫性胰腺炎有许多胰腺外表现，最常见于胆道、肾脏及后腹膜脏器。全身显像是PET检查的一大优势，因为自身免疫性胰腺炎有典型的胰腺外病变，且复杂多样，如硬化性胆管炎和硬化性涎腺炎，使FDG积聚在相应部位。在PET/CT全身显像中表现为两侧腮腺对称性放射性浓聚，纵隔、肺门等多组淋巴结肿大，肝脾及双肾增大等，强烈提示自身免疫性疾病，而胰腺只是其中的一个靶器官，需与胰腺癌相鉴别。AIP ^{18}F-FDG摄取增高，通常表现为长条状；胰腺癌^{18}F-FDG摄取增高通常表现为局灶性。研究表明（Cheng MF et al.，2018），胰腺肿块^{18}F-FDG摄取形态、SUV_{max}、胰外病灶的数目和位置在AIP和胰腺癌之间存在差异，当活检未能获得确定的诊断时，PET/CT能够检测其余的系统性炎性病灶，从而有助于AIP的诊断（Kamisawa T et al.，2010；Zhang J et al.，2013）。胰外胆管、腮腺、前列腺异常摄取更易见于AIP患者；同时出现胰腺弥漫性^{18}F-FDG摄取和前列腺倒"V"形^{18}F-FDG摄取仅见于AIP患者（Lee TY et al.，2009；Zhang J et al.，2017）。当遇到非典型自身免疫性胰腺炎时，通过胰腺外表现能诊断此病。关于PET/MR在AIP的应用有个案报道（Rauscher I et al.，2017），AIP表现为胰腺弥漫性^{18}F-FDG摄取增高，形态肿大、弥散受限，增强扫描延迟强化，开始糖皮质激素治疗后影像学异常消失。^{18}F-FDG PET/MR在AIP诊治中有一定价值，为准确诊断、疗效监测提供了影像学证据，避免了不必要的手术。

【病例】

病例1

（1）病史简介：患者，男，59岁，反复黄疸2月余。CT示胆囊增大，胆总管下端狭窄伴胆总管及肝内胆管扩张，胰头密度不均，胰腺稍饱满伴周围可疑渗出。CA 19-9为127.8U/ml，IgG4升高。超声胃镜下胰腺头颈部低回声病灶穿刺未见肿瘤细胞，倾向慢性胰腺炎可能。为进一步明确诊断，行PET/MR检查（图6-32）。

（2）病例分析：该例病变胰腺的代谢表现为弥漫性增高，形态学上出现包膜样外观和渐进性强化，病变累及胰腺、胆道、泪腺、前列腺，同时伴有全身多处淋巴结代谢增高，符合自身免疫性胰腺炎表现。

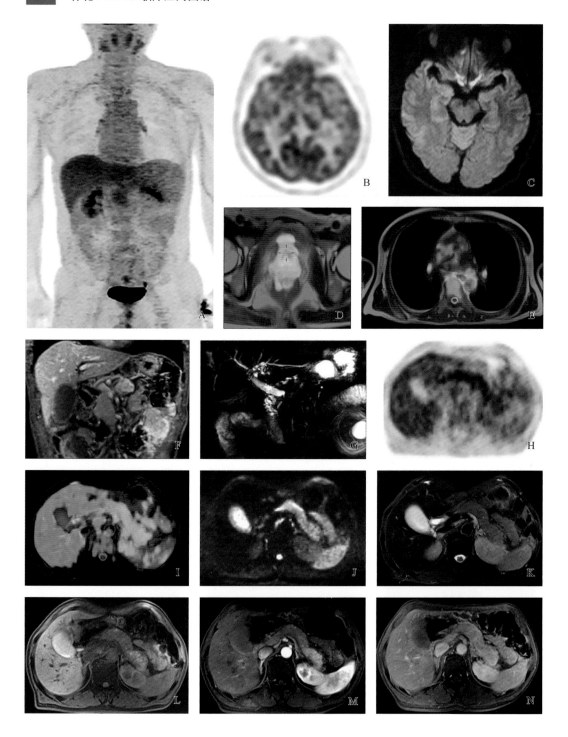

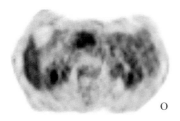
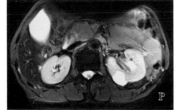
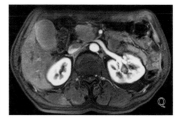

图6-32 全身 ^{18}F-FDG PET/MR

A.全身PET MIP图像；B.头颅横断面PET图像；C.头颅横断面DWI图像（ $b = 1000$ ）；D.前列腺PET/T$_2$WI融合图像；E.胸部PET/T$_2$WI融合图像；F.上腹部冠状面T$_1$WI-fs增强门脉期图像；G. MRCP斜冠状面图像；H、O.上腹部横断面PET图像；I. PET/T$_2$WI-fs融合图像；J.DWI图像（ $b = 800$ ）；K、P. T$_2$WI-fs图像；L～N.横断面T$_1$WI-fs平扫、动脉期、平衡期图像；Q. T$_1$WI-fs横断面增强动脉期图像。可见双侧泪腺形态饱满伴信号异常，DWI信号增高，代谢弥漫性轻度增高，SUV$_{max}$ = 2.6。纵隔及双肺门淋巴结代谢增高，SUV$_{max}$ = 3.2。双侧胸腔少量液体信号。胰腺形态肿胀伴实质信号异常，DWI信号增高，T$_1$WI示其内小斑片状稍低信号灶，增强扫描呈进行性持续强化，胰腺代谢弥漫性增高，SUV$_{max}$ = 4.1。主胰管显示欠清，未见明显扩张。胆总管胰头段管腔狭窄、管壁延迟强化，其上游胆总管及肝内胆管轻度扩张，胆囊形态肿大，囊壁延迟强化，T$_1$WI腔内信号增高，T$_2$WI腔内信号减低。胰尾前方、腹膜后及双侧髂血管旁淋巴结显示，部分代谢轻度增高，SUV$_{max}$ = 2.7。前列腺放射性摄取增高，呈倒"V"形

病例2

（1）病史简介：患者，男，52岁，肤黄，瘙痒，伴尿色加深2月余。外院拟诊自身免疫性胰腺炎，行激素治疗、鼻胆管置入后，查肿瘤标志物示CA19-9升高（158U/ml）。患者经超声内镜＋胰头部穿刺活检未见恶性细胞。行左锁骨上淋巴结切除术，病理诊断为淋巴结反应性增生。腮腺及颌下腺B超检查未见明显异常，查抗可溶性抗原抗体（ENA）、抗核抗体（ANA）、抗中性粒细胞胞浆抗体（ANCA）等未见明显异常。为进一步确诊并排除肿瘤相关性疾病，2018年9月2日行PET/MR检查（图6-33）。

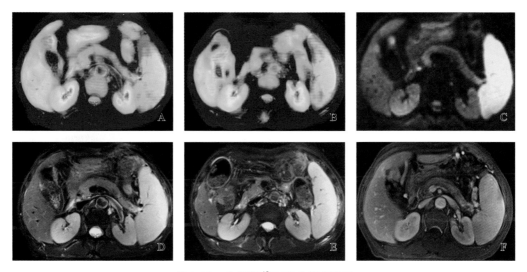

图6-33 上腹部 ^{18}F-FDG PET/MR

A、B. PET/T$_2$WI-fs融合图像；C. DWI图像（ $b = 800$ ）；D、E. T$_2$WI-fs图像；F.横断面T$_1$WI-fs增强门脉期图像。可见胰腺体尾部T$_2$WI、DWI信号较均匀，胰腺头颈部T$_2$WI信号稍高，增强扫描早期胰腺强化减弱，延迟后信号较均匀，未见异常强化灶，未见明显异常高代谢。胰管多发节段性狭窄，未见扩张。胃壁代谢弥漫性增高，SUV$_{max}$ = 5.5。脾脏肿大，信号正常，代谢分布均匀

（2）病例分析：该例为AIP激素治疗后，胰腺代谢不高、信号轻度异常、胰管多发节段性狭窄，胆道呈炎性改变，未见肿瘤依据。患者继续激素和其他对症治疗后黄疸较前明显好转。复查超声胃镜＋胰腺穿刺，"胰腺穿刺标本"送检为少许纤维素性渗出物伴急慢性炎症细胞浸润，未见异型成分，进一步确认排除肿瘤。

病例3

（1）病史简介：患者，男，66岁，自身免疫性胰腺炎病史5年余，间断泼尼松治疗至今。2018年6月复查CA19-9为86U/ml，较前明显增高，CT提示胰管扩张，未发现明显占位性病变，超声胃镜显示钩突部直径为2.4cm占位，质地较硬。为进一步明确诊断，行PET/MR检查（图6-34）。后患者于2018年8月13日行胰十二指肠切除术；术中探查见胰头部触及一直径约3cm肿块，质硬偏韧，与周围组织有粘连。周围淋巴结可触及明显肿大。术后病理诊断："胰十二指肠切除标本"，示胰腺小叶萎缩，纤维大量增生胶原化，排列成席纹状，间质有较多淋巴细胞、浆细胞浸润，淋巴滤泡形成，IgG4阳性浆细胞数量较多，比例增高，结合临床及血清学检查符合IgG4相关硬化性胰腺炎治疗后改变，胰腺切缘、胆总管切缘、胃切缘、十二指肠切缘均未见异型成分，胰腺前淋巴结2枚、胰腺后淋巴结2枚、幽门下淋巴结7枚均呈反应性增生，胆囊慢性炎。免疫组化：CD20（生发中心＋），CD79α（淋巴滤泡＋），CD38（浆细胞＋），CD138（浆细胞＋），Kappa（部分＋），Lambda（部分＋），S-100（神经束＋），IgG（少数细胞＋），IgG4（＞50/HFP），Ki67（10%＋）。

（2）病例分析：局灶性AIP与胰腺癌的鉴别诊断困难，^{18}F-FDG显像均可表现为局灶性代谢增高灶，其他肿瘤显像剂可能有助于鉴别诊断。

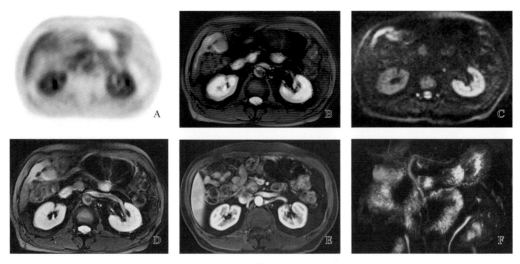

图6-34　上腹部 ^{18}F-FDG PET/MR

A.上腹部横断面PET图像；B. PET/T$_2$WI-fs融合图像；C. DWI图像（$b＝800$）；D. T$_2$WI-fs图像；E.横断面T$_1$WI-fs增强动脉期图像；F. MRCP斜冠状面MIP图像。图中可见胰腺体尾部萎缩，胰管扩张，胆总管下端局部管腔欠光滑，局部稍窄，胰腺钩突部局部可见异常信号灶，大小约1.2cm，T$_2$WI呈稍高信号，DWI信号稍高，动态增强扫描可见病灶轻度强化，放射性分布稍高，SUV$_{max}$为3.1～3.7

第四节 胃肠道肿瘤

一、胃癌

【概述】

胃癌是源于胃黏膜上皮的恶性肿瘤，好发于中老年人，男女发病率之比约为2：1，近年来全球范围内胃癌的发病率及死亡率整体有所下降，但在我国各种恶性肿瘤中，其发病率及死亡率仍高居前5位，胃癌患者确诊时，通常已经处于进展期。外科手术是胃癌的主要治疗手段，早期胃癌局限于黏膜层，可行内镜下治疗，而进展期胃癌可结合新辅助化疗，因此对胃癌患者进行准确的TNM分期尤为重要。超声内镜（endoscopic ultrasonography，EUS）在直接观察胃肠道黏膜病变的同时，可以清晰显示与组织学相对应的胃壁5层结构，也是目前唯一能较准确鉴别黏膜及黏膜下癌的手段，但是超声束的穿透范围有限，对胃癌N分期准确性较低。MDCT扫描速度快、成像范围广，增强扫描及MPR后处理技术的应用能较准确地显示肿瘤浸润胃壁深度，是否侵犯周围脏器、邻近血管，同时可以显示可疑转移淋巴结的部位、数目、大小及强化特点，是目前胃癌术前分期的主要手段。MR平扫及动态增强扫描通过病灶是否突破黏膜下层、浆膜层，以及是否侵犯周围组织来判定胃癌范围有较高的准确性。在DWI序列上肿瘤边界显示更清楚，与正常胃壁组织及周围脂肪间隙的对比更加明显（Caivano R et al.，2014），DWI还可以通过ADC值的测定定量分析转移性淋巴结与非转移性淋巴结（刘松等，2014），提高胃癌患者TNM分期的灵敏度和准确性。[18]F-FDG PET/CT对于胃癌原发肿瘤的评估价值有限，它的优势在于检测转移性病灶。Altini等（2015）对45例初发胃癌患者治疗前的研究表明，[18]F-FDG PET/CT对于淋巴结转移的特异性明显高于增强CT（分别为95.24%和61.9%）。

【病例】

（一）分期

病例1

（1）病史简介：患者，男，82岁，右前胸及右上腹疼痛1月余，肿瘤标志物升高（CA19-9＞1000U/ml，CA125为356.4U/ml，CEA为7.19ng/ml，AFP为9.98ng/ml），于外院行上消化道造影提示胃窦占位可能。为进一步完善诊断行PET/MR及CT检查（图6-35、图6-36）。全身PET/MR显像提示胃癌伴胃周淋巴结转移、肺转移、肝脏及腹膜广泛转移。

（2）病例分析：PET/MR成像显示胃体病灶代谢增高、弥散受限，胃周多发肿大、高代谢淋巴结，伴肝脏及腹腔内多发高代谢灶，提示胃癌广泛转移。同时右肺下叶可见结节样高代谢灶，常规MRI未见明显异常，但DWI该部位可见1枚弥散受限结节，序贯PET/CT显像证实为肺内结节，提示PET/MR对肺内转移灶的检出能力与PET/CT相当。

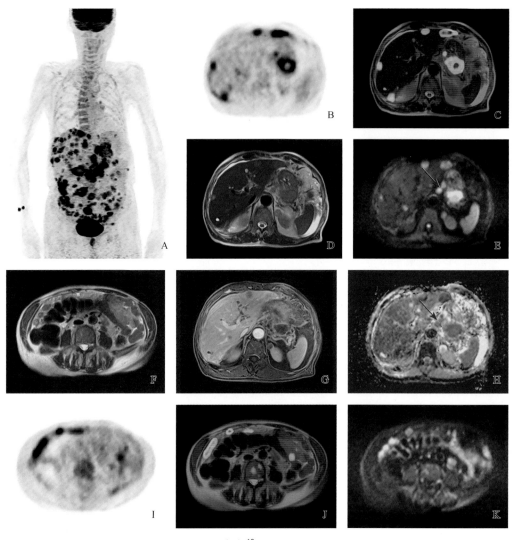

图 6-35　全身 ^{18}F-FDG PET/MR

A. 冠状面全身 PET MIP 图像；B. 上腹部横断面 PET 图像；C. 上腹部横断面 T$_2$WI 图像；D. 上腹部横断面 PET 与 T$_2$WI 融合图像；E. 上腹部横断面 DWI 图像（$b=800$）；F. 中腹部横断面 T$_2$WI 图像；G. 上腹部横断面 T$_1$WI-fs 增强延迟期图像；H. 上腹部横断面 ADC 图像；I. 中腹部横断面 PET 图像；J. 中腹部横断面 PET 与 T$_2$WI 融合图像；K. 中腹部横断面 DWI 图像（$b=800$）。图中可见腹腔内多发糖代谢增高灶（图 A），胃体团块样异常信号灶伴糖代谢增高，SUV$_{max}$ 为 10.6，伴肝内多发高代谢结节影（图 B ～ D），肿瘤呈 DWI 高信号，ADC 信号减低，DWI 可清晰显示肿瘤边界及胃小弯侧肿大淋巴结（红色箭头）（图 E、H），增强扫描肿瘤边缘强化（图 G），大网膜可见多发高代谢结节影（图 I ～ J），DWI 呈高信号（图 K）

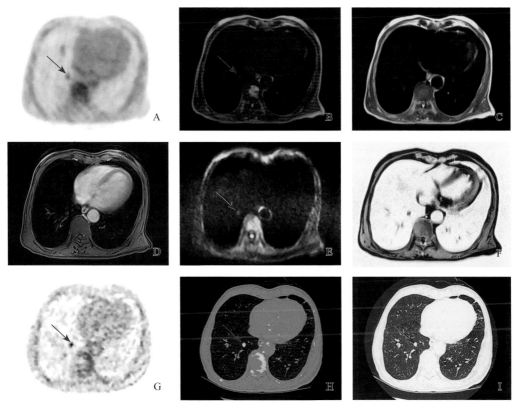

图6-36 胸部 ^{18}F-FDG PET/MR 与 PET/CT

A.横断面PET（PET/MR）图像；B.横断面PET与T$_2$WI融合图像；C.横断面T$_2$WI图像；D.横断面T$_1$WI-fs增强图像；E.横断面DWI图像；F.横断面T$_2$WI灰度反转图像；G.横断面PET图像（PET/CT）；H.横断面PET与CT融合图像；I.横断面CT（肺窗）图像。图中可见右肺下叶点状高代谢灶（图A、B，红色箭头），常规MR序列T$_2$WI及增强扫描未见明显异常信号（图C、D），DWI图像对应部位可见点状高信号灶（图E，红色箭头），序贯PET/CT图像可见右肺下叶结节伴代谢增高（图G～I，红色箭头）

病例2

（1）病史简介：患者，女，52岁，上腹部胀痛2月余，查^{13}C呼气试验示幽门螺杆菌阳性，予以枸橼酸铋钾＋阿莫西林＋左氧氟沙星抗幽门螺杆菌治疗，症状无明显缓解。1个月前患者出现头晕，无呕血、黑便，查血常规示血红蛋白64g/L。查胃镜示：胃体见溃疡隆起性病变，上覆污苔，触之易出血，周围黏膜结节状隆起，边缘充血、水肿。予以活检，病理示胃体腺癌，超声胃镜示胃体病变累及1～5层，内部回声不均匀，胃壁明显增厚。为进一步完善诊断行PET/MR检查（图6-37），PET/MR显像提示胃癌伴胃周淋巴结转移。后行腹腔镜探查：肿瘤位于胃体部，可见浆膜侵犯，胃周淋巴结肿大，右侧膈顶可见片状结节，左侧膈顶散在结节，盆腔可见散在转移结节。

（2）病例分析：PET/MR显像显示胃体病灶代谢增高、弥散受限，肿瘤突破浆膜层，胃周多发转移淋巴结，与术中所见相符。但影像学检查未发现腹盆腔内转移灶，重新读片可见大网膜可疑微小异常强化灶，糖代谢未见明显增高（图6-38），提示无论是^{18}F-FDG PET还是多参数MR显像，对微小腹膜转移灶的检出仍有局限。

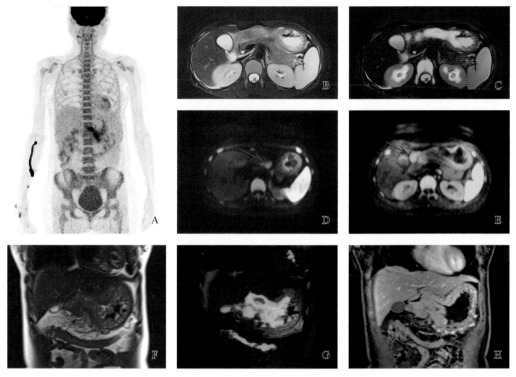

图6-37　全身¹⁸F-FDG PET/MR

A.冠状面全身PET MIP图像；B.上腹部横断面T₂WI-fs图像；C.上腹部横断面PET与T₂WI-fs融合图像；D、E.上腹部横断面DWI图像（$b=800$）；F.腹部冠状面T₂WI图像；G.腹部冠状面PET与T₂WI-fs融合图像；H.腹部冠状面T₁WI-fs增强图像。图中可见胃体及胃窦局部胃壁明显增厚，黏膜皱褶消失，DWI呈稍高信号，病灶代谢增高，SUV_max为8.6，胃小弯侧及胃窦周围见多发高代谢肿大淋巴结（红色箭头），DWI信号增高，增强扫描可见病灶周围脂肪间隙模糊

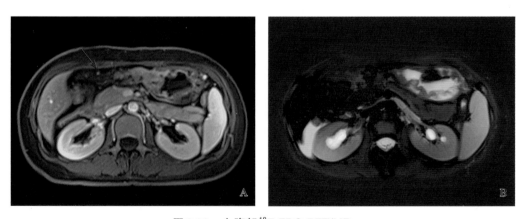

图6-38　上腹部¹⁸F-FDG PET/MR

A.横断面T₁WI-fs增强图像；B.横断面PET与T₂WI-fs融合图像。图中可见大网膜微小异常强化灶（图A，红色箭头），PET图像未见糖代谢异常增高（图B）

（二）监测肿瘤复发

病例1

（1）病史简介：患者，女，76岁，胃癌行远端胃切除术后2年余，近期出现恶心、呕吐，CEA及CA724升高。3个月前胃镜检查未见明显异常。因怀疑肿瘤复发行全身PET/MR检查（图6-39），PET/MR显像示吻合口壁明显增厚伴代谢增高，考虑肿瘤复发。超声胃镜示残胃吻合口巨大溃疡增殖性病变，堵塞吻合口，直径约6cm，表面覆盖宿食及厚苔，反复冲洗不能去除。内镜勉强通过吻合口，进至吻合口下方10cm，所见小肠通畅，EUS探查提示病灶起源于上皮-黏膜层，呈低回声，局部厚度14mm，主要浸润黏膜-黏膜下层，部分浸润胃壁全层。吻合口活检病理提示低分化腺癌，部分为印戒细胞癌。

（2）病例分析：该患者因怀疑胃癌复发行PET/MR显像，全身PET/MR提示胃肠吻合口处复发，同时局部及远处未发现转移灶。PET/MR对复发病灶的显示清晰，尤其在DWI序列中，对病灶的边缘显示清晰。

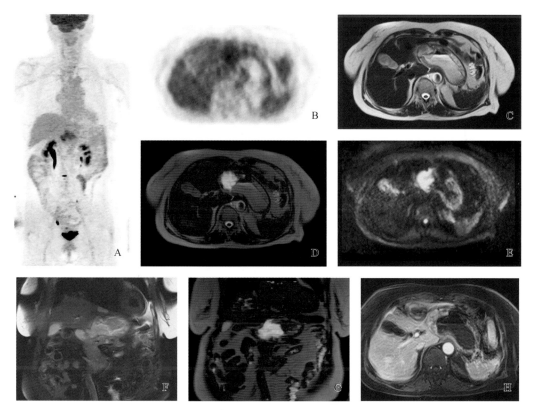

图6-39 全身 ^{18}F-FDG PET/MR

A.冠状面全身PET MIP图像；B.上腹部横断面PET图像；C.上腹部横断面T_2WI图像；D.上腹部横断面PET与T_2WI融合图像；E.上腹部横断面DWI图像（$b=800$）；F.腹部冠状面T_2WI-fs图像；G.腹部冠状面PET与T_2WI融合图；H.上腹部T_1WI-fs增强静脉期图像。图中可见胃肠吻合口处胃壁明显不均匀增厚，DWI呈高信号，代谢增高，SUV_{max}为6.5，胃周未见明显肿大淋巴结

病例 2

（1）病史简介：患者，男，59岁，患者于1年前确诊胃窦腺癌，行腹腔灌注化疗＋新辅助化疗后，于10个月前行远端胃大部切除，术后病理示胃窦小弯侧低分化腺癌，伴黏液成分（溃疡型），浸润至浆膜层，肿瘤人小为1.6cm×1.5cm×1.0cm，侵犯神经，淋巴结未见转移。术后行化疗。1个月前发现CEA升高，现CEA为41ng/ml，因怀疑肿瘤复发行全身PET/MR检查（图6-40），PET/MR显像示腹膜后高代谢肿大淋巴结，考虑肿瘤转移。

（2）病例分析：该患者因怀疑胃癌复发行PET/MR显像，全身PET/MR提示腹膜后淋巴结复发，DWI序列对肿大淋巴结显示十分清晰，PET图像可见糖代谢增高，^{18}F-FDG PET与MR图像相互印证，提示临床该患者为淋巴结转移。同时，全身显像可提示患者没有其他部位复发或转移。

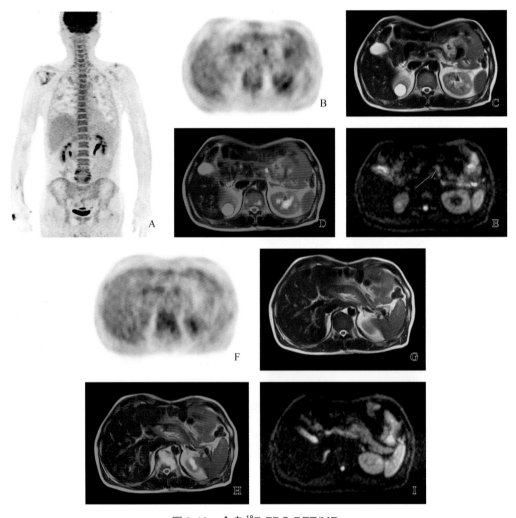

图6-40　全身 ^{18}F-FDG PET/MR

A.冠状面全身PET MIP图像。B～E为上腹部脾静脉水平横断面图像；B.横断面PET图像；C.横断面T$_2$WI图像；D.横断面PET与T$_2$WI融合图像；E.横断面DWI图像（ $b=800$ ）。F～I为上腹部门静脉右支水平横断面图像；F.横断面PET图像；G.横断面T$_2$WI图像；H.横断面PET与T$_2$WI融合图像；I.横断面DWI图像（ $b=800$ ）。图中可见腹膜后胰腺与脾动脉之间肿大淋巴结，DWI呈高信号（红色箭头），代谢增高，SUV$_{max}$为3.2（图B～E），胃肠吻合口未见异常信号或异常高代谢（图F～I）

（三）疗效监测

（1）病史简介：患者，男，72岁，于2年前无明显诱因下出现进食梗阻感，后出现左锁骨上淋巴结肿大，行胃镜示食管贲门癌（距门齿40cm处可见食管贲门新生物，大小约1.0cm×2.0cm，周围黏膜结节样，食管管腔狭窄，内镜不能通过）。食管贲门新生物病理示鳞状上皮下见腺癌组织浸润。PET/CT示贲门及胃体恶性肿瘤累及食管下端伴左侧颈部、锁骨区、后纵隔、胃周及腹膜后淋巴结转移。左侧颈部肿块细针穿刺提示淋巴结腺癌（倾向胃来源）。胃癌分期CT示贲门、胃体小弯侧溃疡增殖性病灶，考虑胃癌破浆膜层；病灶与胰腺被膜接触，胃小弯侧及腹膜后多发肿大淋巴结。后行化疗。1年前影像学评估上腹部CT提示贲门周围、肝胃间隙及腹膜后多发淋巴结增大，评估病情PD。后继续化疗，为评估疗效行全身PET/MR检查（图6-41）。PET/MR显像示胃贲门胃壁不规则增厚，代谢增高，考虑恶性病变，病变累及胃体小弯侧胃壁；腹膜后及左侧锁骨上多枚高代谢淋巴结，考虑转移；左脑顶叶1枚较大占位伴出血，代谢增高，考虑转移。

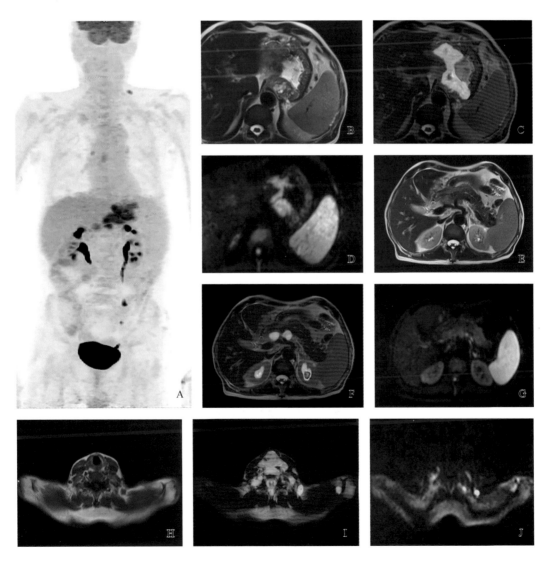

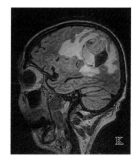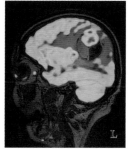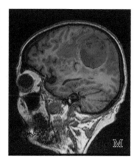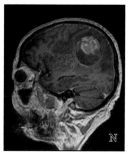

图6-41　全身 ^{18}F-FDG PET/MR

A.冠状面全身PET MIP图像。B～D为上腹部贲门水平图像；B.横断面T$_2$WI图像；C.横断面PET与T$_2$WI融合图像；D.横断面DWI图像（$b=800$）。E～G为上腹部腹腔干水平图像；E.横断面T$_2$WI图像；F.横断面PET与T$_2$WI融合图像；G.横断面DWI图像（$b=800$）。H.颈部横断面T$_2$WI图像。I.颈部横断面PET与T$_2$WI融合图像.J.颈部横断面DWI图像（$b=800$）。K.头部矢状面T$_2$-FLAIR图像。L.头部矢状面PET与T$_2$-FLAIR融合图像。M.头部矢状面T$_1$WI图像。N.头部矢状面T$_1$WI增强扫描图像。图中可见上腹部及左侧颈部糖代谢增高灶（图A），胃贲门胃壁不规则增厚，代谢明显增高，SUV$_{max}$为9.7（图B、C），DWI呈高信号，病灶累及胃体小弯侧胃壁（图D），腹膜后见高代谢肿大淋巴结，短径为1.7～2.0m，SUV$_{max}$为7.0（图E、F），DWI呈稍高信号（图G），左侧颈部见淋巴结显示，代谢增高，SUV$_{max}$为5.2（图H、I），DWI呈高信号（图J），左侧顶叶见一类圆形异常信号灶，病灶内部信号不均，可见肿瘤实质部分及液性部分，实质部分代谢增高，SUV$_{max}$为7.8，增强扫描可见不均匀强化，液性部分可见分层，未见FDG摄取，增强扫描未见强化，病灶周围脑白质见片状异常信号，T$_2$-FLAIR呈高信号，T$_1$WI呈低信号，增强扫描未见强化（图K～N）

（2）病例分析：该患者因疗效评估行全身PET/MR显像，显像结果提示该患者贲门原发灶、淋巴结转移灶及脑转移灶FDG摄取均增高，考虑均存在肿瘤活性，治疗效果欠佳。PET/MR为制定下一步治疗方案提供了有效信息，PET/MR显像的辐射剂量小于PET/CT，适合需要多次复查评估疗效的患者。

二、结直肠癌

【概述】

结直肠癌是常见的消化道恶性肿瘤之一，近年来，在全球范围内，结直肠癌的发病率和死亡率呈明显上升趋势，且发病年龄有所提前。由于我国居民生活饮食结构的改变及人口老龄化进程加快，近年来我国结直肠癌的发病率和死亡率均呈上升趋势，且均高于世界平均水平。2013年结直肠癌发病率居我国恶性肿瘤的第4位，死亡率居第5位（杜灵彬等，2017）。结直肠癌易发生淋巴结及肝转移，因此早期发现转移灶对患者预后有显著影响。影像学检查是结直肠癌分期、疗效评估及随访的重要手段。PET/CT在结直肠癌的分期和随访中有重要价值，尤其在肿瘤的N和M分期中，但是对较小的肝脏转移瘤的检出较为困难。在治疗后的随访中，PET/CT可以鉴别治疗后改变与肿瘤复发或残留（Sanli Y et al., 2012）。MR主要用于直肠癌的局部分期，而在结肠癌中的应用较少，常规MR序列可以显示肿瘤在肠壁的浸润范围及对邻近器官的侵犯，并且对远处转移尤其是肝转移瘤的检出有明显优势，而DWI在评价淋巴结转移方面有较大优势。多参数

MR极大拓展了MR在结直肠癌诊断中的应用，全身MRI和PET/CT在结直肠癌分期中的效能是相当的（Schmidt GP et al.，2009）。Brendle等（2016）研究发现，PET/MR和PET/CT在结直肠癌分期中的准确性是相当的，而PET/MR对肝脏转移灶的检出明显优于PET/CT。在PET/MR中，一次检查可以完成对结直肠癌的TNM分期，"一站式"的检查方式可以优化诊断流程，缩短患者的等待时间。将PET的功能性代谢信息与MR的多参数信息和形态信息相结合，PET/MR可能在治疗后的随访中表现出优势，从而能够更好地区别复发或残留肿瘤与治疗引起的改变。

【病例】

（一）分期

（1）病史简介：患者，男，67岁，于3天前体检时发现肝占位，上腹部增强MR示肝脏多发占位，考虑胃肠道来源转移灶可能。为寻找原发灶行全身PET/MR检查（图6-42），PET/MR显像示乙状结肠局部肠壁不均匀增厚，代谢增高，考虑恶性病变，肝脏多发高代谢占位，考虑转移性病变。后患者行腹腔镜下乙状结肠癌根治术，术中探查，见乙状结肠中段直径10cm肿块，侵犯浆膜及周围组织，肝表面见多发转移结节，大网膜盆腔未见转移结节，无腹腔积液。术后病理示乙状结肠溃疡型腺癌，分化Ⅱ级，癌组织浸润肠壁浆膜下层。神经见癌侵犯。肠系膜根部淋巴结未见癌转移，肠旁淋巴结未见癌转移，另见癌结节2枚。

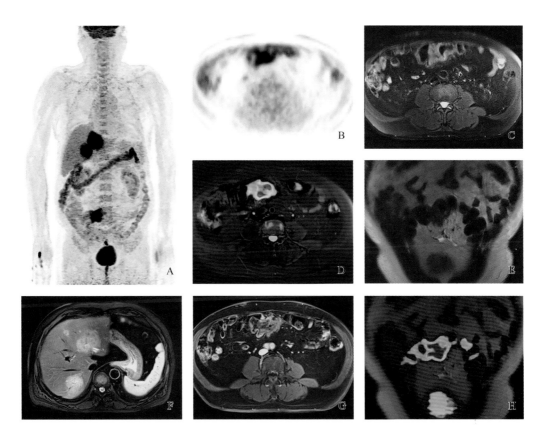

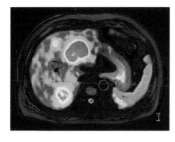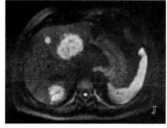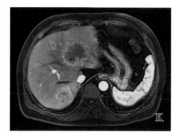

图6-42　全身 ^{18}F-FDG PET/MR

A.冠状面全身PET MIP图像；B.下腹部横断面PET图像；C.下腹部横断面T$_2$WI-fs图像；D.下腹部横断面PET与T$_2$WI-fs融合图像；E.腹部冠状面T$_2$WI图像；F.上腹部横断面T$_2$WI-fs图像；G.下腹部横断面T$_1$WI-fs增强延迟期图像；H.腹部冠状面PET与T$_2$WI融合图像；I.上腹部横断面PET与T$_2$WI-fs融合图像；J.上腹部横断面DWI图像；K.上腹部横断面T$_1$WI-fs增强动脉期图像。图中可见乙状结肠局部肠壁不均匀增厚，系膜缘壁毛糙，增强扫描可见强化，代谢明显增高，SUV$_{max}$为11.4（图B～E、G及H）；肝脏见多发大小不等、类圆形异常信号影，T$_2$WI-fs呈不均匀稍高信号，DWI呈高信号，增强扫描见边缘环形强化，代谢明显增高，SUV$_{max}$为11.2（图F、I～K）

（2）病例分析：PET/MR显像示乙状结肠局部肠壁不均匀增厚，代谢增高，符合结肠癌表现，考虑为该患者的原发肿瘤，同时MR可显示病变肠段系膜缘毛糙，提示侵犯浆膜可能，最终手术病理证实该诊断。一体化PET/MR对于结肠癌的诊断、分期提供了明确可靠的信息。

（二）监测肿瘤复发

病例1

（1）病史简介：患者，男，59岁，于2年半前因腹痛伴黑便行肠镜检查，示结肠肿物，遂行右半结肠癌根治术，术后病理提示回盲部腺癌Ⅱ～Ⅲ级伴少量黏液成分（隆起型），浸润至浆膜外脂肪组织，侵犯神经，脉管内见癌栓。术后分期为pT4aN1cM0，ⅢB期。术后行化疗。1年半前患者出现餐后中下腹不适，每日解便2～3次，不成形，肠镜提示乙状结肠不典型增生，病理示腺癌。遂行直乙结肠癌根治术，术后病理示直乙结肠癌，中分化，浸润至肌壁外纤维脂肪组织，未见肯定的脉管瘤栓及神经侵犯。术后分期：pT3N1cM0，ⅢB期。肿瘤分子病理检查诊断两个肿瘤符合双原发腺癌。术后行化疗。半年前行PET/CT评估病情，示腹腔多发高代谢灶，考虑疾病进展。后化疗至今，末次化疗时间为半个月前。近期患者出现腹痛伴腰背痛，因怀疑疾病进展行全身PET/MR检查（图6-43），PET/MR显像示右上腹小肠高代谢占位伴小肠不完全性梗阻，直肠系膜转移，肝脏转移可能，考虑疾病进展。患者后因肠梗阻行手术，术中探查见腹腔严重粘连，以小肠粘连明显，未见明显腹腔积液，原右半结肠术后回肠横结肠吻合口良好，未见复发狭窄，该吻合口近端方向约15cm处回肠触及肿块，肿瘤直径约为3cm，肠段完全狭窄，肿瘤侵犯浆膜外，肿瘤近端近60cm肠段扩张明显，小肠系膜触及质硬结节，临床考虑转移可能；行转移肿瘤小肠肠段切除＋转移小肠系膜结节切除。术后病理示小肠肠段切除标本：腺癌，环窄型，中分化，浸润至肌层外纤维脂肪组织，神经侵犯；小肠系膜结节：纤维脂肪组织内见腺癌。

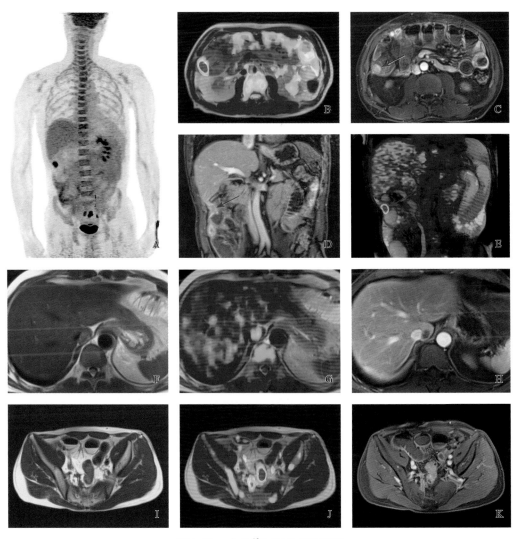

图6-43　全身 ^{18}F-FDG PET/MR

A.冠状面全身PET MIP图像；B.中腹部横断面PET与T_2WI融合图像；C.中腹部横断面T_1WI-fs增强图像；D.腹部冠状面T_1WI-fs增强图像；E.腹部冠状面PET与T_2WI-fs融合图像；F.上腹部横断面T_2WI图像；G.上腹部横断面PET与T_2WI融合图像；H.中腹部横断面T_1WI-fs增强图像；I.盆部横断面T_2WI图像；J.盆部横断面PET与T_2WI融合图像；K.盆部横断面T_1WI-fs增强图像。图中可见右上腹肝下缘小肠肠腔内软组织影，增强扫描可见强化，乙状结肠局部肠壁不均匀增厚，系膜缘壁毛糙，增强扫描可见强化，代谢明显增高，SUV$_{max}$为12.9，近端小肠可见扩张积液（图B～E，红色箭头）；肝脏S1见异常信号灶，T_2WI呈高信号，代谢增高，SUV$_{max}$为5.6，增强扫描呈边缘强化（图F～H）；直肠系膜见不规则条索样异常信号灶，增强扫描见强化，代谢增高，SUV$_{max}$为5.4（图I～K）

（2）病例分析：PET/MR显示小肠肠腔内占位，代谢增高，增强后可见强化，符合恶性肿瘤表现，最终该例较少见的结肠癌小肠转移经手术病理证实。PET/MR发现小肠、直肠系膜等多处转移，以及肝脏的单发转移，为结直肠癌的再分期提供了有力的依据。

病例2

（1）病史简介：患者，男，78岁，于8年前行左半结肠癌根治术，术后化疗2次。此后定期复查，近期检查发现CEA及CA19-9升高，为排除肿瘤复发行全身PET/MR检查（图6-44），PET/MR显像示回盲部肠壁局部增厚伴代谢增高，考虑恶性病变，肝脏多发高代谢占位，考虑转移性病变。行肠镜检查示回盲部见一个累及肠腔1/3溃疡增殖性病灶，周边黏膜隆起，表面高低不平，活检病理示腺癌。

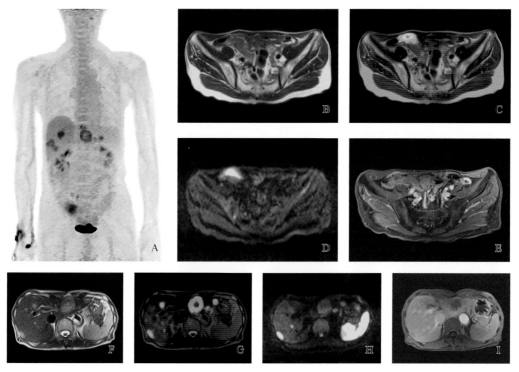

图6-44　全身 ^{18}F-FDG PET/MR

A.冠状面全身PET MIP图像；B.盆部横断面T$_2$WI图像；C.盆部横断面PET与T$_2$WI融合图像；D.盆部横断面DWI图像（$b=800$）；E.盆部横断面T$_1$WI-fs增强图像；F.上腹部横断面T$_2$WI图像；G.上腹部横断面PET与T$_2$WI融合图像；H.上腹部横断面DWI图像（$b=800$）；I.上腹部横断面T$_1$WI-fs增强图像。图中可见回盲部肠壁略增厚，代谢增高，SUV$_{max}$为5.5，DWI呈高信号，增强扫描肠壁稍强化（图B～E），肝内可见多枚大小不等异常信号灶，代谢增高，SUV$_{max}$为5.3，T$_2$WI呈高信号，DWI呈高信号，增强扫描病灶呈不均匀强化，边缘可见环形、分叶状强化

（2）病例分析：该病例为左半结肠癌术后，随访过程中怀疑肿瘤复发，PET/MR检查提示回盲部恶性肿瘤伴肝脏多发转移，回盲部肿瘤最终得到肠镜及病理的确认。PET/MR对结肠癌的再分期提供了有力的依据。

（张　敏　林晓珠　黄新韵　李　彪）

参考文献

杜灵彬，李辉章，王悠清，等，2017. 2013年中国结直肠癌发病与死亡分析. 中华肿瘤杂志，39（9）：

701-706.

刘松，何健，管文贤，等，2014. 含弥散加权成像磁共振与增强CT对胃癌术前T分期诊断准确率的比较. 中华胃肠外科杂志，17（3）：245-249.

Altini C，Niccoli Asabella A，Dipalo A，et al，2015. ^{18}F-FDG PET/CT role in staging of gastric carcinomas：Comparison with conventional contrast enhancement computed tomography. Medicine（Baltimore），94（20）：e864.

Baiocchi GL，Bertagna F，Gheza F，et al，2012. Searching for indicators of malignancy in pancreatic intraductal papillary mucinous neoplasms：The value of ^{18}FDG-PET confirmed. Ann Surg Oncol，19（11）：3574-3580.

Beiderwellen KJ，Poeppel TD，Hartung-Knemeyer V，et al，2013. Simultaneous ^{68}Ga-DOTATOC PET/MRI in patients with gastroenteropancreatic neuroendocrine tumors：Initial results. Invest Radiol，48（5）：273-279.

Benson ABI，D'Angelica MI，Abbott DE，et al，2017. NCCN Guidelines Insights：Hepatobiliary Cancers，Version 1. 2017 featured updates to the NCCN guidelines. J Natl Compr Canc Netw，15（5）：563-573.

Brendle C，Schwenzer NF，Rempp H，et al. 2016. Assessment of metastatic colorectal cancer with hybrid imaging：Comparison of reading performance using different combinations of anatomical and functional imaging techniques in PET/MRI and PET/CT in a short case series. Eur J Nucl Med Mol Imaging，43（1）：123-132.

Butte JM，Redondo F，Waugh E，et al，2009. The role of PET-CT in patients with incidental gallbladder cancer. HPB（Oxford），11（7）：585-591.

Caivano R，Rabasco P，Lotumolo A，et al，2014. Gastric cancer：The role of diffusion weighted imaging in the preoperative staging. Cancer Invest，32（5）：184-190.

Cavaliere A，Giraudo C，Zuliani M，et al，2019. ^{18}F-FDG PET/MR in an atypical pediatric solid pseudo-papillary pancreatic tumor. Clin Nucl Med，44（9）：e522-e523.

Chen BB，Tien YW，Chang MC，et al，2016. PET/MRI in pancreatic and periampullary cancer：Correlating diffusion-weighted imaging，MR spectroscopy and glucose metabolic activity with clinical stage and prognosis. Eur J Nucl Med Mol Imaging. 43（10）：1753-1764.

Chen BB，Tien YW，Chang MC，et al，2018. Multiparametric PET/MR imaging biomarkers are associated with overall survival in patients with pancreatic cancer. Eur J Nucl Med Mol Imaging，45（7）：1205-1217.

Cheng MF，Guo YL，Yen RF，et al，2018. Clinical utility of FDG PET/CT in patients with autoimmune pancreatitis：A case-control study. Sci Rep，8（1）：3651.

Di Martino M，De Filippis G，De Santis A，et al，2013. Hepatocellular carcinoma in cirrhotic patients：Prospective comparison of US，CT and MR imaging，Eur Radiol，23：887-896.

Donati OF，Hany TF，Reiner CS，et al，2010. Value of retrospective fusion of PET and MR images in detection of hepatic metastases：Comparison with ^{18}F-FDG PET/CT and Gd-EOB-DTPA-enhanced MRI. J Nucl Med，51（5）：692-699.

Dong A，Wang Y，Dong H，et al，2013. FDG PET/CT findings of solid pseudopapillary tumor of the pancreas with CT and MRI correlation. Clin Nucl Med，38（3）：e118-e124.

Farchione A，Rufini V，Brizi MG，et al，2016. Evaluation of the added value of diffusion-weighted imaging to conventional magnetic resonance imaging in pancreatic neuroendocrine tumors and comparison with ^{68}Ga-DOTANOC positron emission tomography/computed tomography. Pancreas，45（3）：345-

354.

Gaertner FC, Beer AJ, Souvatzoglou M, et al, 2013. Evaluation of feasibility and image quality of
^{68}Ga-DOTATOC positron emission tomography/magnetic resonance in comparison with positron emission
tomography/computed tomography in patients with neuroendocrine tumors. Invest Radiol, 48（5）: 263-
272.

Gu X, Liu R, 2016. Application of ^{18}F-FDG PET/CT combined with carbohydrate antigen 19-9 for dif-
ferentiating pancreatic carcinoma from chronic mass-forming pancreatitis in Chinese elderly. Clin Interv
Aging, 11（29）: 1365-1370.

Guan ZW, Xu BX, Wang RM, et al, 2013. Hyperaccumulation of ^{18}F-FDG in order to differentiate solid
pseudopapillary tumors from adenocarcinomas and from neuroendocrine pancreatic tumors and review of
the literature. Hell J Nucl Med, 16（2）: 97-102.

Ho CL, Yu SC, Yeung DW, 2003. ^{11}C-acetate PET imaging in hepatocellular carcinoma and other liver
masses. J Nucl Med, 44（2）: 213-221.

Hope TA, Pampaloni MH, Nakakura E, et al, 2015. Simultaneous ^{68}Ga-DOTA-TOC PET/MRI with ga-
doxetate disodium in patients with neuroendocrine tumor. Abdom Imaging, 40（6）: 1432-1440.

Hundal R, Shaffer EA, 2014. Gallbladder cancer: Epidemiology and outcome. Clin Epidemiol, 6: 99-
109.

Huo L, Feng F, Liao Q, et al, 2016. Intraductal papillary mucinous neoplasm of the pancreas with high
malignant potential on FDG PET/MRI. Clin Nucl Med, 41（12）: 989-990.

Inzani F, Petrone G, Rindi G, 2018. The new World Health Organization classification for pancreatic
neuroendocrine neoplasia. Endocrinol Metab Clin North Am, 47（3）: 463-470.

Joo I, Lee JM, Lee DH, et al, 2017. Preoperative assessment of pancreatic cancer with FDG PET/MR
imaging versus FDG PET/CT plus contrast-enhanced multidetector CT: A prospective preliminary study.
Radiology, 282（1）: 149-159.

Kamisawa T, Takum K, Anjiki H, et al, 2010. FDG-PET/CT findings of autoimmune pancreatitis.
Hepatogastroenterology, 57（99-100）: 447-450.

Kang CM, Cho A, Kim H, et al, 2014. Clinical correlations with ^{18}FDG PET scan patterns in solid pseu-
dopapillary tumors of the pancreas: Still a surgical enigma. Pancreatology, 14（6）: 515-523.

Kato K, Nihashi T, Ikeda M, et al, 2013. Limited efficacy of ^{18}F-FDG PET/CT for differentiation between
metastasis-free pancreatic cancer and mass-forming pancreatitis. Clin Nucl Med, 38（6）: 417-421.

Kauhanen S, Rinta-Kiikka I, Kemppainen J, et al, 2015. Accuracy of ^{18}F-FDG PET/CT, multidetec-
tor CT, and MR imaging in the diagnosis of pancreatic cysts: A prospective single-center study. J Nucl
Med, 56（8）: 1163-1168.

Kim YI, Kim SK, Paeng JC, et al, 2014. Comparison of ^{18}F-FDG PET/CT findings between pancreatic
solid pseudopapillary tumor and pancreatic ductal adenocarcinoma. Eur J Radiol, 83（1）: 231-235.

Lee TY, Kim MH, Park DH, et al, 2009. Utility of ^{18}F-FDG PET/CT for differentiation of autoimmune
pancreatitis with atypical pancreatic imaging findings from pancreatic cancer. AJR Am J Roentgenol,
193（2）: 343-348.

Lin WY, Tsai SC, Hung GU, 2005. Value of delayed ^{18}F-FDG-PET imaging in the detection of hepato-
cellular carcinoma. Nucl Med Commun, 26（4）: 315-321.

Maffione AM, Lopci E, Bluemel C, et al, 2015. Diagnostic accuracy and impact on management of
^{18}F-FDG PET and PET/CT in colorectal liver metastasis: A meta-analysis and systematic review. Eur J
Nucl Med Mol Imaging, 42: 152-163.

Nagamachi S，Nishii R，Wakamatsu H，et al，2013．The usefulness of ^{18}F-FDG PET/MRI fusion image in diagnosing pancreatic tumor：comparison with ^{18}F-FDG PET/CT．Ann Nucl Med，27（6）：554-563．

Park JW，Kim JH，Kim SK，et al，2008．A prospective evaluation of ^{18}F-FDG and ^{11}C-acetate PET/CT for detection of primary and metastatic hepatocellular carcinoma．J Nucl Med，49（12）：1912-1921．

Park JM，Kim IY，Kim SW，et al，2013．A comparative study of FDG PET/CT and enhanced multi-detector CT for detecting liver metastasis according to the size and location．Ann Nucl Med，27（3）：217-224．

Ramos-Font C，Gomez-Rio M，Rodriguez-Fernandez A，et al，2014．Ability of FDG-PET/CT in the detection of gallbladder cancer．J Surg Oncol，109：218-224．

Rauscher I，Eiber M，Algül H，et al，2017．Multiparametric ^{18}F-FDG PET/MR follow-up in a patient with autoimmune pancreatitis．Eur J Hybrid Imaging，1（1）：11．

Rijkers AP，Valkema R，Duivenvoorden HJ，et al，2014．Usefulness of F-18-fluorodeoxyglucose positron emission tomography to confirm suspected pancreatic cancer：a meta-analysis．Eur J Surg Oncol，40（7）：794-804．

Sanli Y，Kuyumcu S，Ozkan ZG，et al，2012．The utility of FDG-PET/CT as an effective tool for detecting recurrent colorectal cancer regardless of serum CEA levels．Ann Nucl Med，26（7）：551-558．

Schmidt GP，Baur-Melnyk A，Haug A，et al，2009．Whole-body MRI at 1.5 T and 3 T compared with FDG-PET-CT for the detection of tumour recurrence in patients with colorectal cancer．Eur Radiol，19（6）：1366-1378．

Schraml C，Schwenzer NF，Sperling O，et al，2013．Staging of neuroendocrine tumours：Comparison of ^{68}Ga DOTATOC multiphase PET/CT and whole-body MRI．Cancer Imaging，13（1）：63-72．

Takanami K，Hiraide T，Tsuda M，et al，2011．Additional value of FDG PET/CT to contrast-enhanced CT in the differentiation between benign and malignant intraductal papillary mucinous neoplasms of the pancreas with mural nodules．Ann Nucl Med，25（7）：501-510．

Tatsumi M，Isohashi K，Onishi H，et al，2011．[18]F-FDG PET/MRI fusion in characterizing pancreatic tumors：Comparison to PET/CT．Int J Clin Oncol，16（4）：408-415．

Tomimaru Y，Takeda Y，Tatsumi M，et al，2010．Utility of 2-^{18}F fluoro-2-deoxy-D-glucose positron emission tomography in differential diagnosis of benign and malignant intraductal papillary-mucinous neoplasm of the pancreas．Oncol Rep，24（3）：613-620．

Torizuka T，Tamaki N，Inokuma T，et al，1995．In vivo assessment of glucose metabolism in hepatocellular carcinoma with FDG-PET．J Nucl Med，36（10）：1811-1817．

Treglia G，Caporale N，Rufini V，et al，2013．Usefulness of ^{18}F-FDG PET/CT in an unusual case of solid-pseudopapillary pancreatic tumor in childhood with aggressive behavior．Clin Nucl Med，38（1）：e35-e37．

Wulfert S，Kratochwil C，Choyke PL，et al，2014．Multimodal imaging for early functional response assessment of [90]Y-/^{177}Lu-DOTATOC peptide receptor targeted radiotherapy with DW-MRI and ^{68}Ga-DOTATOC-PET/CT．Mol Imaging Biol，16（4）：586-594．

Yoshioka M，Uchinami H，Watanabe G，et al，2015．[18]F fluorodeoxyglucose positron emission tomography for differential diagnosis of pancreatic tumors．Springerplus，4（1）：154．

Zhang J，Jia G，Zuo C，et al，2017．[18]F- FDG PET/CT helps differentiate autoimmune pancreatitis from pancreatic cancer．BMC Cancer，17（1）：695．

Zhang J，Shao C，Wang J，et al，2013．Autoimmune pancreatitis：Whole-body ^{18}F-FDG PET/CT findings．Abdom Imaging，38（3）：543-549．

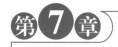

第 7 章

盆腔疾病

第一节 女性生殖系统疾病

一、宫颈癌

【概述】

宫颈癌是我国女性最常见的妇科恶性肿瘤，占女性恶性肿瘤第5位（Chen W et al.，2016）。宫颈癌的预后取决于初诊时的分期。妇科恶性肿瘤分期需结合国际妇产科联盟（International Federation of Gynecologyand Obstetrics，FIGO）和TNM系统。手术和同步化-放疗等根治性治疗方法适用于局部小肿瘤（肿瘤直径小于4cm，ⅠA期、ⅠB、ⅡA1期），因此准确的分期包括肿瘤局部扩散、淋巴结转移、远处转移，对于优化患者治疗方案非常重要。美国国立综合癌症网络（NCCN）2016指南推荐对局部进展期（FIGO Ⅱ期或以上）或子宫切除后偶然发现宫颈癌患者推荐行全身PET/CT检查。最近的FIGO分期则强调了高质量MR图像在肿瘤局部分期中的重要价值。MR适用于病变局部评估，[18]F-FDG PET/CT对于宫颈癌的淋巴结分期、总体分期及疗效监测更具有优势。MR和PET在宫颈癌评估中具有互补作用，因此两者相结合的一体化PET/MR可能提高宫颈癌的分期水平。初步研究显示（Grueneisen J et al.，2015），PET/MR对宫颈癌T分期准确率为85%，淋巴结阳性患者检测的灵敏度、特异性和准确率分别为91%、94%和93%。ADC值和SUV_{max}与肿瘤大小和病理分级相关。PET/MR在宫颈癌阴道侵犯、宫旁扩散、淋巴结转移的诊断灵敏度和特异性较高。[18]F-FDG PET和MR均对宫颈癌患者预后有预测价值。原发肿瘤和转移灶SUV_{max}增高都提示预后不佳；腹主动脉旁淋巴结转移、宫旁侵犯都是PFS的独立预测因素；MTV与肿瘤放疗后总生存期（OS）相关。进展期宫颈癌通常采用非手术治疗，因此疗效评估尤为重要。一项针对8例宫颈癌患者治疗前后PET/MR的研究显示（Sarabhai T et al.，2018），传统实体瘤疗效评价标准（RECIST）和PET实体瘤疗效评价标准（PERCIST）评估治疗反应存在相关性；另外定量功能参数（DWI，DCE-MR）也能反映这种差异；多参数PET/MR对宫颈癌初始治疗可提供更有价值的疗效评估方法。在一项针对10例宫颈癌患者的研究中（Daniel M et al.，2017），分析治疗前、中、后[18]F-硝基咪唑丙醇（[18]F-FMISO）PET/MR 参数ADC、转运常数（K^{trans}）、ABrix、[18]F-FMISO-肿瘤背景比例（TBR），以及[18]F-FMISO摄取和ADC空间、时间上的变化，研究显示平均ADC值升高、低ADC区随时间发生空间上的变化，而TBR、K^{trans}、^{18}F-FMISO阳性容积在治疗过程中降低、减小。一体化PET/MR方案可无创地、一站式显示宫颈癌肿瘤乏氧、灌注、微结构情况，并能反映治疗后肿瘤组织空间–时间反应模式，可用于勾画复杂的靶区及亚靶区并进行疗效评估。研究显示，放疗后有残留肿瘤组织摄取FDG的患者5年生存率明显低于没有摄取的患者。SUV_{max}和ADC值的变化均能提示治疗效果。因此，一体化PET/MR在监测宫颈癌复发方面具有较高的灵敏度和特异性，同时PET/MR较PET/CT辐射明显减低，特别适合年轻患者的随访复查（Beiderwellen K et al., 2015）。

【病例】

（一）分期/再分期

病例1

（1）病史简介：患者，女，55岁，体检发现宫颈赘生物，HPV（＋），活检病理：子宫颈高分化黏液腺癌（宫颈11点、颈管、左穹隆、宫颈赘生物），子宫颈黏膜慢性炎（宫颈7点）。为进一步全身评估，于2019年1月14日行PET/MR检查（图7-1）。随后患者于2019年1月21日手术，经腹腔镜广泛子宫切除术、盆腔淋巴结清扫术、腹主动脉旁淋巴结切除术、双侧输卵管–卵巢切除术。术中探查示子宫萎缩，表面光滑，宫颈表面虫蚀样改变，阴道前壁1/3僵硬，双侧卵巢及双侧输卵管外观正常，盆腔未见明显积液。手术病理示宫颈管黏膜粗糙，切面见一灰白区，大小约2.8cm×1.8cm×1.0cm，质

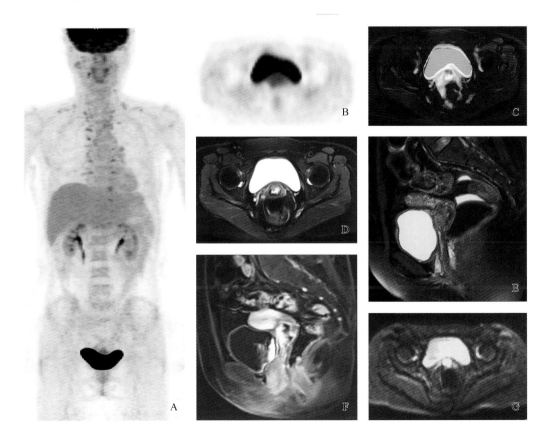

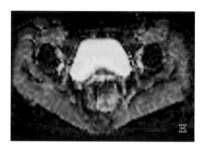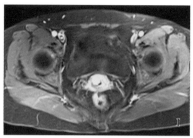

图7-1 全身PET/MR

A.全身PET MIP图像；B.盆腔PET横断面图像；C. PET/T$_2$WI-fs横断面融合图像；D、E.盆腔T$_2$WI-fs横断面、矢状面图像；F.盆腔T$_1$WI-fs增强静脉期矢状面图像；G、H.盆腔DWI及ADC图像；I.盆腔T$_1$WI-fs增强动脉期横断面图像。图中可见宫颈管扩张，宫颈前壁见片状异常信号灶，延伸至阴道前壁，边界欠清，大小约1.7cm×0.8cm×2.3cm，T$_2$WI-fs呈高信号，DWI呈高信号，ADC信号减低，增强扫描明显强化。病灶代谢增高，SUV$_{max}$为4.8

偏硬，病理诊断为宫颈黏液性癌（肠型），侵犯宫颈肌壁全层，累及阴道壁，未见明确神经侵犯或脉管癌栓；颈体交界、左右宫旁组织、阴道壁切缘均未见癌累及；老年性子宫内膜。"左、右附件"：卵巢及输卵管均未见癌累及。清扫淋巴结30枚均未见癌转移。

（2）病例分析：该例宫颈癌病灶较局限，PET/MR可清晰显示病灶本身及其对阴道前壁的局部侵犯，能够实现精确的局部分期。

病例2

（1）病史简介：患者，女，60岁，绝经后阴道不规则流血2月余，1个月前宫颈活检提示宫颈癌可能。为术前全身评估，于2018年6月15日行PET/MR检查（图7-2）。随后患者于2018年6月27日行经宫颈活检＋分段诊刮，术中见宫颈正常形态消失，上唇呈虫蚀样改变，前穹隆及两侧穹隆消失，后穹隆变浅。行碘试验，见宫颈完全不染色，选择宫颈外口1点、3点、6点、9点、12点活检，宫腔刮出物、宫颈管刮出物活检，宫颈1点、3点、6点、9点、12点活检，提示鳞状细胞癌。

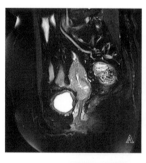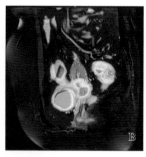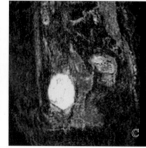

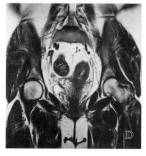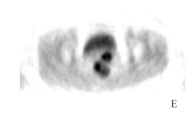

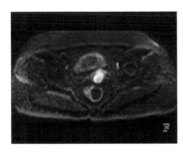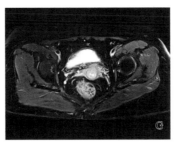

图7-2 盆腔PET/MR

A.盆腔T₂WI-fs矢状面图像；B. PET/T₂WI-fs融合矢状面图像；C.盆腔矢状面ADC图像；D.盆腔冠状面T₂WI图像；E.盆腔PET横断面图像；F.横断面DWI图像；G.盆腔T₂WI-fs横断面图像。图中可见宫颈区形态饱满，放射性分布增高，SUV_{max} 为7.2，病变DWI信号增高，ADC信号减低，宫颈最外层肌层呈低信号连续性中断，宫颈前方脂肪间隙模糊（图F、G），病变累及宫体下部、放射性摄取增高（图A～D），放射性摄取增高范围约2.5cm×2.7cm×2.9cm；附件区形态信号未见明显异常，放射性分布未见异常增高

（2）病例分析：该例宫颈癌局部PET/MR显示病变累及子宫体下部、宫旁浸润，提供了精确的局部分期信息，与手术病理结果吻合。

病例3

（1）病史简介：患者，女，66岁，阴道流血3年，排尿不尽感4个月，外院宫颈活检提示宫颈浸润性鳞腺癌。为全身评估，于2019年3月26日行全身PET/CT＋盆腔PET/MR检查（图7-3）。随后2019年4月1日经MDT会诊建议为解救肾功能，尝试膀胱镜置入双J管，如置管失败，介入科行肾造瘘以解除泌尿系统梗阻。2019年4月3日患者于笔者所在医院门诊置管失败，于2019年4月16日行CT引导肾盂造瘘术，随后行放疗。

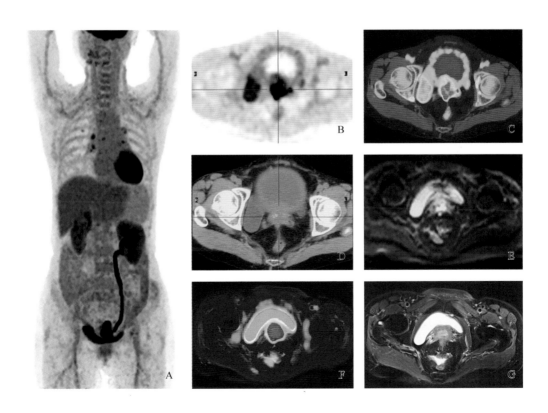

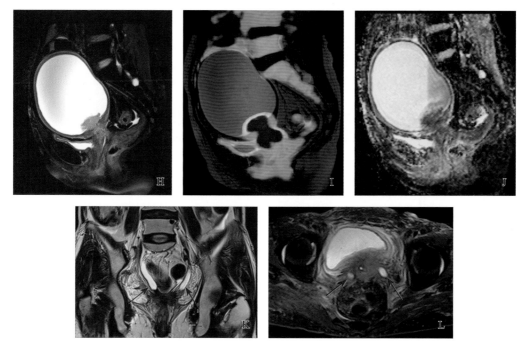

图7-3 全身PET/CT＋盆腔PET/MR

A.全身PET MIP图像；B.盆腔PET横断面图像；C.盆腔PET/CT融合图像；D.盆腔CT平扫图像；E.横断面DWI图像；F. PET/T$_2$WI-fs横断面融合图像；G、H.盆腔T$_2$WI-fs横断面、矢状面图像；I. PET/T$_2$WI矢状面融合图像；J.盆腔矢状面ADC图像；K.盆腔冠状面T$_2$WI图像；L.盆腔横断面T$_2$WI-fs图像。图中可见子宫颈不规则异常信号灶，T$_2$WI-fs呈等高信号，DWI呈高信号，ADC信号减低，代谢明显增高，SUV$_{max}$为7.0（图E～G）。病灶累及子宫颈管全长，呈菜花样突入子宫腔内，侵犯阴道前壁上1/3，与膀胱后壁分界不清，累及双侧输尿管入口处，所见双侧输尿管下段扩张（图K、L红色箭头）。子宫形态增大，大小约13cm×9cm×12cm，宫腔内见均匀T$_2$高信号影，子宫壁变薄（图H～J）。子宫直肠间隙内见一结节样异常信号灶，DWI呈高信号，直径约0.9cm，与直肠前壁关系密切，直肠前壁局部外膜毛糙；盆腔内见少量积液（图E～G）

（2）病例分析：该例病变累及宫颈全长，堵塞宫颈口，导致宫腔内积液，并向下累及阴道前壁上1/3，向前侵犯膀胱后壁，累及双侧输尿管入口处，导致双侧输尿管积水；子宫直肠间隙内癌结节，病灶向后侵犯直肠前壁可能；PET/MR通过多平面、多参数成像，可全面清晰地显示病变与邻近脏器结构的关系，实现准确分期和诊断。

病例4

（1）病史简介：患者，女，60岁，50天前外院宫颈活检提示宫颈癌。近1周来周身不适伴瘙痒，为治疗前评估行全身PET/MR及CT检查（图7-4）。随后患者先后行化疗、放疗，但因为肿瘤终末期，治疗效果差，最终死亡。

（2）病例分析：该例宫颈癌中，PET/MR不仅可显示宫颈壁不规则增厚伴代谢异常增高，同时可以显示宫颈内部的信号差异，以及病灶累及宫体、阴道、直肠，较PET/CT在肿瘤局部分期方面更加精确；同时PET/MR发现了PET/CT未能显示的1枚肝脏微小转移灶，展示了其在肝脏转移瘤诊断中的优势。在转移淋巴结的显示方面，PET/MR与PET/CT效果相仿。

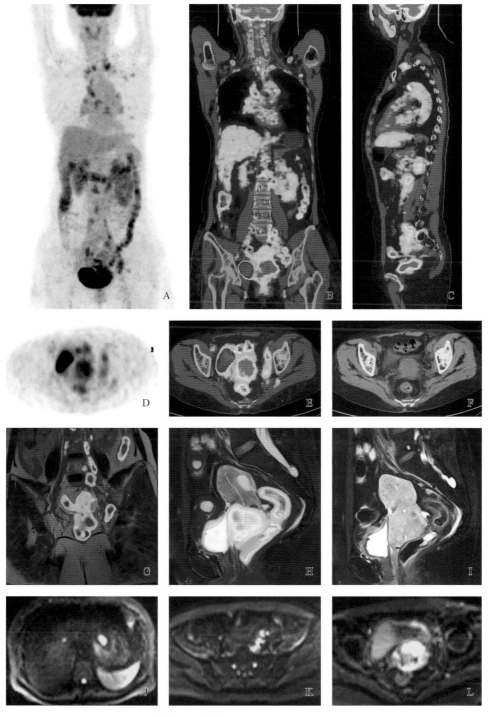

图7-4 全身PET/CT ＋ PET/MR

A.全身PET MIP图像；B、C.全身PET/CT冠状面、矢状面融合图像；D.盆腔PET横断面图像；E.盆腔PET/CT横断面融合图像；F.盆腔横断面CT平扫图像；G.盆腔PET/T₂WI冠状面融合图像；H. PET/T₂WI-fs矢状面融合图像；I.盆腔T₂WI-fs矢状面图像；J.上腹部DWI图像（$b=800$）；K、L.盆腔DWI图像（$b=800$）。图中可见宫颈部高代谢灶，SUV_{max}为9.3，宫颈壁不规则增厚，病灶累及宫体及阴道，周围浆膜面毛糙，与相邻直肠壁分界不清（图H、I、L）。骶前、双侧盆壁区、双侧髂总区、腹主动脉旁、下腔静脉旁、纵隔内、双侧锁骨区、左侧腋窝、左侧胸壁肌间隙内及左颈部多发大小不等软组织结节影，放射性分布异常增高。DWI示右肝1枚高信号灶（图J）

（二）检测/排除肿瘤转移

（1）病史简介：患者，女，61岁，宫颈癌术后2月余，胸部CT示双肺门及纵隔淋巴结肿大，转移待排。为进一步评估，于2019年6月3日行全身PET/MR＋胸部PET/CT检查（图7-5、图7-6）。

（2）病例分析：该例为宫颈癌术后，局部未见复发转移，发现右肺转移灶，以及纵隔、双肺门多发淋巴结转移，体现了PET全身检查的优势，PET/MR可以显示实性肺转移瘤。

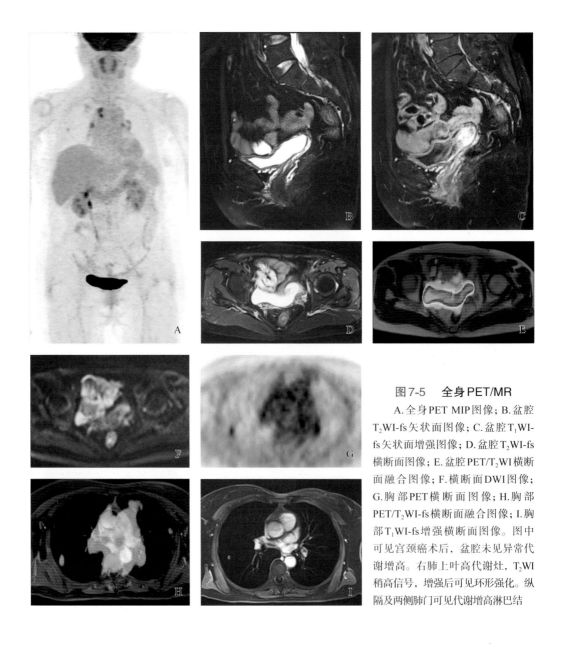

图7-5　全身PET/MR

A.全身PET MIP图像；B.盆腔T₂WI-fs矢状面图像；C.盆腔T₁WI-fs矢状面增强图像；D.盆腔T₂WI-fs横断面图像；E.盆腔PET/T₂WI横断面融合图像；F.横断面DWI图像；G.胸部PET横断面图像；H.胸部PET/T₂WI-fs横断面融合图像；I.胸部T₁WI-fs增强横断面图像。图中可见宫颈癌术后，盆腔未见异常代谢增高。右肺上叶高代谢灶，T₂WI稍高信号，增强后可见环形强化。纵隔及两侧肺门可见代谢增高淋巴结

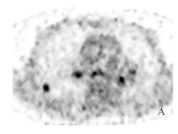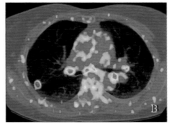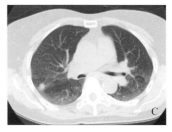

图7-6 胸部PET/CT

A.胸部PET横断面图像；B.胸部PET/CT横断面融合图像；C.胸部CT肺窗图像。右肺见一异常高代谢结节，SUV_{max}为2.7。胸部CT见右肺上叶后段实性结节伴短毛刺，直径约1.0cm；纵隔、双肺门见多发肿大淋巴结，直径为$1.0 \sim 1.3cm$，代谢增高，SUV_{max}为$4.4 \sim 7.5$；纵隔多发肿大淋巴结伴钙化。双侧腋窝淋巴结未见明显肿大及异常代谢增高

（三）疗效评估

（1）病史简介：患者，女，47岁，2018年4月宫颈脱落组织病理诊断为浸润性腺鳞癌。化疗2次（4月25日、5月16日），拟行放疗，放疗前行盆腔MR检查（图7-7）示宫颈右后壁癌，累及阴道后穹隆及阴道上段，病灶与直肠间隙欠清，盆腔内见增大淋巴结影。已行放疗25次（计划共30次）。为了治疗后评估，于2018年7月4日行PET/MR检查（图7-8）。

（2）病例分析：该例为宫颈癌放化疗后，与治疗前相比（见图7-7），局部病灶形态缩小，弥散受限有所改善，PET提示代谢轻度增高，多参数评估治疗效果是PET/MR的优势所在。

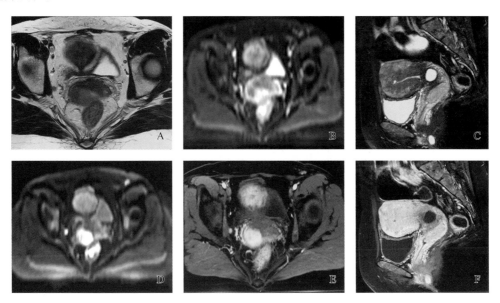

图7-7 盆腔MR（治疗前，2018年5月18日）

A.横断面T_2WI图像；B、D.横断面DWI图像（$b=50, 800$）；C.矢状面T_2WI-fs图像；E.横断面T_1WI-fs增强动脉期图像；F.矢状面T_1WI-fs增强静脉期图像。图中可见宫颈右后壁不规则异常信号肿块影，大小约2.4cm×2.8cm，T_2WI呈等稍高信号，T_1WI呈等信号，DWI呈明显高信号，增强后病灶显示明显不均匀强化，宫颈局部纤维基质环欠完整，宫颈后壁肌层及后穹隆受压推移，浆膜面欠完整，病灶累及阴道上段；病灶与膀胱间隙存在，与直肠间隙欠清。宫颈管见多发大小不等囊性灶，增强未见强化，最大1枚直径约2.0cm。子宫内膜未见增厚，结合带光整，子宫肌层增厚伴信号欠均匀，增强呈不均匀强化。盆腔内、双侧腹股沟区及髂血管旁见多枚淋巴结。会阴部右侧见卵圆形囊性灶，呈T_1WI高信号、T_2WI较高信号，大小约1.6cm×1.1cm

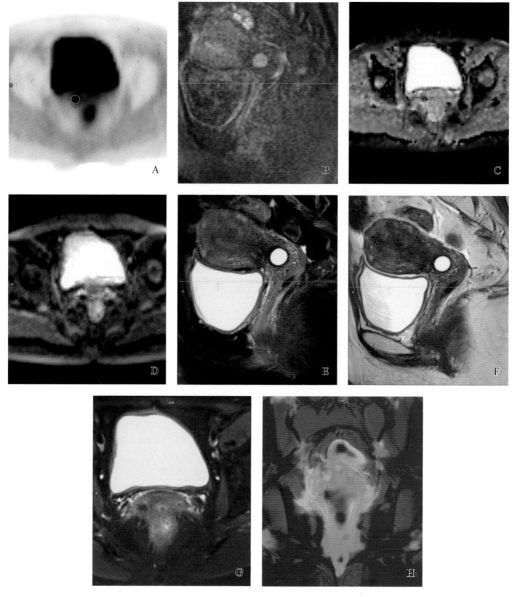

图7-8　盆腔PET/MR（治疗后，2018年7月4日）

A.盆腔PET图像；B.盆腔DWI矢状面图像；C、D.盆腔横断面ADC、DWI图像（$b=800$）；E、F.盆腔T_2WI-fs、T_2WI矢状面图像；G.盆腔T_2WI-fs横断面图像；H.盆腔冠状面PET-T_2WI融合图像，可见宫颈右侧壁局部略增厚、代谢略增高，SUV_{max}为1.8，T_2WI-fs呈等稍高信号，DWI信号稍增高，ADC呈等高信号，与治疗前相比病灶明显缩小；宫颈部另见1枚囊性灶

二、子宫内膜癌

【概述】

子宫内膜癌是我国女性第二常见的妇科恶性肿瘤（Chen W et al.，2016）。子宫内

膜癌一般根据FIGO标准，通过手术进行分期。2016 NCCN指南推荐当临床怀疑病变累及子宫外或病理组织类型为浆细胞癌、透明细胞癌或癌肉瘤时行PET检查。MR和PET在子宫内膜癌的分期中能够起到互补作用，MR可以更好地显示肌层浸润范围、宫颈间质、子宫浆膜、附件、阴道和子宫旁侵犯，对局部分期更加准确；而PET对远处转移的诊断更加准确，可以避免不必要的手术。MR能对子宫颈侵犯、宫旁扩散、子宫肌层浸润深度及淋巴结转移做出判断，有助于手术方案的制定。研究显示（Bian LH et al., 2019），一体化PET/MR在子宫内膜癌肌层侵犯及区域淋巴结转移诊断中优于PET/CT，两者在检测原发性肿瘤方面没有显著差异（Schwartz M et al., 2018）。子宫内膜癌组织学分为两型：Ⅰ型与雌激素相关，在子宫内膜不典型增生基础上发生，包含1级和2级子宫内膜样分化组织，预后较好；Ⅱ型是非雌激素相关，发生于萎缩的子宫内膜背景，肿瘤具有侵袭性，包含3级子宫内膜样肿瘤和非子宫内膜样组织，如浆液性乳头状癌、透明细胞癌，或任何级别的癌肉瘤。子宫内膜癌扩散和复发的高危特征有组织学Ⅱ型、肿瘤直径>2cm、深部肌层侵犯（>50%）、宫颈间质受累。子宫内膜癌的预后取决于临床、组织病理特征及疾病分期。PET和MR参数均与子宫内膜癌预后相关，研究显示（Shih I et al., 2015），具有高风险特征的子宫内膜癌，如深部肌层侵犯、宫颈侵犯、脉管侵犯、淋巴结转移，其术前SUV_{max}较高、ADC值较低；SUV_{max}/ADC_{min}比值与更高风险度或更高肿瘤分期相关。^{18}F-FDG PET对于诊断肿瘤复发具有很高的准确度。

【病例】

（1）病史简介：患者，女，55岁，半年前体检发现宫腔占位，直径约2cm，当时月经正常，未行治疗。近2个月月经未正常来潮，2019年7月初少量阴道出血，伴下腹坠胀感，出血自行停止，遂于2019年7月16日行妇科B超，示内膜双侧厚21mm，子宫内膜回声不均匀增高，内见丰富血流信号，提示子宫内膜病变待排。2019年7月22日查肿瘤标志物CA125、CA19-9正常。2019年7月23日行盆腔MR增强检查，显示患者子宫内膜增厚病变弥漫于整个宫腔，后腹膜淋巴结有所增大，直径为1.5cm左右，双侧腹股沟淋巴结<1.0cm。于2019年7月24日行静脉麻醉下分段诊刮术，搔刮宫颈管，无组织物刮出，黏液涂片找脱落细胞，未见上皮内病变细胞或恶性细胞。探宫腔深9cm，刮宫腔四壁，刮出较多组织，送病理检验。术后病理提示子宫内膜样腺癌，2级为主。为全面术前评估，于2019年7月26日行全身＋盆腔PET/MR检查（图7-9）。2019年7月30日手术，术中剖视子宫，见深肌层浸润。术后全子宫＋双附件切除标本病理诊断：①子宫内膜样癌Ⅱ级，大小约5.0cm×3.0cm×0.5cm，浸润深度<1/2肌层，累及宫颈管间质，未见脉管、神经侵犯；②宫颈黏膜慢性炎；③左卵巢囊状滤泡伴黄素化，左输卵管未见特殊病理改变；④右卵巢、右输卵管均未见特殊病理改变。清扫淋巴结均未见癌转移。

（2）病例分析：本例为子宫高代谢病变，MRI显示病变来源于子宫内膜，考虑子宫内膜癌，病变累及整个子宫体，体现了PET/MR双模态成像在子宫内膜癌局部精准分期中的价值。

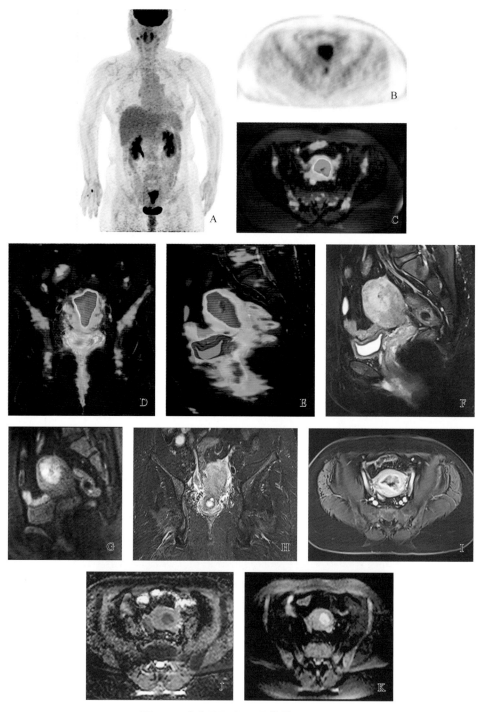

图7-9　全身PET/MR＋盆腔PET/MR

A.全身PET冠状面MIP图像；B.盆腔PET横断面图像；C.盆腔横断面PET＋T_2WI-fs融合图像；D.盆腔冠状面PET＋
T_2WI-fs融合图像；E.盆腔矢状面PET＋T_2WI-fs融合图像；F.盆腔矢状面T_2WI-fs图像；G.盆腔矢状面DWI图像；H.盆
腔冠状面T_2WI-fs图像；I.盆腔横断面T_1WI-fs增强图像；J.盆腔横断面ADC图像；K.盆腔横断面DWI图像（b＝800）。
PET图像示子宫腔内广泛代谢增高，SUV_{max}为14.4，子宫内膜明显增厚，范围累及整个子宫体，其内信号不均匀，
T_1WI呈低信号，T_2WI呈等稍高信号，DWI呈高信号，ADC信号明显减低，增强扫描病变低度强化，病变累及子宫肌
层，宫颈内可见小囊性灶，直径约0.3cm，T_2WI呈高信号，增强后未见强化，放射性分布未见明显异常增高。盆腔内
双侧髂血管旁可见小淋巴结，直径为0.5～0.8cm，T_2WI呈等信号，DWI呈高信号，代谢未见异常增高

三、卵巢肿瘤

【概述】

卵巢癌在我国女性妇科恶性肿瘤中发病率居第三位，死亡率位居第一（Chen W et al., 2016），主要原因在于卵巢癌诊断时大多为晚期。病变局限于卵巢的患者5年生存率高于92%，当肿瘤出现远处转移时，5年生存率降低至29%。从病理和基因特征上，卵巢癌可分为两型：Ⅰ型包括低级别浆液性癌、低级别内膜样癌、透明细胞癌和黏液性肿瘤；Ⅱ型包括高级别浆液性癌、高级别内膜样癌和未分化癌，其中Ⅱ型更为常见。卵巢癌的分期是基于手术发现和FIGO分期系统，预后取决于可见肿瘤切除范围。影像学有助于卵巢癌的初步评估及确定肿瘤不可切除的患者。根据NCCN指南，卵巢癌初步评估不推荐使用PET/CT，仅对诊断不明确的附件肿块推荐使用PET/CT或MRI，MRI对于显示附件原发病灶及鉴别良、恶性具有较高价值。而对于探查淋巴结转移和监测肿瘤复发，PET/CT优于CT和MRI（Yuan Y et al., 2012; Li MZ et al., 2013）。对腹膜转移灶探查效率，增强CT、MRI、PET/CT（CT不增强）的诊断价值高低尚存有争议。约75%的卵巢癌会复发，PET/CT可用于疑似卵巢癌复发患者的再分期，其诊断灵敏度和特异性高于CT、MRI（Gu P et al., 2009）；但也有研究表明MRI对发现局部复发和腹膜转移灵敏度高于PET/CT（Kim CK et al., 2007）。PET能对卵巢癌新辅助化疗进行早期疗效监测（Martoni AA et al., 2011），有助于及时调整治疗方案；大网膜SUV$_{max}$的变化能够预测新辅助化疗后肿瘤组织学改变（Vallius T et al., 2016）。TLG、MTV可用于减瘤术后辅助化疗效果和预后的评估（Yamamoto M et al., 2016）。肿瘤内部^{18}F-FDG摄取的异质性与卵巢癌复发风险相关（Lee M et al., 2017）。ADC值也能早期反映转移性卵巢癌的疗效（Kyriazi S et al., 2011）。既往研究结果表明，既有代谢信息和又有增强检查提供的解剖信息的一体化PET/MR，可达到优势互补，在卵巢癌的诊治中更具优势价值。PET/MR能够发现小病灶，包括腹膜转移和远处转移灶。一项纳入多种妇科恶性肿瘤的研究（Queiroz MA et al., 2015）显示，PET/MR对肿瘤原发灶的探查较PET/CT更为精准；而对于盆腔恶性肿瘤复发的监测两者均较敏感（Kirchner J et al., 2017），并高于CT和MRI，而且PET/MR鉴别肿瘤良、恶性优势更明显（Beiderwellen K et al., 2015）。

【病例】

病例1

（1）病史简介：患者，女，49岁，腹部胀痛3月余，发现盆腔肿块1月余，CA125＞1000U/ml，人附睾蛋白（HE4）＞1000pmol/L，超声示双侧附件、盆腔实性占位，子宫肌瘤合并腺肌症。为进一步全身评估，于2019年2月12日行PET/MR检查（图7-10）。随后患者于2019年2月22日行腹腔镜转开腹卵巢癌减灭术。术中探查见子宫增大、前壁突出一肌瘤，大小约5cm×5cm×4cm，活动度欠佳；右侧附件囊实性占位，大小约10cm×8cm×6cm，右侧输卵管结构不清；左侧附件呈菜花状改变，大小约6cm×5cm×5cm，与子宫左后壁及左侧盆壁、部分乙状结肠粘连，卵巢及输卵管结构不清。

见右侧结肠旁沟、回盲部腹膜、乙状结肠表面、子宫前壁膀胱腹膜反折、子宫后壁、直肠子宫陷凹内及直肠表面多发大小不等结节状、菜花样病灶，直径为0.1～5cm；可触及左髂血管旁、左右闭孔内、骶前可疑肿大的淋巴结。大网膜增厚挛缩呈饼状，最大直径约5cm，大网膜另见散在小结节，直径为0.5～2cm；膈顶及肝后方膈面腹膜可触及多发质硬结节，直径为0.2～2cm；肝缘及肝圆韧带周边见多发结节，直径为0.2～0.5cm。术中冰冻报告提示："右附件"低分化癌。术后病理诊断：左卵巢和输卵管高级别浆液性癌，肿瘤主体大小为12.8cm×9.9cm×5.8cm，侵犯宫体和宫颈浆膜面和肌层，侵犯直肠肌层；子宫肌壁间多发性子宫肌瘤，直径为0.2～3.7cm；直肠旁淋巴结9/23枚见癌转移；乙状结肠+部分直肠肠壁浆膜面见癌组织侵犯；大网膜、右结肠旁沟腹膜结节、回盲部腹膜结节、部分肝圆韧带、肝表面结节、膈面腹膜见癌累及，大部分为浸润性种植；左髂血管旁淋巴结2枚均未见癌转移；左闭孔淋巴结1/11枚见癌转移；右闭孔淋巴结5/11枚见癌转移；骶前淋巴结2/2枚见癌转移。

（2）病例分析：该例为晚期卵巢癌，盆腹腔广泛转移，PET/MR显示腹膜转移较敏感，尤其是膈下小病灶的检测和显示能够体现PET/MR的优势。

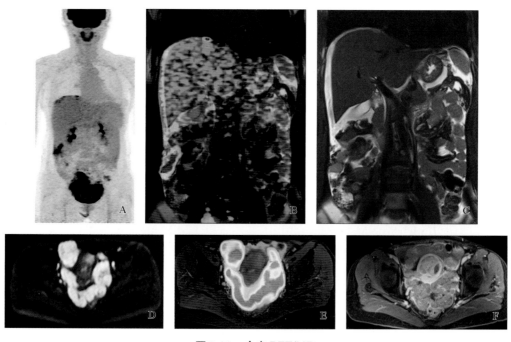

图7-10　全身PET/MR

A.全身PET MIP冠状面图像；B.腹部冠状面PET/T₂WI-fs融合图像；C.腹部冠状面T₂WI-fs图像；D.盆腔横断面DWI图像；E.盆腔横断面PET/T₂WI-fs图像；F.盆腔横断面T₁WI-fs增强静脉期图像。图中可见肝周积液，肝周腹膜见结节样异常信号灶，膈顶处明显，DWI呈高信号，部分代谢明显增高，SUVmax为6.2；增强扫描见肝包膜及肝周腹膜弥漫异常强化。腹腔内、双侧结肠旁沟可见游离液体信号（图A～C）。盆腔内见多发团块样异常信号灶包绕子宫，部分呈囊实性，以实性为主，双侧附件显示不清，病灶呈T₁WI等信号，T₂WI及T₂WI-fs呈高信号，部分内见片状及类圆形更高信号，DWI呈高信号，ADC信号减低，增强后可见强化，代谢明显增高，SUVmax为9.8（图D～F）。盆腹腔腹膜可见弥漫异常强化，以双侧结肠旁沟处为著，右侧结肠旁沟内见多发大小不等结节样异常强化灶，代谢明显增高，SUVmax为6.6（图B）。子宫前壁见类圆形异常信号灶，直径约3.7cm，T₁WI呈等信号，T₂WI呈稍高信号，边缘呈更高信号，代谢未见明显增高；增强后均匀强化，病变左侧见一棱形未强化区（图D～F）

病例2

（1）病史简介：患者，女，54岁，2014年8月行卵巢癌手术，2017年8月化疗4次。现CA125为120U/ml。外院MR示肝脏、脾脏结节。为进一步全面评估，于2018年8月14日行PET/MR检查（图7-11）。随后患者于2018年8月21日行卵巢癌根治术、腹腔镜下肠粘连松解术、脾切除术、横膈病损切除术、网膜切除术（胃网膜）和腹腔镜下盆腔病损切除术（右侧盆腔肿瘤）。腹腔镜下探查：盆腹腔内未见积液；子宫及双侧输卵管缺如。发现右侧髂总血管水平直径2cm肿瘤，被肠管包裹覆盖。行上腹部倒"T"形切口，再次探查示右侧膈面见直径2cm肿瘤，与肝表面致密粘连；左侧膈面见直径2cm肿瘤；脾实质内扪及一直径3cm肿瘤，剖视脾脏，内见直径3cm肿瘤转移病灶，标本送病理检验。胃网膜见直径0.5cm肿瘤1枚。再次仔细探查盆腹腔，未见肉眼病灶残留。术后病理诊断如下。①脾脏及大网膜：均见癌组织，脉管内见癌栓，结合病史及免疫组化标记结果，符合卵巢高级别浆液性癌浸润/转移。②右侧盆腔肿块：见癌浸润/转移，结合病史及免疫组化标记结果，符合卵巢高级别浆液性癌浸润/转移。③左膈肌肿块及右膈肌肿块均见癌浸润/转移，形态与脾脏、大网膜及左侧盆腔肿块一致，符合卵巢高级别浆液性癌浸润/转移。

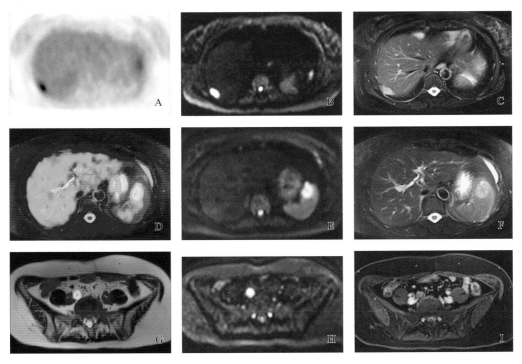

图7-11 **全身PET/MR**

A.上腹部PET横断面图像；B、E.不同平面横断面DWI（$b=800$）图像；C、F.不同平面横断面T_2WI-fs图像；D.上腹部横断面PET/T_2WI-fs融合图像；G.盆腔横断面PET与T_2WI融合图像；H.盆腔横断面DWI（$b=800$）图像；I.盆腔横断面T_1WI-fs增强图像。图中可见肝右后叶一类圆形异常信号灶，大小约1.1cm×1.8cm，T_1WI呈低信号，T_2WI-fs呈稍高信号，DWI呈高信号，ADC呈低信号，代谢增高，SUV_{max}为6.9（图A～C）；脾脏内可见1枚类圆形异常信号灶，大小约1.9cm×2.1cm，DWI呈高信号，ADC呈低信号，代谢增高，SUV_{max}为3.6（图D～F）。右侧髂血管旁可见1枚高代谢结节，SUV_{max}为5.0（图G），直径约为1.4cm，T_2WI稍高信号，DWI高信号（图H），增强后轻度强化（图I）

（2）病例分析：该例为卵巢癌术后怀疑肝脏、脾脏转移，MRI在上腹部实质脏器病灶显示中具有优势，结合PET高代谢表现，诊断为转移性病变。

病例3

（1）病史简介：患者，女，72岁，于2016年8月确诊为卵巢癌伴腹腔积液，新辅助化疗2次，2016年9月30日行卵巢癌根治术，术后病理示：符合腹膜/卵巢/输卵管高级别腺癌化疗后反应，手术病理分期为Ⅲc期。术后化疗4次，2017年7月发现颅内转移，行γ刀治疗2次。2018年9月发现新发小脑病变，T_{11}～T_{12}水平胸髓内占位，行脊髓腰段放疗。2018年11月1日为全面评估行全身PET/MR检查（图7-12）。

（2）病例分析：该例卵巢癌治疗后出现骨转移、脑转移及脑脊膜转移，MR在骨骼及神经系统病变显示方面具有优势，结合PET高代谢，可以做出明确诊断。

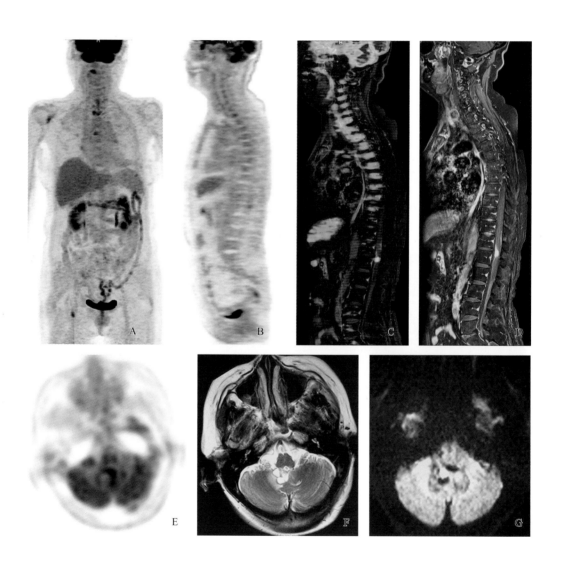

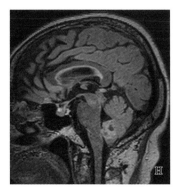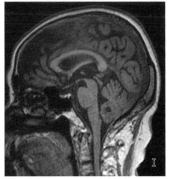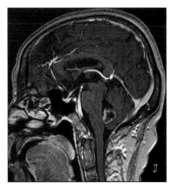

图7-12　全身PET/MR

A.全身PET MIP冠状面图像；B.全身PET正中矢状面图像；C.全身PET/T₂WI-fs正中矢状面融合图像；D.全身T₁WI-fs正中矢状面增强图像；E.头颅PET横断面图像；F.头颅T₂WI横断面图像；G.头颅DWI横断面图像；H～J.头颅正中矢状面Flair图像、T₁WI平扫图像、T₁WI增强图像。图中可见全身骨骼多发散在高代谢灶，右侧肩胛骨、C_2、C_7、T_2、T_5局部代谢增高伴信号异常。T_{11}～L_2、L_5～S_1水平局部硬、软脊膜增厚，增强后可见强化，其中T_{12}～L_1水平脊膜增厚呈结节状，压迫脊髓，代谢增高，SUV_{max}为3.1。L_5～S_1水平增厚硬脊膜代谢增高，SUV_{max}为3.5。马尾可见结节样改变。小脑扁桃体见1枚不规则异常信号灶，最大截面为1.7cm×1.3cm，内部呈囊实性，T_1WI呈低信号，T_2WI呈高信号，FLAIR呈局部高信号，内部低信号，DWI呈局部高信号，增强扫描呈边缘强化，实性部分代谢增高，SUV_{max}为7.6，囊性部分代谢减低。第四脑室受压变形

第二节　前列腺癌

【概述】

前列腺癌是男性最常见的恶性肿瘤之一，欧美国家前列腺癌的发病率居男性肿瘤的首位，死亡率仅次于肺癌。中国等亚洲国家前列腺癌发病率虽低于欧美，但随着生活水平的提高，前列腺癌发病率急剧上升。前列腺癌的传统成像方式包括CT、MR、¹⁸F-FDG PET成像等，这些传统成像方式缺乏特异性，对早期前列腺癌的诊断比较困难（Rowe SP et al.，2016）。新的特异性示踪剂利用前列腺癌的生物学特性靶点进行显像，明显提高了诊断的灵敏性和特异性。

应用不同示踪剂进行PET分子成像，可以评估前列腺癌潜在的生物学改变，包括葡萄糖代谢、脂肪酸代谢、氨基酸代谢、DNA合成，以及不同受体、酶和其他肿瘤特异性及非特异性标记物的表达水平。目前，一些比较有前景的示踪剂已用于前列腺癌的评估，包括¹⁸F-FDG、¹⁸F-胆碱、¹¹C-胆碱、¹¹C-乙酸盐、¹⁸F-和⁶⁸Ga-前列腺特异性膜抗原（PSMA）、前列腺干细胞抗原和胃泌素释放肽受体（GRPR）等PET放射性分子探针。由于大多数前列腺癌的糖酵解速率较低，目前应用广泛的¹⁸F-FDG PET显像对前列腺癌的诊断价值有限（Jadvar H，2013）。胆碱类衍生物PET显像在前列腺癌诊断和评估中有一定的临床应用价值，在生化复发中，¹¹C-胆碱PET/CT的总检测率为62%，但当前列腺特异性抗原（PSA）水平较低时（1～2 ng/ml），这一比例会显著降低。PSMA是第二型跨膜糖蛋白，是前列腺癌的特异性分子探针。PSMA在正常前列腺中表达于前

列腺管周围的上皮细胞质和顶端，其在大多数前列腺癌细胞膜上显著过表达（高于正常水平100～1 000倍），仅有5%～10%的原发性前列腺癌或前列腺病变PSMA表达阴性。

PET/MR是将PET的代谢功能成像与MR精准的解剖成像融合的分子影像学方法，实现了PET多种特异性分子探针与MR多序列、多参数成像相互融合的现代分子影像技术。与PET/CT相比，PET/MR的优势在于辐射剂量小，能同步采集，定位更准，可消除运动伪影，具有高对比度等。由于前列腺癌具有明显的生物学和临床异质性，PSMA PET/MR多参数成像在前列腺癌的生物表型和疗效预判、评估、复发中具有明显优势。

靶向PSMA分子可对前列腺癌进行高特异性的分子影像诊断，^{68}Ga-PSMA PET/MR对前列腺癌原发灶诊断的准确率可以达到98%，能检测出直径仅5mm的转移性淋巴结，对淋巴结检出的灵敏度为65.9%，特异性为98.8%，准确率为88.5%（Banerjee SR et al.，2010）。前列腺癌容易发生骨转移，核素骨显像是骨转移的首选筛查方法。但核素骨显像只是针对肿瘤骨转移后造成骨盐代谢异常的一种间接探测肿瘤的影像检查方法，其灵敏度高，但特异性低，骨质增生、骨骼退行性改变、轻微骨骼外伤等常易引起假阳性。^{68}Ga-PSMA PET/MR可以对前列腺癌的骨转移进行特异性显像。

研发^{68}Ga-PSMA-11的海德堡大学现在也在同步开发^{18}F标记的PSMA靶向放射性示踪剂^{18}F-PSMA-1007。^{18}F-PSMA-1007在注射后2小时通过泌尿道的清除量仅为1.2%。^{68}Ga-PSMA-617在膀胱放射性摄取很高，SUV_{max}为40（Afshar-Oromieh A et al.，2015），^{68}Ga-PSMA-11膀胱摄取更高，SUV_{max}可以高达100。相反，对于^{18}F-PSMA-1007，膀胱的SUV_{max}仅为5。显然，这种药物表现出延迟的尿排泄，因此满足了理想的PSMA靶向PET分子探针的一些设计要求。这也解释了与其他PSMA示踪剂相比，膀胱的辐射剂量较低。

【病例】

病例1

（1）病史简介：患者，男，78岁，体检发现PSA升高，总前列腺特异性抗原（t-PSA）为39.6ng/ml，游离前列腺特异性抗原（f-PSA）为10.9ng/ml，f-PSA/t-PSA为0.28。MR检查示前列腺占位，为进一步明确前列腺病变性质，并对全身情况进行评估，行^{18}F-PSMA PET/MR检查（图7-13），同时完成了^{18}F-FDG PET/MR显像（图7-14）。

（2）病例分析：该患者^{18}F-PSMA1007 PET/MR显像可见前列腺外周带异常高摄取病变，PSMA是一种Ⅱ型跨膜糖蛋白，是前列腺癌的特异性示踪剂，因此可明确前列腺病变的性质。同时可见腹腔内腹主动脉旁、盆腔内髂血管旁多发肿大淋巴结，PSMA摄取明显增高，考虑为前列腺淋巴结转移。左侧股骨可见1枚较小PSMA高摄取灶，病灶较小，其他检查难以发现。全身^{18}F-PSMA1007 PET/MR可以对前列腺癌原发灶、淋巴结转移进行特异性显像，对于较小的骨转移病灶显示灵敏度很高。由于大多数前列腺癌的糖酵解速率较低，目前应用广泛的^{18}F-FDG PET显像对前列腺癌诊断较困难，在该病例中，前列腺癌原发灶及淋巴结和骨骼转移灶均未见明显异常FDG高摄取。

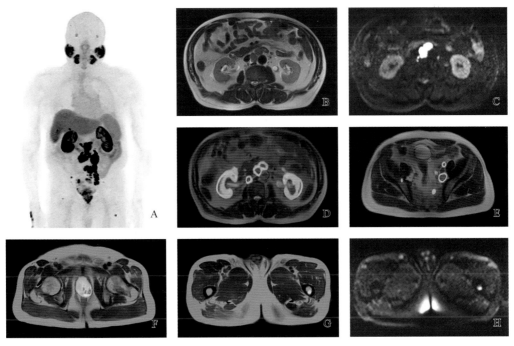

图 7-13　^{18}F-PSMA1007 PET/MR 全身显像

A. 全身 3D ^{18}F-PSMA1007 PET 显像，腹腔内腹主动脉旁、前列腺、双侧股骨多处可见 PSMA 高摄取灶；B. 横断面 T_2WI 图像，可见腹主动脉旁多发类圆形肿大淋巴结影；C. 横断面 DWI 弥散加权图像，可见腹主动脉旁多发肿大淋巴结弥散信号增高，SUV_{max} 为 26 ～ 41；D. 腹部横断面 PET/MR 融合图像，可见腹主动脉旁多发肿大淋巴结，PSMA 摄取明显增高；E. 盆腔横断面 PET/MR 融合图像，可见左侧盆腔内髂血管旁多发肿大淋巴结，PSMA 摄取明显增高；F. 前列腺平面横断面 PET/MR 融合图像，可见前列腺左侧外周带局部 PSMA 摄取明显增高，SUV_{max} 为 17 ～ 28；G、H. 左侧股骨上段层面横断面 PET/MR 融合图像、DWI 图像，左侧股骨上段异常信号灶，DWI 呈高信号，ADC 值减低，放射性分布明显增高，SUV_{max} 为 11.3

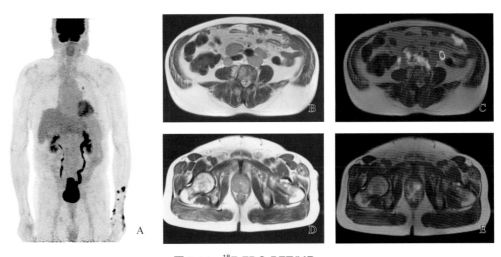

图 7-14　^{18}F-FDG PET/MR

A. 全身 3D ^{18}F-FDG PET 显像，可见左侧肋骨局部放射性分布增高，询问病史，患者近期有外伤史，考虑损伤性病变，全身其余部位未见明显异常代谢灶；B. 横断面 T_2WI 图像，可见腹主动脉旁多发类圆形肿大淋巴结影；C. 横断面 PET/MR 融合图像，腹主动脉旁淋巴结未见明显摄取；D. 前列腺层面 T_2WI 图像，可见左侧前列腺外周带局部形态增大；E. 前列腺平面横断面 PET/MR 融合图像，前列腺病变未见明显 FDG 异常摄取

病例 2

（1）病史简介：患者，男，64岁，1个月前因尿频、尿急、尿痛于外院就诊，PSA 为 246.93ng/ml；MR 示前列腺多发异常信号灶，前列腺影像报告和数据评分系统（PI-RADS）评分为5，盆腔多发肿大淋巴结；前列腺穿刺示前列腺癌 Gleason 评分为 4＋5＝9；骨扫描示全身多发骨代谢活跃灶，现为进行全身评估，行全身 ^{18}F-PSMA1007 PET/MR 显像（图7-15）。

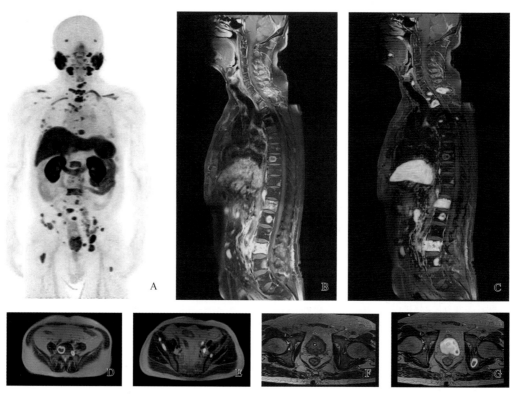

图7-15　全身 ^{18}F-PSMA1007 PET/MR 显像

A. 3D ^{18}F-PSMA1007 PET 显像，可见颅底骨、双侧肩胛骨、右侧锁骨、脊柱多处、肋骨多处、胸骨、骨盆多处及双侧股骨近段多发PSMA摄取增高，考虑为多发骨转移；B.矢状面T$_2$WI-fs图像，可见颈胸腰椎多发椎体内信号不均匀，可见异常高信号灶；C.矢状面 PET/MR 融合图像，可见多处椎体信号异常，多处椎体及棘突PSMA摄取增高；D.横断面L$_5$椎体平面PET/MR融合图像，可见椎体异常PSMA高摄取灶；E.横断面PET/MR融合图像，可见双侧髂骨内异常放射性摄取，左侧髂血管旁多枚肿大淋巴结，PSMA摄取增高，考虑转移；F.盆腔横断面T$_2$WI；G.横断面前列腺层面PET/MR融合图像，可见前列腺PSMA摄取弥漫不均匀增高，SUV$_{max}$为16.1，病灶局部突破前列腺包膜

（2）病例分析：该患者 ^{18}F-PSMA1007 PET/MR 显像可见颅底骨、双侧肩胛骨、右侧锁骨、脊柱多处、肋骨多处、胸骨、骨盆多处及双侧股骨近段多发PSMA摄取增高，同时可以清晰显示前列腺高摄取病变及左侧盆腔内高摄取淋巴结，全身 ^{18}F-PSMA1007 PET/MR 对前列腺癌骨转移可进行特异性显像，全面评估前列腺癌原发灶及骨转移，结合MR精准定位转移病灶，明确分期。

病例3

（1）病史简介：患者，男，72岁，2019年7月体检发现PSA升高，穿刺确诊前列腺癌，骨扫描未见异常。2019年9月25日行前列腺癌根治术，病理示前列腺腺泡癌，Gleason评分为4＋3＝7，前列腺外侵犯（＋），淋巴结（－）。术前 PSA 为61.067ng/ml，游离PSA（fPSA）为4.108ng/ml；术后PSA仍然升高，为46.254ng/ml，fPSA为1.984ng/ml。现为明确术后PSA仍不降低的原因，确定是否有转移，行全身PET/MR显像（图7-16）。

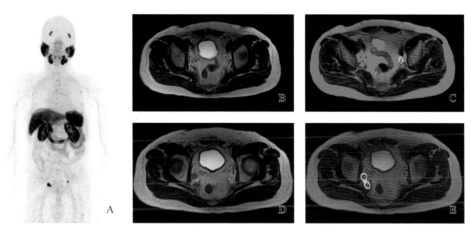

图7-16 全身 ^{18}F-PSMA1007 PET/MR 显像

A. 3D ^{18}F-PSMA1007 PET 显像，可见双侧髂血管旁多发淋巴结摄取增高，考虑为多发淋巴结转移；B.横断面 T_2WI图像，可见盆腔左侧髂内动脉与髂外动脉分叉处下方有1枚小淋巴结，大小约0.6cm×0.5cm；C.横断面PET/MR 融合图像，可见左侧髂血管旁1枚淋巴结，PSMA摄取增高，SUV_{max} 为15.8；D.横断面 T_2WI图像，盆腔右侧耻骨联合上方可见2枚淋巴结，大小分别约1.2cm×1.0cm、1.0cm×1.8cm；E.横断面PET/MR融合图像，可见右侧盆腔内2枚淋巴结，PSMA摄取增高，SUV_{max}为27.0，考虑有转移

（2）病例分析：前列腺癌复发转移灶寻找困难。前列腺癌经过初始治疗，特别是根治性手术或根治性放疗后，PSA水平通常会降低到极低水平，这种依靠PSA升高水平进行诊断的肿瘤复发称为生化复发。在生化复发阶段，常规影像学检查通常难以发现复发或转移病灶，因而使患者失去精准治疗的时机。因此，现有影像学检查在很大程度上制约了前列腺癌的诊断、治疗、监测等众多关键环节，极大影响了前列腺癌的治疗效果。PSMA PET/MR是前列腺癌特异性显像，能够高效、特异性探测到较小的淋巴结转移，从而为正确的手术方案提供依据。本病例在手术后PSA仍未降低到正常值，其他检查方法无法明确PSA升高的原因，因此进一步行PSMA PET/MR显像，结果显示盆腔内多发淋巴结异常放射性摄取，考虑转移，明确了PSA升高的原因，达到了精准诊断的目的，为临床选择正确的治疗方案提供了依据。

（林晓珠 张 淼 李 彪）

参 考 文 献

Afshar-Oromieh A，Hetzheim H，Kratochwil C，et al，2015. The novel theranostic PSMA-ligand PSMA-617 in the diagnosis of prostate cancer by PET/CT：Biodistribution in humans，radiation dosimetry，and first evaluation of tumor lesions. J Nucl Med，56（11）：1697-1705.

Banerjee SR，Pullambhatla M，Byun Y，et al，2010. ^{68}Ga-labeled inhibitors of prostate-specific membrane antigen（PSMA）for imaging prostate cancer. J Med Chem，53（14）：5333-5341.

Beiderwellen K，Grueneisen J，Ruhlmann V，et al，2015. ^{18}F FDG PET/MRI vs. PET/CT for whole-body staging in patients with recurrent malignancies of the female pelvis：Initial results. Eur J Nucl Med Mol Imaging，42（1）：56-65.

Bian LH，Wang M，Gong J，et al，2019. Comparison of integrated PET/MRI with PET/CT in evaluation of endometrial cancer：A retrospective analysis of 81 cases. PeerJ，7：e7081.

Chen W，Zheng R，Baade PD，et al，2016. Cancer statistics in China，2015. CA Cancer J Clin，66（2）：115-132.

Daniel M，Andrzejewski P，Sturdza A，et al，2017. Impact of hybrid PET/MR technology on multiparametric imaging and treatment response assessment of cervix cancer. Radiother Oncol，125（3）：420-425.

Grueneisen J，Schaarschmidt BM，Heubner M，et al，2015. Integrated PET/MRI for whole-body staging of patients with primary cervical cancer：Preliminary results. Eur J Nucl Med Mol Imaging，42（12）：1814-1824.

Gu P，Pan L，Wu S，et al，2009. CA 125，PET alone，PET-CT，CT and MRI in diagnosing recurrent ovarian carcinoma：A systematic review and meta-analysis. Eur J Radiol，71（1）：164.

Jadvar H，2013. Imaging evaluation of prostate cancer with 18F-fluorodeoxyglucose PET/CT：Utility and limitations. Eur J Nucl Med Mol Imaging，40（Suppl 1）：S5-S10.

Kim CK，Park BK，Choi JY，et al，2007. Detection of recurrent ovarian cancer at MRI：Comparison with integrated PET/CT. J Comput Assist Tomogr，31（6）：868-875.

Kirchner J，Sawicki LM，Suntharalingam S，et al，2017. Whole-body staging of female patients with recurrent pelvic malignancies：Ultra-fast ^{18}F-FDG PET/MRI compared to ^{18}F-FDG PET/CT and CT. PLoS One，12（2）：e0172553.

Kyriazi S，Collins DJ，Messiou C，et al，2011. Metastatic ovarian and primary peritoneal cancer：Assessing chemotherapy response with diffusion-weighted MR imaging-value of histogram analysis of apparent diffusion coefficients. Radiology，261（1）：182.

Lee M，Lee H，Cheon GJ，et al，2017. Prognostic value of preoperative intratumoral FDG uptake heterogeneity in patients with epithelial ovarian cancer. Eur Radiol，27（1）：16-23.

Li MZ，Yong C，Yan X，et al，2013. Accuracy of positron emission tomography/computed tomography in the diagnosis and restaging for recurrent ovarian cancer：A meta-analysis. International Journal of Gynecologic CancerInt J Gynecol Cancer，23（4）：598.

Martoni AA，Fanti S，Zamagni C，et al，2011. ^{18}F FDG-PET/CT monitoring early identifies advanced ovarian cancer patients who will benefit from prolonged neo-adjuvant chemotherapy. Q J Nucl Med Mol Imaging，55（1）：81-90.

Queiroz MA，Kubik-Huch RA，Hauser N，et al，2015. PET/MRI and PET/CT in advanced gynaecological tumours：Initial experience and comparison. Eur Radiol，25（8）：2222.

Rowe SP, Macura KJ, Ciarallo A, et al, 2016. Comparison of prostate-specific membrane antigen-based ^{18}F-DCFBC PET/CT to conventional imaging modalities for detection of hormone-naive and castration-resistant metastatic prostate cancer. J Nucl Med, 57: 46-53.

Sarabhai T, Tschischka A, Stebner V, et al, 2018. Simultaneous multiparametric PET/MRI for the assessment of therapeutic response to chemotherapy or concurrent chemoradiotherapy of cervical cancer patients: Preliminary results. Clin Imaging, 49: 163-168.

Schwartz M, Gavane SC, Bou-Ayache J, et al, 2018. Feasibility and diagnostic performance of hybrid PET/MRI compared with PET/CT for gynecological malignancies: A prospective pilot study. Abdom Radiol (NY), 43 (12): 3462-3467.

Shih I, Yen R, Chen C, et al, 2015. Standardized uptake value and apparent diffusion coefficient of endometrial cancer evaluated with integrated whole-body PET/MR: Correlation with pathological prognostic factors. Journal of Magnetic Resonance Imaging, 42 (6): 1723.

Vallius T, Peter A, Auranen A, et al, 2016. ^{18}F-FDG-PET/CT can identify histopathological non-responders to platinum-based neoadjuvant chemotherapy in advanced epithelial ovarian cancer. Gynecol Oncol, 140 (1): 29.

Yamamoto M, Tsujikawa T, Fujita Y, et al, 2016. Metabolic tumor burden predicts prognosis of ovarian cancer patients who receive platinum-based adjuvant chemotherapy. Cancer Science, 107 (4): 478.

Yuan Y, Gu Z, Tao X, Liu S, 2012. Computer tomography, magnetic resonance imaging, and positron emission tomography or positron emission tomography/computer tomography for detection of metastatic lymph nodes in patients with ovarian cancer: A meta-analysis. Eur J Radiol, 81 (5): 1002.

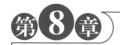

血液系统疾病

第一节 淋 巴 瘤

【概述】

淋巴瘤是源于淋巴结和淋巴组织的恶性肿瘤，以无痛性、进行性的淋巴结肿大和局部肿块为特征性临床表现，可以发生在身体的任何部位，其中淋巴结、扁桃体、脾及骨髓是最易受累的部位。按组织病理学分型淋巴瘤可分霍奇金淋巴瘤（Hodgkin lymphoma，HL）和非霍奇金淋巴瘤（non-Hodgkin lymphoma，NHL）两大类，NHL常原发累及结外器官。影像学检查在淋巴瘤的分期、疗效评估和随访中起到重要的作用。传统的影像学检查，如CT依赖于淋巴结或器官的形态学改变做出诊断，而淋巴瘤可能存在于大小正常的淋巴结内，也可能弥漫侵犯整个器官，在这些情况下，CT对淋巴瘤的检出率低。淋巴瘤的病理学基础决定了其MR信号特征，肿瘤细胞核仁较大，富含液体的胞质较少，肿瘤细胞密实，同时肿瘤细胞间排列密集，肿瘤血管及间质成分相对较少，水分子弥散受限，在DWI上呈明显高信号。目前MR在淋巴瘤的诊疗过程中应用较少，但在中枢神经系统淋巴瘤中推荐MR进行诊断及疗效评估（Haldorsen IS et al.，2011）。^{18}F-FDG PET为代谢类功能显像，与CT相比，对淋巴瘤的检出更为敏感，分期更为准确，尤其对于结外病变的检出，其灵敏度和特异性明显优于CT，PET/CT已经成为大部分淋巴瘤亚型分期及疗效评估的首选影像学检查（Cheson BD et al.，2014）。有研究表明，PET/MR与PET/CT在显示阳性病变的数量上没有显著差异，在淋巴瘤分期中是等效的（Atkinson W et al.，2016）。在惰性淋巴瘤中，病变往往表现为FDG摄取不高，而PET/MR可以从DWI序列中获取更多的信息，可能进一步提高淋巴瘤分期的准确性（Abdulqadhr G et al.，2011）。淋巴瘤患者在诊疗过程中通常需要多次进行影像学检查以评估病情，在儿童患者中，需要尽量减少多次显像导致的辐射暴露和累积有效剂量（Nievelstein RA et al.，2012），用PET/MR替代PET/CT对淋巴瘤患者进行评估，可极大减少累积有效剂量，因为辐射暴露仅限于来自PET示踪剂的辐射剂量。

【病例】

病例1

（1）病史简介：患者，男，53岁，4个月前出现腹痛，查胃镜示胃窦部溃疡，予以抑酸护胃等治疗后复查胃镜，提示胃窦溃疡好转，但仍有腹痛。1个月前查腹部CT示腹膜后多发肿大淋巴结，予以腹膜后淋巴结穿刺活检，提示弥漫大B细胞淋巴瘤（生发中心型）。为进行治疗前分期行全身PET/CT序贯全身PET/MR检查（图8-1），显像示左侧颈部、左侧锁骨上区、后纵隔、腹腔内及腹膜后多发肿大淋巴结伴代谢异常增高，考虑淋巴瘤浸润。

（2）病例分析：^{18}F-FDG PET/CT显像已经成为FDG高摄取淋巴瘤治疗前分期及疗效评估的首选影像学检查，PET/MR对淋巴瘤病变的显示与PET/CT基本一致。PET/MR可明显减少患者的辐射剂量，适合需要多次显像评估病情的淋巴瘤患者，尤其是儿童患者。

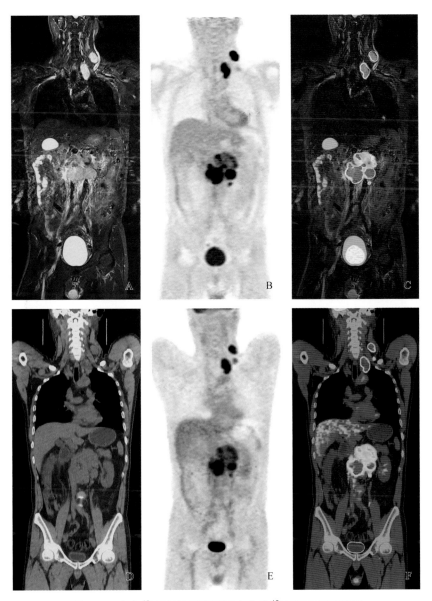

图8-1　全身 ^{18}F-FDG PET/CT ＋全身 ^{18}F-FDG PET/MR

A～C为PET/MR图像；A.冠状面全身T$_2$WI-fs图像；B.冠状面PET图像；C.冠状面PET/T$_2$WI-fs融合图像。D～F为PET/CT图像；D.冠状面CT图像；E.冠状面PET图像；F.冠状面PET/CT融合图像。PET/MR显示左侧颈部、左侧锁骨上区及腹膜后多发肿大淋巴结，伴糖代谢明显增高。PET/CT图像与PET/MR图像结果相仿

病例2

（1）病史简介：患者，男，68岁，2个月前因咳嗽行胸部CT，示两肺少许炎症及陈旧灶，纵隔及腋窝增大淋巴结，附见右肾后多发软组织灶。上腹部增强CT示左侧肾盂及输尿管占位，考虑恶性肿瘤，肝S1段占位及腹腔、腹膜后多发肿大淋巴结，考虑转移，肝S6段及双肾囊肿。为全面评估病情行PET/MR检查（图8-2），PET/MR显像见左侧肾门及输尿管上段病变，包绕肾门血管及上段输尿管，代谢轻度增高；全身多发增大淋巴结，部分明显肿大，代谢轻度增高，肝S1段血管瘤。行左肾门穿刺活检，病理示淋巴组织增生性病变。结合免疫组化标记结果诊断：B细胞淋巴瘤，伴浆样分化，大部分瘤细胞为小细胞形态，少数为大细胞，可符合黏膜相关淋巴组织结外边缘区淋巴瘤。

（2）病例分析：该病例因怀疑肾盂肿瘤伴多发转移行PET/MR全身检查，显像示左肾门病变，但左肾集合系统未见受累，同时发现全身多发肿大淋巴结伴代谢轻度增高，与典型肾盂肿瘤伴淋巴结转移的表现不符，首先应考虑全身系统性疾病可能。PET/MR双模态显像显示肝S1段病灶符合典型肝血管瘤表现，排除恶性病变。

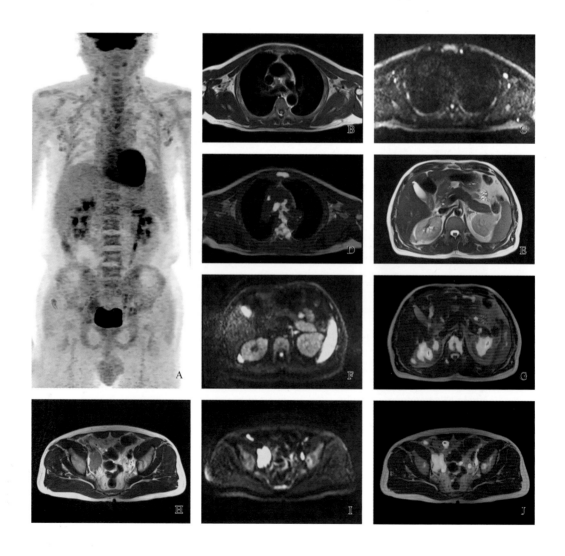

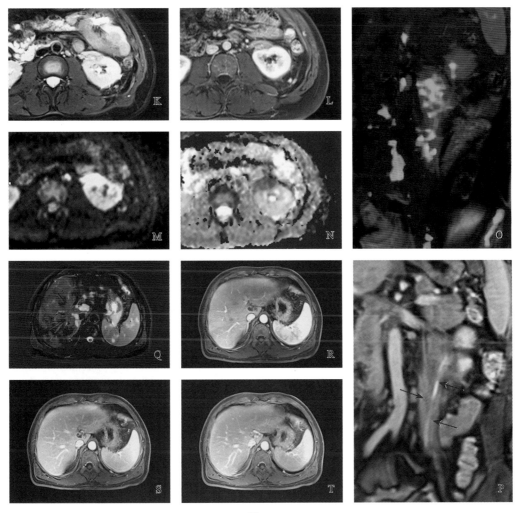

图8-2 全身 ^{18}F-FDG PET/MR

A.冠状面全身PET MIP图像；B.胸部横断面T₂WI图像；C.胸部横断面DWI图像（b=800）；D.胸部横断面PET
与T₂WI融合图像；E.腹部横断面T₂WI图像；F.腹部横断面DWI图像（b=800）；G.腹部横断面PET与T₂WI融合图
像；H.盆部横断面T₂WI图像；I.盆部横断面DWI图像（b=800）；J.盆部横断面PET与T₂WI融合图像。K～N为
上腹部左肾门水平图像；K.横断面T₂WI-fs图像；L.横断面T₁WI-fs增强图像；M.横断面DWI图像（b=800）；N.横
断面ADC图像。O.腹部冠状面PET与T₂WI-fs融合图像；P.腹部冠状面T₁WI-fs增强图像。Q～T为上腹部肝尾状
叶水平图像；Q.横断面PET与T₂WI-fs融合图像；R.横断面T₁WI-fs增强动脉晚期图像；S.横断面T₁WI-fs增强门脉期
图像；T.横断面T₁WI-fs增强延迟期图像。图中可见双侧腋窝、纵隔（图B～D）、腹膜后（图E～G）及盆腔（图
H～J）多发淋巴结显示，DWI信号增高，部分淋巴结肿大，代谢轻度增高，SUV_max为3.4；左肾门见片状异常信号
灶，T₂WI-fs呈稍高信号，DWI呈高信号，ADC信号减低，增强扫描见轻度强化，代谢轻度增高，SUV_max为1.8，病
灶包绕左肾动静脉及输尿管，左肾盂未见积水扩张（图P，红色箭头指向输尿管）；肝脏S1段见不规则异常信号灶，
T₂WI-fs呈高信号，增强扫描动脉期见病灶边缘结节样强化，门脉期及延迟期见造影剂向病灶中央填充，病灶代谢与
周围肝组织相仿（图Q～T）

病例3

（1）病史简介：患者，女，61岁，右侧腹痛1月余。上腹部CT增强显示右肾区及腹膜后巨大占位，考虑恶性肿瘤。血常规、肝功能等均正常，肌酐及尿酸略增高，肿瘤标志物未增高。现为全面评估病情，行PET/MR检查（图8-3），PET/MR示右肾区及腹膜后巨大高代谢占位，侵犯右肾、十二指肠降段，包绕肾动静脉、下腔静脉、右侧输尿管，胰腺体部高代谢异常信号灶，病灶远端胰管略扩张，左肾实质近肾门处高代谢异常信号灶。患者随后行后腹膜肿物穿刺活检，病理示结合免疫组化和荧光原位杂交（FISH）检测结果，符合弥漫性大B细胞淋巴瘤，非生发中心型。

（2）病例分析：该病例表现为高代谢病变累及多个器官，虽然右肾区有一巨大病灶，但全身病灶分布特点不符合右肾癌或右肾盂癌伴多发转移，首先应考虑全身系统性疾病可能。PET/MR双模态显像示所有病灶糖代谢增高，且弥散受限明显，符合结外侵袭性淋巴瘤表现，双模态显像为诊断提供了更多信息。

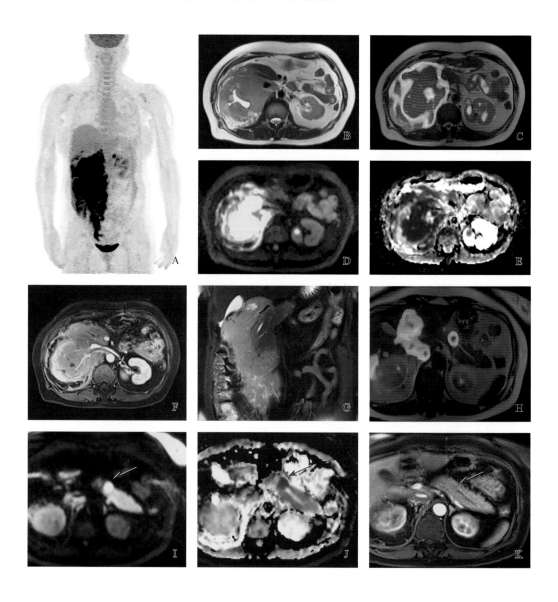

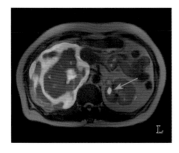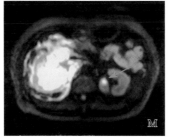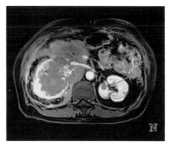

图 8-3 全身 ^{18}F-FDG PET/MR

　　A.冠状面全身PET MIP图像；B.腹部横断面T$_2$WI图像；C.腹部横断面PET与T$_2$WI融合图像；D.腹部横断面DWI图像（ $b=800$ ）；E.腹部横断面ADC图像；F.腹部横断面T$_1$WI-fs增强图像；G.腹部冠状面T$_2$WI-fs图像。H ～ K为上腹部胰腺水平图像；H.横断面PET与T$_2$WI融合图像；I.横断面DWI图像（ $b=800$ ）；J.横断面ADC图像；K.横断面T$_1$WI-fs增强图像。L ～ N为上腹部肾门水平图像；L.横断面PET与T$_2$WI融合图像；M.横断面DWI图像（ $b=800$ ）；N.横断面T$_1$WI-fs增强图像。图中可见右肾区及腹膜后巨大异常信号灶，病灶沿腹膜后间隙延伸至盆腔，内部信号不均，代谢明显增高，SUV$_{max}$为18.5（图A ～ C），DWI呈高信号（图D），ADC信号减低（图E），增强扫描见轻度不均匀强化，病灶侵犯右肾，包绕肾动、静脉，下腔静脉，右侧输尿管（图F），与十二指肠降段分界不清（图G）；胰腺体部见1枚类圆形异常信号灶，代谢增高，SUV$_{max}$为9.1，DWI呈高信号，ADC信号减低，增强后呈轻中度强化，强化程度弱于胰腺实质，病灶远端胰管略扩张（图H ～ K，红色箭头）。左肾实质近肾门处见类圆形异常信号灶，代谢增高，SUV$_{max}$为5.9，DWI呈高信号，ADC信号减低，增强后呈轻中度强化，强化程度弱于肾实质（图L ～ N，绿色箭头）

　　病例4
　　（1）病史简介：患者，男，36岁，于1个多月前感冒后出现鼻塞、流脓涕伴鼻出血等症状，当地诊所予以抗感染治疗，患者自感用药后症状无好转，行鼻腔镜检查示鼻腔新生物，遂行鼻内镜检查并活检，病理示右鼻腔恶性淋巴瘤，结合免疫组化，考虑NK/T细胞淋巴瘤，伴坏死。为治疗前评估行全身PET/CT＋头颈部PET/MR（图8-4），示双侧鼻腔弥漫性高代谢软组织灶，广泛累及双侧后鼻孔、筛窦、上颌窦、鼻前庭区、右侧鼻背部、前面部、上唇部及右眼眶内，考虑淋巴瘤浸润。

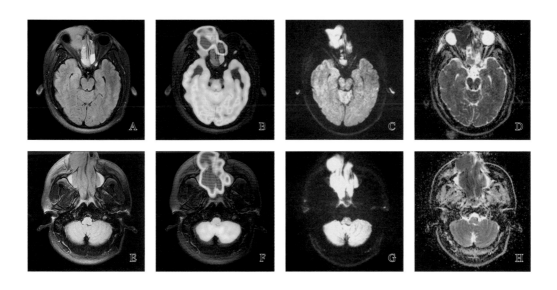

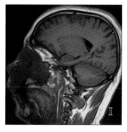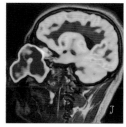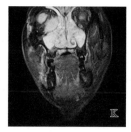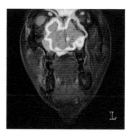

图8-4　头颈部 ^{18}F-FDG PET/MR

A ～ D为眼眶水平横断面图像；A.横断面T$_2$-FLAIR图像；B.横断面T$_2$-FLAIR与PET融合图像；C.横断面DWI图像（$b=2000$）；D.横断面ADC图像。E ～ H为上颌窦水平横断面图像；E.横断面T$_2$-FLAIR图像；F.横断面T$_2$-FLAIR与PET融合图像；G.横断面DWI图像（$b=2000$）；H.横断面ADC图像。I.矢状面T$_1$WI图像；J.矢状面T$_1$WI与PET融合图像；K.冠状面T$_2$WI-fs图像；L.冠状面T$_2$WI-fs与PET融合图像。图中可见双侧鼻腔弥漫软组织灶，累及双侧后鼻孔、前组筛窦、上颌窦及鼻前庭区，侵犯至皮下累及右侧鼻背部、前面部及上唇部，突破右侧眼眶内侧壁，侵犯至眼眶内，压迫右侧眼球，病灶呈T$_1$低信号，T$_2$WI-fs稍高信号，DWI呈高信号，ADC呈低信号，代谢明显增高，SUV$_{max}$为18.8。后组筛窦及双侧上颌窦外侧可见T$_2$高信号灶，DWI信号不高，代谢未见增高，考虑炎性病变

（2）病例分析：NK/T细胞淋巴瘤累及鼻部、鼻咽部和口咽部较多见，PET/MR软组织分辨率高，可以显示病灶累及周围组织，尤其能显示对鼻旁窦、眼眶及颅底的侵犯。鼻腔、鼻咽及口咽黏膜在PET显像中常出现炎症所致的弥漫性高代谢，PET/MR多参数成像，可以区分病灶与邻近组织的炎性病变。

病例5

（1）病史简介：患者，男，63岁，消瘦伴食欲减退2月余，体重减轻15kg，反应迟钝半月余。头颅MR示颅内多发占位，考虑转移瘤或感染性病变。胸部CT示右肺上叶及两肺下叶散在炎症，右肺上叶微小结节。为进一步明确诊断及寻找可能的原发灶行全身PET/MR检查（图8-5），检查示右侧尾状核、左颞叶内侧及左顶叶侧脑室体旁异常信号灶伴环形强化，病灶边缘代谢略增高，双肺门多发小淋巴结伴代谢增高。行右侧尾状核穿刺活检，病理示弥漫大B细胞淋巴瘤。

（2）病例分析：该病例颅内可见多发病变，病灶呈不规则形，周围水肿不明显，病变部位与典型脑转移瘤不符合，且体部显像未发现可疑原发肿瘤，应首先考虑颅内原发病变。最终该病例经活检确诊为颅内原发弥漫大B细胞淋巴瘤。由于MR优良的软组织分辨率，PET/MR对中枢神经系统淋巴瘤的分期与疗效评估优于PET/CT。

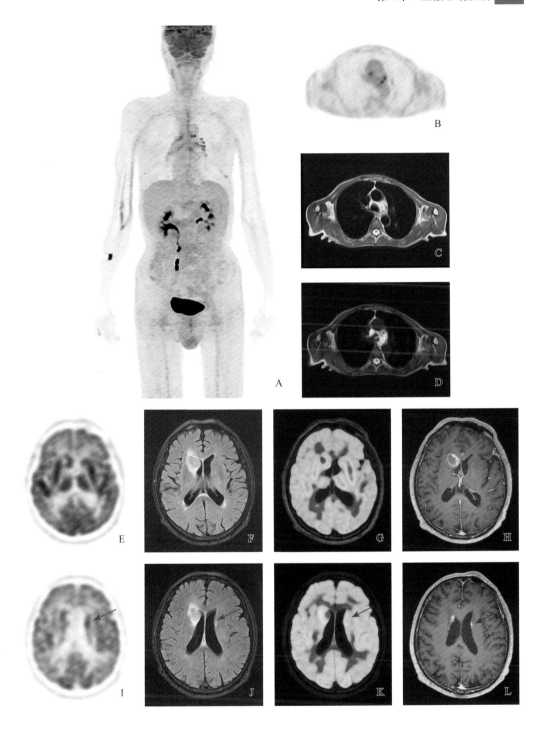

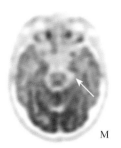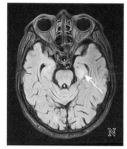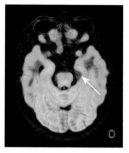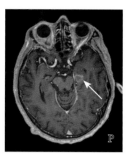

图 8-5　全身 ^{18}F-FDG PET/MR

A.冠状面全身PET MIP图像；B.胸部横断面PET图像；C.胸部横断面T$_2$WI图像；D.胸部横断面PET与T$_2$WI融合图像。E～H为脑部基底节水平图像；E.横断面PET图像；F.横断面T$_2$-FLAIR图像；G.横断面PET与T$_2$-FLAIR融合图像；H.横断面T$_1$WI增强图像。I～L为脑部侧脑室体部水平图像；I.横断面PET图像；J.横断面T$_2$-FLAIR图像；K.横断面PET与T$_2$-FLAIR融合图像；L.横断面T$_1$WI增强图像。M～P为脑部海马水平图像；M.横断面PET图像；N.横断面T$_2$-FLAIR图像；O.横断面PET与T$_2$-FLAIR融合图像；P.横断面T$_1$WI增强图像。图中可见纵隔、双肺门多发小淋巴结伴代谢增高，短径为0.5～0.8cm，SUV$_{max}$为2.9～6.3（图A～D），右侧尾状核头部（图E～H），左侧侧脑室体旁（图I～L，红色箭头）及左颞叶内侧（图M～P，白色箭头）见异常信号灶，T$_2$-FLAIR呈高信号，增强扫描病灶边缘可见强化，右侧尾状核头部病灶边缘代谢轻度增高，周围脑实质见轻度水肿，右侧脑室前角受压变形，左侧侧脑室体旁病灶代谢轻度增高，左颞叶内侧病灶代谢较周围脑实质略减低

第二节　多发性骨髓瘤

【概述】

多发性骨髓瘤（mutiple myeloma，MM）是一种克隆性浆细胞异常增殖的恶性疾病，常见于中老年人，常见症状包括血钙增高、肾功能损害、贫血、骨病，以及淀粉样变性等靶器官损害相关表现。根据美国的统计数据，MM占所有癌症的1%，占血液系统恶性肿瘤的10%，2016年估计有30 330例新发病例和12 650例死亡。

骨髓瘤骨病变是多发性骨髓瘤的标志，几乎所有患者在发病过程中都会发生，包括溶骨性病变、病理性骨折、高钙血症和骨质疏松，会严重影响患者生活质量（Terpos E et al.，2005）。影像学检查是诊断骨髓瘤骨病变及髓外病变的重要手段。

国内外文献报道，对于骨髓弥漫性浸润尚未形成骨质破坏的骨髓瘤，^{18}F-FDG PET/CT 显像的诊断价值不及MR；而在骨髓瘤化疗后疗效评估中，^{18}F-FDG PET/CT 显像优于MR，且其疗效评价结果与临床疗效评价结果具有较好的一致性。也有文献报道，PET/CT 和MR对局灶性骨骼病变的诊断无显著性差异，但MR在弥漫性病变检出中更有优势；而PET/CT是评估患者预后的有力工具，并可作为流式细胞术与MR评估的补充。

PET/CT 较MR对髓外病变的检出更敏感，可能更适合全身范围的评估。然而，MR评价骨髓浸润更敏感，特别是脊柱和骨盆。尽管有文献报道（Sachpekidis C et al.，2015），PET/MR与PET/CT对于骨髓瘤骨骼病变检出无明显差别，但是PET/MR作为分子影像新技术，融合了PET与MR的优势，在国内应用尚处于起步阶段，对于骨髓瘤辅助诊断、临床分期的意义仍需更多探索。

【病例】

病例1

（1）病史简介：患者，女，63岁，右侧小腿疼痛2月余，行理疗后疼痛加重，出现右侧髂骨疼痛，行MRI示右侧骶髂关节及左侧骶骨异常信号，伴周边软组织水肿，未给予特殊治疗。1个月前患者出现咳嗽，查血常规示血红蛋白83g/L，后于血液科就诊，查血红蛋白76g/L，白蛋白29g/L，血钙2.28mmol/L，肌酐为54μmol/L，总蛋白110g/L，免疫固定电泳血中检出M蛋白为35.97%（IgA-κ型），尿中检出本周蛋白为κ型，行骨髓穿刺术示原幼浆细胞＋成熟浆细胞占76%，诊断为多发性骨髓瘤。为全面评估病情行PET/MR全身检查（图8-6），示全身骨骼弥漫性代谢增高，骶骨右侧翼见局灶性高代谢灶，所见骨髓腔T$_1$信号弥漫性减低，DWI信号增高。

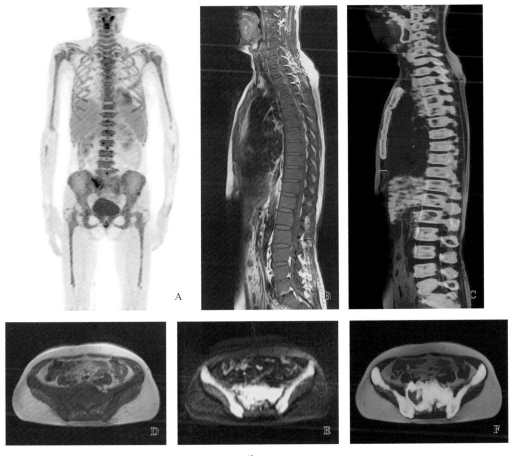

图8-6　全身^{18}F-FDG PET/MR

A.冠状面全身PET MIP图像；B.脊柱矢状面T$_1$WI图像；C.脊柱矢状面PET与T$_1$WI融合图像；D.盆部横断面T$_1$WI图像；E.盆部横断面DWI图像；F.盆部横断面PET与T$_2$WI融合图像。图中可见全身骨骼弥漫性代谢增高（图A），脊柱T$_1$信号弥漫性减低伴代谢增高（图B、C），骨盆T$_1$信号弥漫性减低（图D），DWI呈均匀高信号（图E），骶骨右侧翼肿胀伴局部高代谢（图F）

（2）病例分析：该病例可见骨髓瘤弥漫性侵犯全身骨骼，MR表现为典型弥漫性病变：T_1信号减低伴DWI信号增高，同时PET显像表现为弥漫性＋局部改变，PET/MR为评估骨髓瘤累及范围提供了有力依据，也可以作为疗效评估的基线扫描。

病例2

（1）病史简介：患者，男，61岁，1周前出现低热，查血常规示白细胞、血红蛋白降低，血清IgA升高，考虑多发性骨髓瘤可能。为全面评估病情，行PET/MR全身检查（图8-7），显像示全身骨骼弥漫性代谢增高，所见骨髓腔DWI呈不均匀高信号，脊柱T_1WI呈"胡椒盐"样改变。

（2）病例分析：该病例可见骨髓瘤典型MR表现，脊柱T_1WI呈"胡椒盐"样改变，同时可见DWI呈弥漫性不均匀点状高信号灶，提示骨髓瘤弥漫性浸润。PET/MR显像中，脊柱矢状面MR显像和骨盆横断面MR显像易发现骨髓瘤典型改变，结合PET显像，可增加骨髓瘤诊断信心。

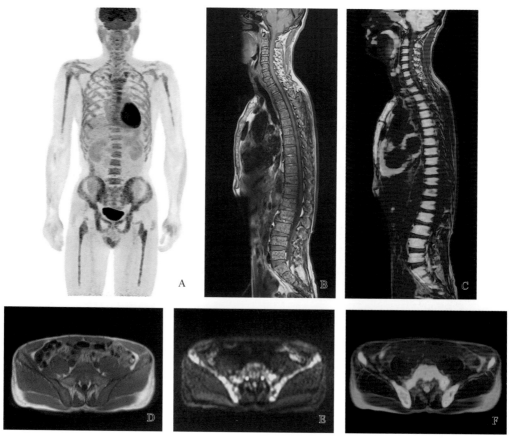

图8-7　全身 ^{18}F-FDG PET/MR

A.冠状面全身PET MIP图像；B.脊柱矢状面T_1WI图像；C.脊柱矢状面PET与T_1WI融合图像；D.盆部横断面T_1WI图像；E.盆部横断面DWI图像；F.盆部横断面PET与T_2WI融合图像。图中可见全身骨骼弥漫性代谢增高（图A），T_1WI示脊柱弥漫性点状低信号灶，呈"胡椒盐"样改变伴代谢增高（图B、C），骨盆T_1信号弥漫性减低（图D），DWI呈不均匀高信号（图E）、弥漫性代谢增高（图F）

病例3

（1）病史简介：患者，男，62岁，1年半前被诊断为多发性骨髓瘤，当时行全身PET/CT检查示全身多发溶骨性骨质破坏伴FDG摄取增高，行PAD方案（硼替佐米＋阿霉素＋地塞米松）化疗。现为评估疗效，行全身PET/MR检查（图8-8）示胸壁、后纵隔、肝胃间隙及盆腔多发高代谢软组织占位，全身骨骼多发异常信号灶，代谢不高。

（2）病例分析：该病例为骨髓瘤治疗后评估，全身骨骼可见多发异常信号灶，但未见异常高代谢，考虑治疗后改变，目前不存在肿瘤活性；同时全身发现多处高代谢软组织团块，应首先考虑骨髓瘤髓外病变。PET/MR双模态显像有助于鉴别骨髓瘤治疗后是否残存肿瘤活性，对髓外病变的显示明显优于单独行MR检查。

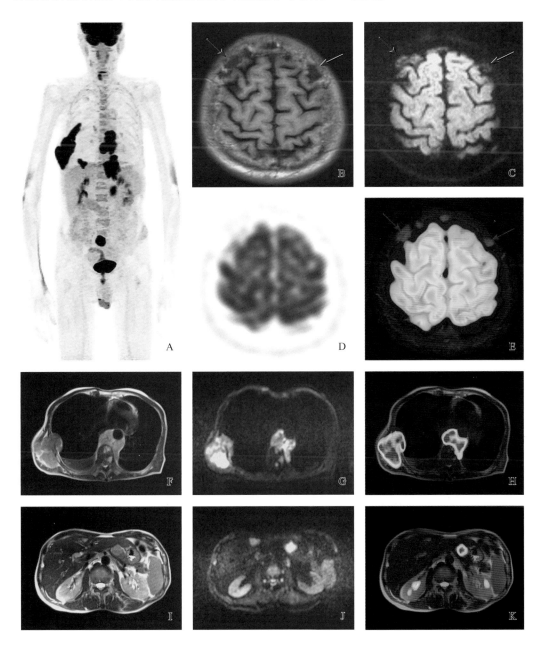

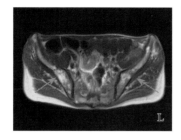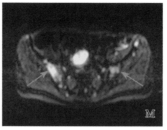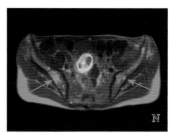

图8-8　全身 ^{18}F-FDG PET/MR

A.冠状面全身PET MIP图像；B.头部横断面T$_1$WI图像；C.头部横断面DWI图像；D.头部横断面PET图像；E.头部横断面PET与T$_2$-FLAIR融合图像；F.胸部横断面T$_2$WI图像；G.胸部横断面DWI图像；H.胸部横断面PET与T$_2$WI融合图像；I.腹部横断面T$_2$WI图像；J.腹部横断面DWI图像；K.腹部横断面PET与T$_2$WI融合图像；L.盆部横断面T$_2$WI图像；M.盆部横断面DWI图像；N.盆部横断面PET与T$_2$WI融合图像。图中可见全身多发团块样异常高代谢灶（图A），颅骨见多发斑片状异常信号灶，T$_1$WI呈低信号，T$_2$-FLAIR呈高信号，DWI呈高信号，代谢未见增高（图B、C、E，红色箭头）；胸壁、后纵隔（图F～H）、肝胃间隙（图I～K）及盆腔内（图L～N）见多发软组织团块影，DWI呈高信号，代谢明显增高；骨盆可见多发斑片状异常信号灶，T$_2$WI呈高信号，DWI呈高信号，代谢未见增高（图L～N，绿色箭头）

（黄新韵　李　彪）

参 考 文 献

Abdulqadhr G，Molin D，Astrom G，et al，2011. Whole-body diffusion-weighted imaging compared with FDG-PET/CT in staging of lymphoma patients. Acta Radiol，52（2）：173-180.

Atkinson W，Catana C，Abramson JS，et al，2016. Hybrid FDG-PET/MR compared to FDG-PET/CT in adult lymphoma patients. Abdom Radiol（NY），41（7）：1338-1348.

Cheson BD，Fisher RI，Barrington SF，et al，2014. Recommendations for initial evaluation，staging，and response assessment of Hodgkin and non-Hodgkin lymphoma：The Lugano classification. J Clin Oncol，32（27）：3059-3068.

Haldorsen IS，Espeland A，Larsson EM，2011. Central nervous system lymphoma：Characteristic findings on traditional and advanced imaging. AJNR Am J Neuroradiol，32（6）：984-992.

Nievelstein RA，Quarles Van Ufford HM，Kwee TC，et al，2012. Radiation exposure and mortality risk from CT and PET imaging of patients with malignant lymphoma. Eur Radiol，22（9）：1946-1954.

Sachpekidis C，Hillengass J，Goldschmidt H，et al，2015. Comparison of ^{18}F-FDG PET/CT and PET/MRI in patients with multiple myeloma. Am J Nucl Med Mol Imaging，5：469-478.

Terpos E，Dimopoulos MA，2013. Myeloma bone disease：Pathophysiology and management. Journal of Bone Oncology，2（2）：59.

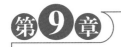

第9章 乳腺及软组织肿瘤

第一节　乳　腺　癌

【概述】

乳腺癌是威胁我国女性健康最常见的恶性肿瘤之一，是我国肿瘤防治的重点。我国女性乳腺癌发病率为41.82/10万，位居女性恶性肿瘤的首位。我国女性乳腺癌死亡率为9.90/10万，位居女性恶性肿瘤的第5位（李贺等，2018）。

MR是临床诊断乳腺结节性质的主要影像学手段，是指导高风险患者手术方式的重要依据（Kuhl C，2007；Kuhl CK，2007）。MR诊断乳腺癌的灵敏度高达95%，但阳性预测值和特异性为77%和53%。^{18}F-FDG PET/MR融合显像可以进一步提高阳性预测值（98%）和特异性（97%）（Moy L et al.，2010）。另外，PET/MR融合显像在乳腺癌术前分期中有重要价值，不仅用于腋窝和内乳淋巴结进行N分期，还可探查全身转移病灶（M分期）。此外，PET/MR对乳腺癌的复发、再分期和疗效监测具有优势。

一体化PET/MR使用与PET兼容的专用乳房线圈，一次扫描可完成PET和MR两种检查，同时还可以获得全身扫描图像，从而满足完整的诊断要求。与PET/CT相比，PET/MR有效减少了辐射剂量，具有更准确定位病变的优点，并且在一次治疗中缩短了检查的总时间（Vargas MI et al.，2013）。

【病例】

病例1

（1）病史简介：患者，女，47岁，体检发现右乳肿物1周。B超示右乳外上象限不规则结节伴簇点状钙化，边界不清，边缘见毛刺。为术前分期进行^{18}F-FDG PET/MR显像（图9-1）。术后病理示右乳浸润性导管癌Ⅲ级。

（2）病例分析：该患者右乳结节病灶边缘不整，内部弥散受限且血供丰富，MR提示该结节明显的恶性倾向，PET上该结节代谢增高，PET/MR融合成像提供了更多诊断信息，提高了诊断的准确率。同时，全身PET显像提示该患者无区域淋巴结（N0）和远处转移（M0），为手术指征及术式选择提供了依据。

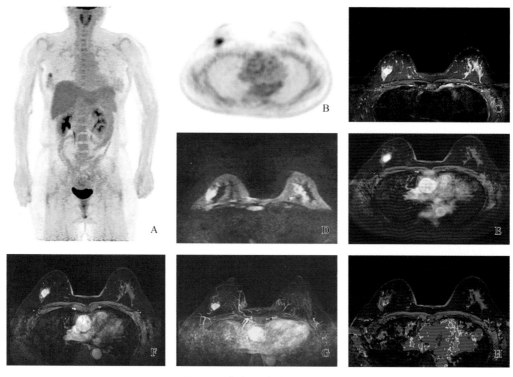

图9-1　全身＋乳腺PET/MR

　　A.全身PET冠状面MIP图像；B.PET横断面图像；C.T$_2$-TIRM横断面图像；D.横断面DWI图像（b＝1000）；E.PET＋T$_2$-TIRM横断面融合图像；F.横断面T$_1$WI-fs动态增强图像；G.T$_1$WI增强后减影横断面MIP图像；H.横断面T$_1$WI与动态增强流入/流出（Wash In/Wash Out）伪彩图融合图像。^{18}F-FDG PET/MR显示右乳腺类圆形结节，^{18}F-FDG摄取增高，SUV$_{max}$为4.48；大小约1.3cm×1.8cm，边缘欠光滑，可见小毛刺，DWI呈高信号，增强T$_1$WI呈明显强化。乳腺专用线圈高分辨率MR显示病灶未侵及胸壁或皮肤。全身其余部位未见明确高代谢灶

　　病例2

　　（1）病史简介：患者，女，36岁。发现左乳肿物1年，腰痛1个月。当地医院腰椎MR示腰椎骨质破坏。为进一步全身评估，行PET/MR检查（图9-2）。穿刺病理示左乳浸润性癌。

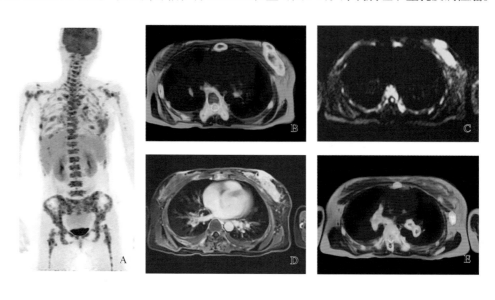

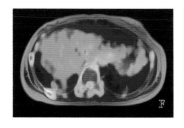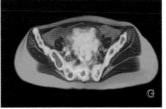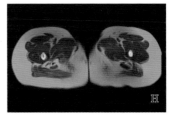

图9-2　全身PET/MR

A.全身PET冠状面MIP图像；B.左乳病灶水平横断面PET＋T_2WI融合图像；C.左乳病灶水平DWI图像；D.左乳病灶水平T_1WI增强图像；E.肺门水平PET＋T_2WI融合图像；F.肝脏水平PET＋T_2WI融合图像；G.盆腔水平PET＋T_2WI融合图像；H.股骨上段水平PET+T_2WI融合图像。左乳腺外侧象限见团块样异常强化灶，DWI呈高信号，大小为6.0cm×1.6cm，代谢增高，SUV_{max}为7.48，病灶累及左侧乳头及左侧胸大肌。左侧腋下、纵隔及双肺门多发肿大淋巴结，代谢增高，SUV_{max}为4.21～8.06。肝脏内多发类圆形异常信号灶，较大者直径为1.2cm，部分病灶代谢增高，SUV_{max}为3.73。全脊柱、双侧肱骨近端、双侧锁骨、肩胛骨、肋骨、胸骨、骨盆及双侧股骨近端见弥漫性异常信号灶，DWI呈不均匀高信号，增强扫描可见弥漫性斑片状异常强化灶，代谢弥漫性不均匀增高，SUV_{max}为3.25～9.41

（2）病例分析：该患者左乳肿块代谢异常增高，弥散受限，强化明显，PET/MR可明确诊断为乳腺癌。更为重要的是，全身PET/MR显示多区域淋巴结、肝脏及广泛骨骼转移，一站式完成N和M分期，提示该患者失去手术指征，随后需进行化疗或靶向治疗。

病例3

（1）病史简介：患者，女，76岁，1年前体检超声发现左乳结节，考虑为乳腺影像报告与数据系统（BI-RADS）4A类，肿瘤标志物正常。入院后行^{18}F-FDG PET/MR显像（图9-3）。穿刺病理示左乳腺导管内乳头状瘤形成。

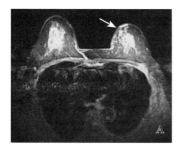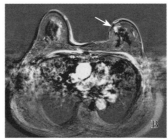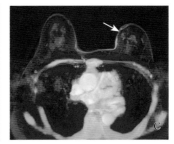

图9-3　乳腺PET/MR

A. T_2-TIRM图像；B. T_1WI增强图像；C. PET与T_2-TIRM融合图像。左乳腺内上象限可见异常信号结节（白色箭头），直径约0.6 cm，与导管走行一致，T_2-TIRM呈等信号，增强扫描可见快速强化，代谢不高，SUV_{max}为0.48

（2）病例分析：PET/MR在乳腺结节精细形态学特征显示的基础上，可反映其糖代谢的水平。该患者^{18}F-FDG摄取不高表明结节代谢活性较低，提示肿瘤的良性倾向。

第二节　软组织肿瘤

大多数软组织恶性肿瘤具有较高的葡萄糖摄取能力，PET可反映肿瘤分化活性、远处转移及局部复发。尽管^{18}F-FDG PET在软组织肿瘤鉴别诊断中价值有限，但其在肿瘤分期、再分期和疗效监测中具有独特的优势。而MR由于软组织对比度高，是软组织肿瘤鉴别诊断的首选检查。因此，一体化^{18}F-FDG PET/MR融合显像可用于软组织肿瘤的鉴别诊断、分期、再分期及疗效评估。

一、脂肪肉瘤

【概述】

脂肪肉瘤是罕见的原始间叶组织来源恶性肿瘤，发病率占全部恶性肿瘤的1%以下，但是在全部软组织恶性肿瘤中，脂肪肉瘤是成人第二常见的软组织恶性肿瘤。脂肪肉瘤好发于腹膜后和大腿，主要发生于成年人，发病高峰年龄为40 ～ 60岁，男女发病率大致相当（Vijay A et al.，2015）。

脂肪肉瘤的病理类型包括交界性（高分化型及不典型脂肪肉瘤）和恶性（黏液型、多形性、去分化型脂肪肉瘤），可含脂肪、黏液及软组织等不同成分（Rosenberg AE，2013），其中脂肪成分FDG代谢与正常脂肪组织代谢相仿，而非脂肪成分FDG代谢可不同程度增高，尤其是分化较差的脂肪肉瘤以软组织成分为主，FDG代谢明显增高，同时中央可伴坏死形成的放射性缺损区。一般来说，高分化型脂肪肉瘤（G1）及黏液型脂肪肉瘤（G2）属低、中度恶性肿瘤，SUV相对较低，转移率低；而去分化型、多形性脂肪肉瘤（G3）等分化较差的脂肪肉瘤SUV较高，通常可同时发现远处高代谢的转移灶。MR的软组织分辨率较高，能够清晰显示脂肪肉瘤内的组织成分。G1级脂肪肉瘤以脂肪成分为主，伴厚壁间隔，间隔可强化，脂肪成分无强化。瘤内间隔是其与良性脂肪瘤鉴别的较特异性表现。而G3级脂肪肉瘤组成成分多样，瘤内多发不规则分隔或结节，强化明显，同时具有高侵袭性和转移性。

【病例】

病例1

（1）病史简介：患者，女，76岁。9个月前发现左大腿中部后方肿块，穿刺活检提示多形性去分化肉瘤，行重离子治疗后缓解。1个月前出现胸痛，行^{18}F-FDG PET/MR显像全身评估（图9-4）。显像后给予多柔比星化疗，2个疗程后再次行^{18}F-FDG PET/MR显像，进行疗效评估。

（2）病例分析：^{18}F-FDG PET/MR可清晰地显示出该病灶以软组织成分为主，并具有高代谢活性，恶性软组织肿瘤的诊断非常明确。影像学表现也与病理所示的G3评级相符。治疗后显像见肿块缩小及代谢减低，提示治疗有效，有残存的肿瘤仍存在活性，需要进一步治疗。因此，^{18}F-FDG PET/MR不仅能够有效判断软组织肿瘤性质，并且可通过可视化的疗效评估提供临床治疗方案的选择依据。

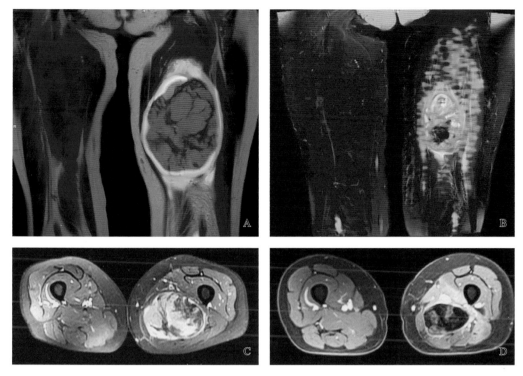

图9-4　全身PET/MR

A.治疗前PET＋T_2WI融合图像；B.治疗后PET＋T_2WI-fs融合图像；C.治疗前横断面T_1WI-fs增强图像；D.治疗后横断面T_1WI-fs增强图像。化疗前显像见左侧大腿中部内侧肌群内异常信号灶，大小为11.5cm×8.5cm×9.2 cm，T_2WI呈不均匀高信号，MRI增强扫描可见不均匀强化，肿块代谢异常增高，SUV_{max}为11.67。化疗后，左大腿内侧肌间肿块缩小至5.2cm×3.3cm×7.6cm，瘤内呈T_2WI高低混杂信号，增强扫描强化范围及程度较前减低，代谢较前减低，但边缘局部代谢仍有增高，SUV_{max}为4.8；病灶周围肌肉及皮下水肿，SUV_{max}为1.7

病例2

（1）病史简介：患者，女，48岁。2个月前发现右侧颈部肿物，1周前B超定位下细针穿刺，考虑淋巴结转移性腺癌。行[18]F-FDG PET/MR显像全身评估（图9-5），术后病理示未分化多形性肉瘤。

（2）病例分析：该患者虽然穿刺提示转移性淋巴结，但[18]F-FDG PET/MR全身显像除了右侧肩胛提肌内高代谢灶伴周围肌肉及软组织水肿外，并未发现其他原发性恶性肿瘤的证据，因此需要考虑右侧肩胛提肌内原发软组织恶性肿瘤。同时，PET/MR与PET/CT相比，可更清晰地显示软组织肿瘤内的成分，再结合PET代谢信息，对于肉瘤的分化及恶性倾向能够有更好的判断。

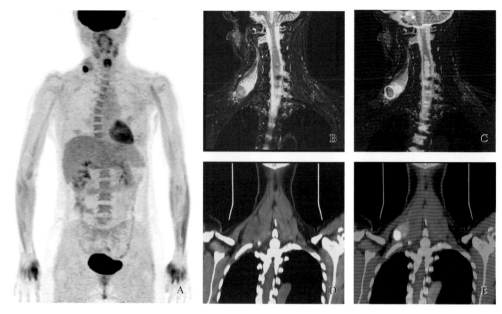

图9-5 全身＋颈部PET/MR

A.全身PET冠状面MIP图像；B.颈部冠状面T_2WI-fs图像；C.颈部冠状面PET＋T_2WI-fs融合图像；D.冠状面CT图像；E.冠状面PET/CT融合图像。右侧肩胛提肌中部内见一类圆形团块影，大小约3.1cm×2.3cm×3.1cm，其内信号不均，呈囊实性，T_1WI呈不均匀等低信号，T_2WI-fs实性部分呈稍高信号，囊性部分呈高信号，实性部分代谢明显增高，SUV_{max}为17.7，囊性部分代谢不均匀增高，以病灶边缘为著，SUV_{max}为2.9。病灶周围肌肉内见条索状T_2WI-fs高信号影，代谢未见明显增高。全身其余部位未见异常高代谢灶。PET/CT上CT显示病灶密度不均匀，囊性与实性成分分辨不清，^{18}F-FDG摄取表现与PET/MR相似

二、神经鞘瘤

【概述】

软组织神经鞘瘤起源于外周神经鞘施万细胞和神经纤维组织，包括良性的神经鞘膜瘤、神经纤维瘤和恶性外周神经鞘瘤。MR具有良好的软组织分辨率，对软组织神经鞘瘤部位、大小及与周围肌肉和神经的关系评价具有明显优势。良性和恶性的神经鞘瘤均可见^{18}F-FDG摄取增高。文献报道良性神经鞘瘤的SUV_{max}在0.33～3.7（Ahmed AR et al.，2001），但是也有SUV_{max}为8.0的良性神经鞘瘤的报道（De Waele M et al.，2005）。恶性神经鞘瘤糖代谢似乎相对更高（郑思廉等，2009）。有学者提出$SUV_{max}＝3.0$作为阈值来区别神经鞘瘤的良、恶性（Hamada K et al.，2005）。由于^{18}F-FDG PET在神经鞘瘤报道的病例数较少，因此^{18}F-FDG PET在鉴别良、恶性神经鞘瘤中的价值尚不能确定。

【病例】

（1）病史简介：患者，女，51岁，右侧颈部不适3月余，外院MR增强检查示C_6～C_7椎体右侧占位性病变，与C_5～C_6右侧椎间孔相连。患者以"右颈占位"入院

行 ^{18}F-FDG PET/MR检查（图9-6）。术后病理示右颈部肿瘤为梭形细胞肿瘤，考虑为神经鞘瘤。

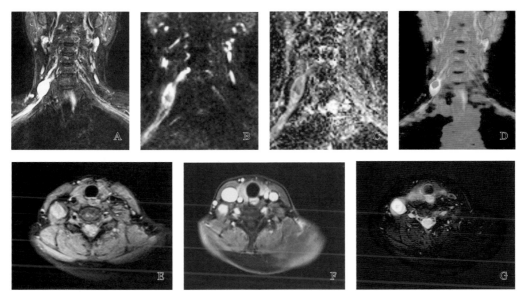

图9-6　颈部PET/MR

　　A.冠状面T$_2$WI-fs图像；B.冠状面DWI图像；C.冠状面ADC图像；D.冠状面PET＋T$_2$WI-fs融合图像；E.横断面T$_1$WI-fs图像；F.横断面T$_1$WI-fs增强图像；G.横状面PET＋T$_2$WI-fs融合图像。右侧颈部C$_6$～C$_7$椎体旁见梭形异常信号灶，大小为1.9cm×1.3cm，T$_1$WI呈稍高信号，T$_2$WI呈周围高信号、中央稍高信号，DWI呈周围高信号、中央稍高信号，ADC呈周围高信号、中央低信号，增强扫描病灶中央可见明显强化，病灶中央代谢增高，SUV$_{max}$为3.9，病灶与C$_5$～C$_6$右侧椎间孔相连

　　（2）病例分析：神经鞘瘤边缘为结构较疏松的黏液样基质，中央则是肿瘤实质区，含有大量紧密排列的肿瘤细胞。该患者右颈部肿块形态呈梭形，沿神经走行，肿块呈囊实性表现，边缘呈T$_2$WI高信号，而中央则呈等信号、稍高信号，增强后肿块中央强化程度高于边缘，这是神经鞘瘤相对特征性的"靶征"，同时代谢水平相对不高，这些表现均提示为良性的神经鞘瘤。

（张　敏　李　彪）

参 考 文 献

李贺，郑荣寿，张思维，等，2018. 2014年中国女性乳腺癌发病与死亡分析. 中华肿瘤杂志，40（3）：166-171.

郑思廉，孙达，谢国海，等，2009. 恶性周围神经鞘瘤PET/CT显像一例. 中华核医学杂志，29（6）：428.

Ahmed AR，Watanabe H，Aoki J，et al，2001. Schwannoma of the extremities：The role of PET in preoperative planning. Eur J Nucl Med，28（10）：1541-1551.

De Waele M，Carp L，Lauwers P，et al，2005. Paravertebral schwannoma with high uptake of fluorodeoxyglucose on positron emission tomography. Acta Chir Belg, 105（5）: 537-538.

Hamada K, Ueda T, Higuchi I, et al, 2005. Peripheral nerve schwannoma: Two cases exhibiting increased FDG uptake in early and delayed PET imaging. Skeletal Radiol, 34（1）: 52-57.

Kuhl C, 2007. The current status of breast MR imaging. Part I. Choice of technique, image interpretation, diagnostic accuracy, and transfer to clinical practice. Radiology, 244（2）: 356-378.

Kuhl CK, 2007. Current status of breast MR imaging. Part 2. Clinical applications. Radiology, 244（3）: 672-691.

Moy L, Noz ME, Maguire GQ, et al, 2010. Role of fusion of prone FDG-PET and magnetic resonance imaging of the breasts in the evaluation of breast cancer. Breast J, 16（4）: 369-376.

Rosenberg AE, 2013. WHO Classification of Soft Tissue and Bone, fourth edition: Summary and commentary. Curr Opin Oncol, 25（5）: 571-573.

Vargas MI, Becker M, Garibotto V, et al, 2013. Approaches for the optimization of MR protocols in clinical hybrid PET/MRI studies. MAGMA, 26（1）: 57-69.

Vijay A, RAM L, 2015. Retroperitoneal liposarcoma: a comprehensive review. Am J Clin Oncol, 38（2）: 213-219.

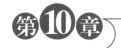

心脏相关疾病

第一节 心肌血流及活力显像

【概述】

心脏核医学因具有高灵敏度、高特异性、无创可视化的优势，在冠心病诊断、危险分层、指导治疗决策、疗效评价、预后评估中已广泛应用，其中心肌活力的诊断极其重要。^{18}F-FDG PET是目前公认的评估心肌活力的"金标准"（李思进，2019）。心肌的能量来源主要为游离脂肪酸和葡萄糖，当禁食后给予葡萄糖负荷，则心肌细胞利用葡萄糖进行能量代谢，这是^{18}F-FDG PET判断存活心肌的理论依据。目前评价心肌活力需结合静息心肌灌注显像［^{99m}锝-甲氧基异丁基异腈（^{99m}Tc-MIBI）SPECT，^{13}N-NH$_3$ PET或^{82}Rb PET］，如心肌灌注-代谢不匹配则考虑心肌细胞没有活力。

心脏磁共振（CMR）因具有独特的评估指标及显像特点，已逐渐在临床普及。CMR心肌灌注显像是诊断和评估心肌梗死的关键。正常心肌组织在经静脉注射Gd-DTPA造影剂后，造影剂可迅速分布于细胞外间隙，由于代谢和再分布作用，造影剂在早期出现一个峰值后迅速洗脱，在细胞间隙的造影剂浓度迅速降低，也就是"首过灌注"现象；而坏死心肌由于微循环损坏，导致造影剂流入时间延长，此时在相对于正常心肌的"首过灌注"时相则表现为灌注缺损，延迟显像时，由于正常心肌内的造影剂已廓清，而病变区的造影剂仍滞留于细胞间隙，所以呈现为相对高信号，即"延迟强化"。通过该现象诊断心肌梗死的灵敏度和特异性分别为91%、81%（Manning WJ et al.，1991，Morton G et al.，2012，Nandalur KR et al.，2007）。

CMR相对于核素静息心肌灌注显像，其优势在于：第一，CMR组织分辨率高，能准确划分心内、外膜界限，甚至能识别1g坏死心肌组织，定位更精确，与^{18}F-FDG PET心肌活力显像图进行匹配，能更准确地评估"肇事"冠状动脉对心肌累及部位和范围的影响（图10-1），指导临床治疗。第二，心动电影可同时评估心脏运动（图10-2），并通过勾画左心室或右心室壁范围得到心功能的准确参数，可用于患者治疗前后纵向对比，评估疗效。PET/MR扫描采集方式可为PET和CMR同时采集：CMR需扫描多个不同截面，避免因某一截面限制而遗漏异常信号灶，且特殊截面可用于评估瓣膜功能异常或流入流出道梗阻或狭窄；PET采集方式为3D扫描，在同一患者不改变体位前提下，PET图像可与任一CMR截面融合，故两者图像具有同一性，使PET图像与CMR图像匹配更准确，有利于精确定位和评估，且由于同时采集而不会延长扫描时间。

综上所述，运用PET/MR一体化显像整合了MR形态学、运动学信息和PET功能信息，有利于血运重建治疗前评估"肇事"冠状动脉累及心肌部位和范围、心肌活力及心功能，指导治疗方案的制定，其定量和半定量参数更有利于治疗前后对比。此外，利用PET/MR在体无创精准评估的优势，可对理解疾病的潜在机制、解决临床难点问题提供思路。

【病例】

病例1

（1）病史简介：患者，男，64岁，反复胸闷胸痛1年余，1周前渐进性加重，发展为胸骨后疼痛。追问病史患者有嗜烟史。行冠状动脉造影提示左前降支管壁不规则，中段心肌桥，钝缘支50%狭窄。心肌酶谱：乳酸脱氢酶为312U/L，肌酸激酶为366U/L，肌酸激酶同工酶（CK-MB）为18.8ng/ml，肌钙蛋白I为8.11ng/ml。心电图示Ⅱ、Ⅲ、aVF呈QS型或QRS型，Ⅲ导联、AVF导联ST段略抬高，低电压。行心脏局部 ^{18}F-FDG PET/MR检查（图10-1），显像提示左心室下壁心内膜下局部灌注减低伴延迟强化，代谢明显减低，对应心肌局部收缩运动减低，考虑左心室下壁局部心肌梗死。左心室功能正常。

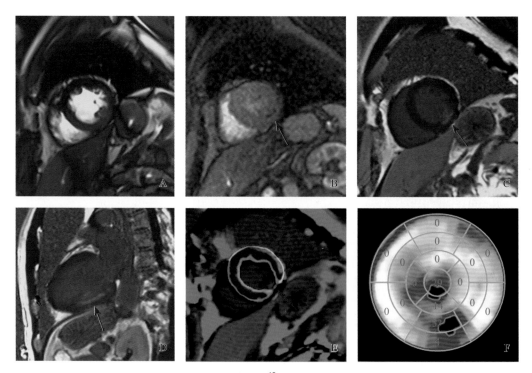

图10-1　心脏局部 ^{18}F-FDG PET/MR

A.短轴电影相；B. T_1WI短轴MR图像（灌注相）；C. T_1WI短轴MR图像（增强后延迟相）；D. T_1WI垂直长轴MR图像（增强后延迟相）；E. T_1WI短轴MR图像（增强后延迟相）＋PET融合显像图；F. PET靶心图。图中可见左心室下壁心内膜下（红色箭头）局部灌注减低伴延迟强化，代谢明显减低，对应心肌局部收缩运动减低

（2）病例分析：该患者为中老年男性，处于心血管疾病高发年龄，且有嗜烟史（心血管疾病的诱发因素）。患者临床症状符合心绞痛，1周前渐进性加重，冠状动脉造影提示左前降支管壁不规则伴局部狭窄，心肌酶谱显著增高，心电图提示多导联异常，左心

室下壁ST段略抬高，综合上述结果临床考虑存在新发心肌梗死可能。PET/MR显像可用于定位心肌梗死或缺血部位，并评估心肌供血情况、心肌局部纤维化改变及心功能。该患者影像学图像可见左心室下壁局部心内膜下血流灌注减低伴延迟强化，考虑心肌壁局部缺血伴纤维化改变，与狭窄冠状动脉供血部位相符；融合图像可见左心室下壁局部^{18}F-FDG代谢明显减低，与MR所示病变心肌匹配，考虑心肌活力减低；心动电影可见对应部位心肌局部收缩运动减低。此外，MR心动电影评估心功能结果如下：左心室舒张末期容量（EDV）为112ml，左心室收缩末期容量（ESV）为33ml，左心室射血分数（LVEF）为71%，左心室重量（LVM）为145g。心功能正常。患者此后通过饮食及药物控制，胸闷胸痛症状好转，心肌酶谱减低，心电图无明显动态改变，病情基本平稳。

病例2

（1）病史简介：患者，男，68岁，11年前因突发胸痛诊断为"广泛前壁心肌梗死"，治疗后好转。6年前情绪激动后出现胸闷气促，行冠状动脉造影，提示左前降支（LAD）闭塞，有侧支循环，行经皮冠状动脉介入治疗（PCI）开通LAD未能成功，予以药物治疗，此后胸闷症状未明显缓解，且症状反复。2周前患者爬楼后再次出现胸闷气促，不能缓解。心电图示心房颤动，右、左前分支传导阻滞，广泛前壁梗死。心脏超声示全心增大，室间隔及心尖部心肌变薄，向外膨出（6.1cm×2.1cm），LVEF为23%；心包积液。此后欲行冠状动脉造影，因突发心房扑动而停止。予以药物对症治疗后病情平稳，行心脏局部^{18}F-FDG PET/MR显像（图10-2），提示左心增大。心尖部、广泛前壁、室间隔前段、左心室侧壁弥漫性、透壁性灌注减低伴延迟强化，代谢明显减低/缺损，心尖部室壁变薄，活动异常伴室壁瘤形成。LVEF减低，二尖瓣关闭不全。

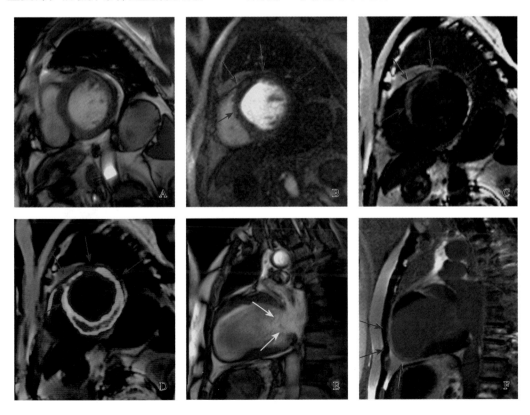

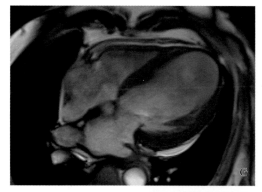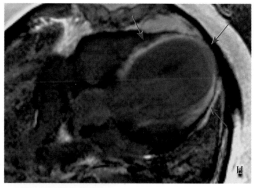

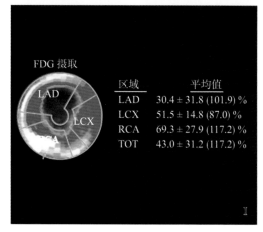

图10-2 心脏局部¹⁸F-FDG PET/MR

A.短轴电影相；B. T₁WI短轴MR图像（灌注相）；C. T₁WI短轴MR图像（增强后延迟相）；D. T₁WI短轴MR图像（延迟增强后）＋PET融合显像；E. T₂WI二腔心MR图像；F. T₁WI二腔心MR图像（增强后延迟相）；G. T₂WI四腔心MR图像；H. T₁WI四腔心MR图像（增强后延迟相）；I. PET靶心图。图中可见左心室增大，心尖部、广泛前壁、室间隔前段、左心室侧壁（红色箭头）弥漫性、透壁性灌注减低，心尖部室壁可见延迟强化，代谢明显减低/缺损；心尖部室壁变薄；舒张期左心室流入道（黄色箭头）可见束状信号增高，提示二尖瓣关闭不全。LAD：左前降支；LCX：左旋支；RCA：右冠脉；TOT：合计

（2）病例分析：该患者为中老年男性，处于心血管疾病高发年龄。既往反复心肌梗死发作，且未完成血运重建，故PET/MR可见心室壁广泛长期缺血所致坏死、纤维化，活力减低甚至消失，心室壁变薄及室壁瘤形成。MR增强显像可评估心肌坏死和纤维化范围，并与PET图像匹配，提示坏死心肌已无心肌活力，且通过对各冠脉支供血区域对应的放射性缺损面积进行计算，可定量评估坏死心肌范围，对于指导手术方式具有重要意义。此外，MR心动电影评估心功能结果如下：EDV为423ml，ESV为408ml，LVEF为4%，LVM为309g，心功能明显下降。并可见舒张期二尖瓣反流异常信号，提示二尖瓣关闭不全。此后患者行室壁瘤切除＋左心室成形＋二尖瓣成形术＋Maze术，同时二尖瓣置入"O"形环。目前心超评估提示心功能较前改善，LVEF上升至51%。

第二节　心肌淀粉样变

【概述】

心肌淀粉样变是一种由不可溶性淀粉样蛋白纤维在心肌沉积引起的疾病，可造成不可逆的心肌增厚、射血分数正常的限制性心力衰竭、异常传导，以及心脏交感神经失支配等（Siddiqi OK et al.，2018）。

心肌淀粉样变主要有两种类型：轻链型淀粉样变（light chain amyloidosis，AL）和转甲状腺素蛋白淀粉样变（transthyretin-related amyloidosis，ATTR）。前者多为肿瘤、感染等导致的包括心肌在内的多脏器淀粉样变，常伴血轻链蛋白升高；后者为肝脏甲状腺素运载蛋白（TTR）生成障碍所致，主要累及心肌，又根据病因可分为家族性突变型ATTR（mutated ATTR，ATTRm）和老年性野生型ATTR（wild type ATTR，ATTRwt）。心肌淀粉样变早期诊断和分型的"金标准"方法是心肌内膜活检，但其风险高，患者依从性差。因此，临床急需无创、准确的影像学手段对心肌淀粉样变进行诊断及分型。

靶向β淀粉样蛋白（Aβ）的特异性PET探针，如[11]C-匹兹堡化合物B（[11]C-PIB）、[18]F-AV45、[18]F-AV1、[18]F-flutemetamol已被广泛用于早期辅助诊断阿尔茨海默病或其他原因引起的认知功能障碍。近年来，越来越多的研究尝试将这类探针用于心肌淀粉样变的诊断。尽管心肌淀粉样变摄取Aβ探针的机制尚不清楚，但目前多个小样本研究一致显示（Antoni G et al.，2013；Park MA et al.，2015；Law WP et al.，2016；Dietemann S et al.，2019），ATTR及AL患者心肌均明显高摄取Aβ探针，而对照组心肌则无放射性摄取，提示Aβ PET在诊断心肌淀粉样变中的潜在价值。但目前研究尚未明确诊断心肌淀粉样变的摄取阈值，以及ATTR与AL患者心肌对Aβ PET探针摄取程度的差异以区分这两种类型。

[18]F-氟化钠（[18]F-NaF）是用于前列腺癌骨转移诊断的一种正电子骨显像剂，并可用于冠脉斑块的微钙化检测。随着单光子骨显像剂如[99m]Tc-焦磷酸盐（[99m]Tc-PYP）等应用于临床ATTR的分型诊断（Castano A et al.，2016），同样作为骨显像剂的[18]F-NaF也成为心肌淀粉样变分型的研究热点。ATTR摄取骨显像剂的可能机制包括显像剂与钙离子结合沉积、与肌原纤维或大分子形成复合物，细胞内焦磷酸钙形成并与细胞内大分子结合等（Siddiqi OK et al.，2018）。同时，ATTR病变组织中微小钙化密度明显大于AL（Stats MA et al.，2016），从而导致ATTR相比AL有更强的骨显像剂摄取。研究显示（Trivieri MG et al.，2016，Morgenstern R et al.，2018），ATTR患者的心肌[18]F-NaF摄取显著高于对照组，而AL患者则与对照组无差异，并认为最大靶本比（TBR_{max}）大于0.84可能是诊断ATTR较好的阈值。

心脏MR是临床心肌病变诊断的重要影像学技术，其解剖序列及电影序列可在评估心肌增厚及射血分数的同时，通过钆延迟增强（LGE）成像进行心肌淀粉样变的诊断。AL多表现为弥漫性心内膜下LGE，而ATTR中透壁LGE则更多见（Fontana M et al.，2015），但是LGE成像并不能较好地鉴别淀粉样变的亚型。

一体化PET/MR是目前最新型的双模态分子影像设备，目前其用于心肌淀粉样变的研究仍较少（Trivieri MG et al.，2016；Baratto L et al.，2018）。但是，从已有的研究结果可以看到，Aβ探针、^{18}F-NaF的PET显像联合同机MR，将在心肌淀粉样变的早期诊断、分型、结构改变及功能受损的全面评估中发挥重要作用。

【病例】

（1）病史简介：患者，男，55岁，无明显诱因下肢乏力9个月，2周前晕厥1次，超声示左心室肥厚，心脏淀粉样变性不能除外。入院分别行^{18}F-AV45、^{18}F-NaF PET/MR显像（图10-3）。

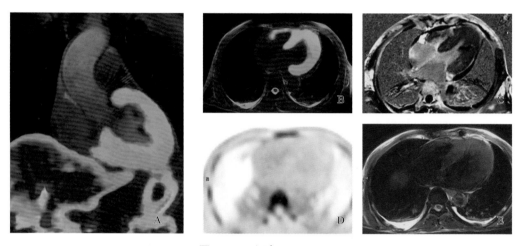

图10-3　心脏PET/MR

A.冠状面T_2WI-fs＋^{18}F-florbetapir PET融合图像；B.横断面T_2WI-fs＋^{18}F-florbetapir PET融合图像；C.横断面T_1WI延迟增强图像；D.横断面^{18}F-NaF PET图像；E.横断面T_2WI-fs图像。MR显示室间隔、左心室侧壁肥厚（19.1mm、25.4mm），伴弥漫性延迟强化；LVEF为53.96%，EDV为120.79ml，ESV为55.61ml，LVM为334.55g；室间隔、左心室侧壁、右心室壁弥漫性摄取^{18}F-AV45增高，TBR$_{max}$分别为4.38、3.53、2.91，但^{18}F-NaF摄取不高，TBR$_{max}$分别为0.68、0.59、0.76。附见双侧少量胸腔积液

（2）病例分析：该患者心肌弥漫性^{18}F-AV45沉积，提示心肌淀粉样变阳性；^{18}F-NaF摄取不高，则提示排除ATTR，倾向AL；尽管MR同时显示左心室射血功能尚可，但是室壁增厚明显。综合来看，考虑AL型心肌淀粉样变，累及左右心室，目前左心室射血功能尚未严重受损。随后，患者骨髓及外周血涂片提示多发性骨髓瘤，进一步明确AL型心肌淀粉样变的病因。

第三节　心脏肿瘤

【概述】

心脏肿瘤在心脏病变中属于少见疾病，可分为原发性和继发性两种类型。心脏占位大多通过心脏超声发现，而^{18}F-FDG PET/MR显像可为肿瘤的鉴别诊断和评估提供更多信息。^{18}F-FDG PET对心脏肿瘤的扫描前准备不同于心肌活力显像，应禁食4～6

小时，抑制正常心肌组织摄取^{18}F-FDG，心脏肿瘤对^{18}F-FDG的摄取则因肿瘤的种类和恶性程度而表现为阳性摄取或阴性摄取。据文献报道，心脏恶性肿瘤^{18}F-FDG摄取多呈阳性，黏液瘤或心脏血栓则呈阴性（Nensa F et al.，2015；Plutchok JJ et al.，1998；Rinuncini M et al.，2016），故^{18}F-FDG PET显像可用于辅助判断心脏肿瘤的良恶性。CMR显像在心脏肿瘤中的应用也逐渐受到重视，由于其组织分辨率高，定位精确，且有利于评估肿瘤浸润心肌的深度，可区分心包周围脂肪组织与转移病灶（Page M et al.，2016）。^{18}F-FDG PET/MR一体化显像结合了两者的优势，进一步提高了诊断的准确性（Yaddanapudi K et al.，2016），且PET/MR多平面成像的特点使之有利于评估肿瘤对瓣膜的侵犯程度及对流入、流出道的影响。此外，同期行PET/MR全身显像，可用于评估肿瘤转移灶。由于目前心脏穿刺风险较高，临床开展困难，^{18}F-FDG PET/MR显像无疑对决定手术方式、鉴别术后（放疗后）瘢痕和肿瘤复发至关重要。

　　心脏继发性肿瘤多为转移性，各组织器官恶性肿瘤发生心脏转移的病例约占10%，其中血液系统疾病高达50%，其他较为常见的转移性病变为黑色素瘤、肺癌与乳腺癌。心脏转移通常被恶性肿瘤原发病灶掩盖，一旦发生心脏转移，其引起的心包渗液或压塞会使病情进展迅速，危及生命，故早期发现心脏转移灶有利于临床及时处理或告知患者及家属。因血液系统疾病多为全身性疾病，^{18}F-FDG PET/CT全身显像目前已列入血液系统疾病（尤其淋巴瘤）的评估标准，但由于正常心肌或乳头肌亦可摄取少量^{18}F-FDG，且CT对于心脏的分辨率低，当心脏出现^{18}F-FDG高浓聚灶时，无法准确区分正常生理性摄取和肿瘤浸润灶，此时行心脏局部PET/MR显像有利于发现^{18}F-FDG高摄取灶对应的心脏结构异常。PET/MR精准匹配的优势提高了诊断的准确性，并且微小病灶不易被漏诊，提高了肿瘤分期的评估效能。

【病例】

病例1

（1）病史简介：患者，女，63岁，1个月前无明显诱因出现右侧颈后肿块，CT提示右侧鼻咽顶后壁、右侧壁弥漫性软组织肿块，活检提示倾向伯基特（Burkitt）淋巴瘤。为化疗前评估行^{18}F-FDG PET/CT全身检查（图10-4），提示全身多发淋巴结肿大伴代谢增高；鼻咽及周围软组织代谢增高，双侧甲状腺、胃黏膜、双侧肾上腺、右肾、胆囊、胰腺、全身骨多发高代谢灶，结合病史均考虑淋巴瘤浸润；心腔内局部代谢增高。为排除心肌或乳头肌正常生理性摄取，进一步行胸部局部PET/MR检查（图10-5），提示左心室下壁心内膜下异常信号灶伴代谢增高，结合病史，均考虑淋巴瘤浸润可能性大。此外，还发现肺动脉起始部局部信号异常伴代谢增高，考虑淋巴瘤浸润可能。此后，患者因病情逐渐加重，于2周后死亡。

（2）病例分析：该患者病理已确诊为淋巴瘤，且倾向伯基特淋巴瘤，PET/CT化疗前评估可见全身多发淋巴结、多发骨、多脏器累及，提示患者淋巴瘤已达Ⅳ期。由于正常心肌及血管也可摄取^{18}F-FDG，PET/CT对心肌及血管壁组织分辨率低，不易区分心肌及血管正常生理性摄取或异常病灶。PET/MR对心肌及血管组织的分辨率高，上述影像各截面可见左心室下壁心内膜下结节样异常信号，同层PET提示^{18}F-FDG高摄取，定位更精确，并且PET/CT显像中肺动脉起始段轻度微小放射性摄取灶易被漏诊，PET/MR

显像中该部位可见异常信号灶，对应^{18}F-FDG摄取较周围血管壁增高，则明确了该病灶并非血管内放射性分布不均所致。由于患者已死亡，无法获取病理，但结合病史及图像仍高度怀疑淋巴瘤浸润。

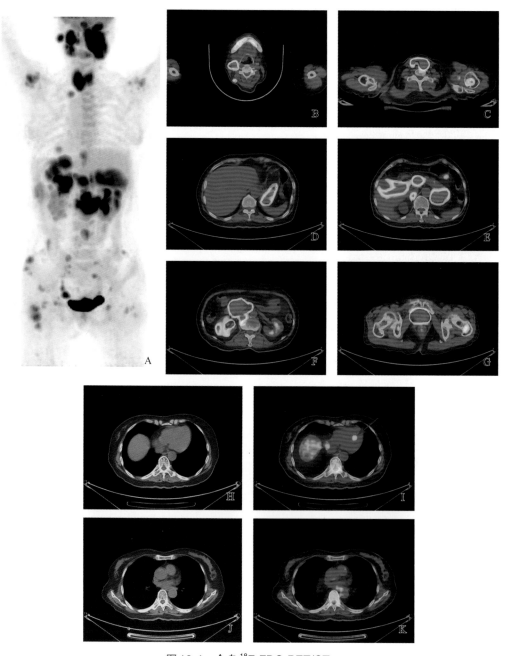

图10-4　全身^{18}F-FDG PET/CT

A.冠状面全身MIP图像；B～G.全身不同平面横断面CT＋PET融合图像；H.心室水平横断面CT图像；I.心室水平横断面CT＋PET融合图像；J.肺动脉起始部水平横断面CT图像；K.肺动脉起始部水平横断面CT＋PET融合图像。如图所示，全身多发淋巴结肿大伴代谢增高，双侧甲状腺、胃黏膜、双侧肾上腺、右肾、胆囊、胰腺、全身骨多发高代谢灶；左心室心腔内局部高代谢灶；另见大血管内放射性分布欠均匀

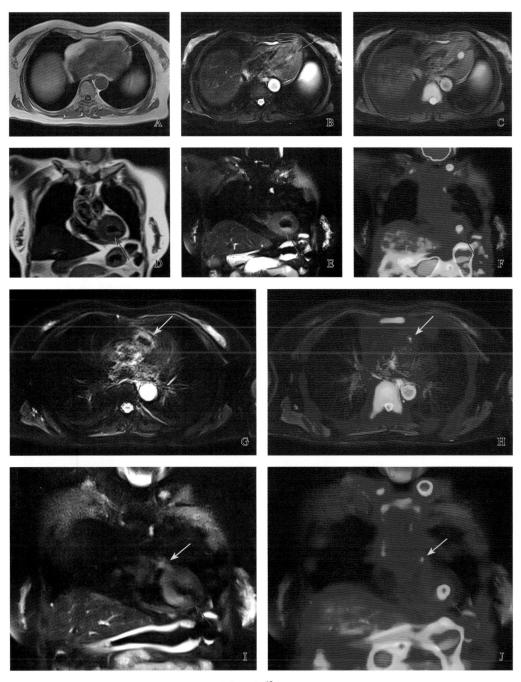

图 10-5　胸部局部 ^{18}F-FDG PET/MR

A ～ F.左心室不同平面 PET/MR 图像；A. T$_1$WI 横断面 MR 图像；B. T$_2$WI-fs 横断面 MR 图像（脂肪抑制）；
C. T$_2$WI-fs 横断面 MR（脂肪抑制）＋ PET 融合图像；D. T$_2$WI 冠状面 MR 图像；E. T$_2$WI-fs 冠状面 MR 图像（脂
肪抑制）；F. T$_2$WI-fs 冠状面 MR（脂肪抑制）＋ PET 融合图像。G ～ J.肺动脉起始部不同平面 PET/MR 图像；
G. T$_2$WI-fs 横断面 MR 图像（脂肪抑制）；H. T$_2$WI-fs 横断面 MR（脂肪抑制）＋ PET 融合图像；I. T$_2$WI-fs 冠状面
MR 图像（脂肪抑制）；J.T$_2$WI-fs 冠状面 MR（脂肪抑制）＋ PET 融合图像。图中可见左心室下壁心内膜下（红色
箭头）结节样异常信号灶，T$_2$WI-fs 呈高信号，代谢增高，SUV$_{max}$ 为 10.6；肺动脉起始部（黄色箭头）结节样信
号异常，T$_2$WI-fs 呈高信号，代谢增高，SUV$_{max}$ 为 1.81

病例 2

（1）病史简介：患者，女，49 岁，2 周前因腹痛查心脏超声发现左心室肿物。追问病史，患者既往有甲状腺癌手术史，且同时伴有高血压、系统性红斑狼疮。行心脏局部 ¹⁸F-FDG PET/MR 检查（图 10-6），提示左心室（与室间隔宽基底相连）异常信号灶伴代谢增高，考虑心脏原发性肿瘤可能。随后行心室肿物切除术，病理提示为平滑肌瘤。

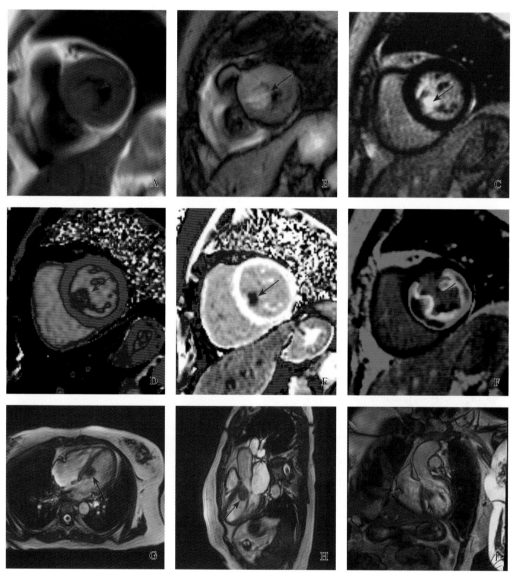

图 10-6　心脏局部 ¹⁸F-FDG PET/MR

A. T₁WI（TSE）短轴 MR 图像；B. T₂WI（TIRM）短轴 MR 图像；C. T₁WI 短轴 MR 图像（增强后延迟相）；D. T₁-mapping 短轴 MR 图像（增强前）；E. T₁-mapping 短轴 MR 图像（增强后延迟相）；F. T₁WI 短轴 MR（增强后延迟相）+ PET 融合图像；G. 四腔心电影扫描图像；H. 三腔心电影扫描图像；I. 左心室流出道电影扫描图像。图中可见左心室团块样异常信号灶（红色箭头），大小约 2.0cm×2.0cm，与室间隔宽基底相连，突向心腔，T₁WI 呈等信号，T₂WI 呈稍高信号，内部信号均匀，增强扫描可见延迟强化（T₁ 增强前，T_{1max} = 1156.00，T_{1mean} = 1082.54；T₁ 增强后，T_{1max} = 394.00，T_{1mean} = 376.38），代谢明显增高，SUV_{max} 为 8.75

（2）病例分析：该患者心脏超声偶然发现心室肿物。PET/MR显像可定位病灶，图像可见肿块与室间隔呈宽基底相连，故考虑肿块源于心室壁。通过测量^{18}F-FDG放射性摄取值判断肿瘤的良恶性，MR增强显像可利用纵向弛豫时间定量成像（T_1-mapping）测量T_1值，对比增强前后T_1值的变化判断有无强化。该患者心室内病灶代谢明显增高，且有明显强化，故高度怀疑恶性病变可能。此外，MR电影扫描可从不同截面观察肿块对心脏瓣膜功能的影响，可见肿块不累及主动脉瓣，且瓣膜的开合不受影响，收缩期与舒张期左心室流出道均未见异常高亮信号，考虑无流出道狭窄或瓣膜关闭不全。该患者病理已明确为平滑肌瘤，平滑肌瘤属于罕见心脏良性肿瘤，但具有恶性肿瘤生长趋势，如手术未切除干净，易复发。

病例3

（1）病史简介：患者，男，69岁，因发热10天行心脏超声发现右心房占位。否认乏力、下肢水肿、腹胀，否认心悸、胸痛、呼吸困难、咳嗽咳痰，否认头晕、头痛、黑矇、意识丧失。^{18}F-FDG PET/CT显像心影内未见异常密度灶及异常高代谢灶；其后行^{18}F-FDG PET/MR心脏局部显像可见右心房内异常信号灶，代谢不高（图10-7）。随后行右心房肿瘤切除术，术后病理提示右心房黏液瘤。

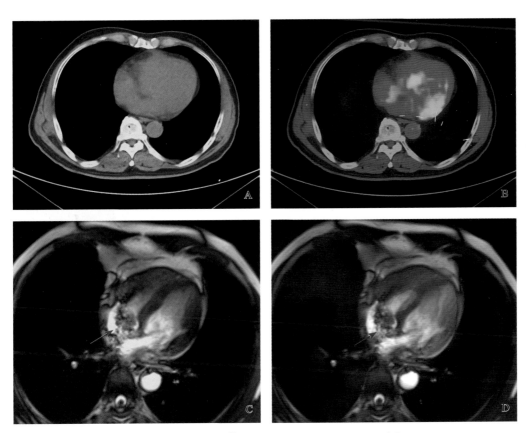

图10-7　心脏局部^{18}F-FDG PET/CT与PET/MR对比

A. CT横断面图像；B. CT＋PET融合图像；C. 四腔心MR电影扫描图像；D.四腔心MR电影扫描＋PET融合图像。如图所示，^{18}F-FDG PET/CT显像示心影内未见异常密度灶及异常高代谢灶；^{18}F-FDG PET/MR显像可见右心房内异常信号灶（红色箭头），中央信号减低，外周呈高信号，代谢不高

（2）病例分析：该患者因发热偶然发现心房占位，为鉴别良恶性行 ^{18}F-FDG PET/CT 及 PET/MR 检查。通过对比图像发现，PET/CT 虽未显示明显代谢增高灶，但由于心肌生理性摄取 ^{18}F-FDG，以及 CT 不能准确定位病灶的影响，无法判断病灶是否不摄取或低摄取 ^{18}F-FDG。而 CMR 显像可准确显示病灶部位、大小及与周围组织的关系，与 PET 融合图像后更能发现肿块黏液性成分不摄取 ^{18}F-FDG，是心脏黏液瘤的典型表现。

（王 超 席 云 张 敏 李 彪）

参 考 文 献

李思进，2019. 核素心肌显像临床应用指南（2018）. 中华心血管杂志，47（7）：519-527.

Antoni G, Lubberink M, Estrada S, et al, 2013. In vivo visualization of amyloid deposits in the heart with ^{11}C-PIB and PET. J Nucl Med, 54（2）：213-220.

Baratto L, Park SY, Hatami N, et al, 2018. ^{18}F-florbetaben whole-body PET/MRI for evaluation of systemic amyloid deposition. EJNMMI Res, 8（1）：66.

Castano A, Deluca A, Weinberg R, et al, 2016. Serial scanning with technetium pyrophosphate（^{99}mTc-PYP）in advanced ATTR cardiac amyloidosis. J Nucl Cardiol, 23（6）：1355-1363.

Dietemann S, Nkoulou R, 2019. Amyloid PET imaging in cardiac amyloidosis：A pilot study using ^{18}F-flutemetamol positron emission tomography. Ann Nucl Med, 33（6）：624-628.

Fontana M, Pica S, Reant P, et al, 2015. Prognostic value of late gadolinium enhancement cardiovascular magnetic resonance in cardiac amyloidosis. Circulation, 132（12）：1570-1579.

Law WP, Wang WY, Moore PT, et al, 2016. Cardiac amyloid imaging with ^{18}F-Florbetaben PET：A pilot study. J Nucl Med, 57：1733-1739.

Manning WJ, Atkinson DJ, Grossman W, et al, 1991. First-pass nuclear magnetic resonance imaging studies using gadolinium-DTPA in patients with coronary artery disease. J Am Coll Cardiol, 18（4）：959-965.

Morgenstern R, Yeh R, Castano A, et al, 2018. ^{18}Fluorine sodium fluoride positron emission tomography, a potential biomarker of transthyretin cardiac amyloidosis. J Nucl Cardiol, 25：1559-1567.

Morton G, Chiribiri A, Ishida M, et al, 2012. Quantification of absolute myocardial perfusion in patients with coronary artery disease：Comparison between cardiovascular magnetic resonance and positron emission tomography. J Am Coll Cardiol, 60（16）：1546-1555.

Nandalur KR, Dwamena BA, Choudhri AF, et al, 2007. Diagnostic performance of stress cardiac magnetic resonance imaging in the detection of coronary artery disease：A meta-analysis. J Am Coll Cardiol, 50（14）：1343-1353.

Nensa F, Tezgah E, Poeppel TD, et al, 2015. Integrated ^{18}F-FDG PET/MR imaging in the assessment of cardiac masses：A pilot study. J Nucl Med, 56（2）：255-260.

Page M, Quarto C, Mancuso E, et al, 2016. Metabolically active brown fat mimicking pericardial metastasis on PET/CT：The discriminating role of cardiac magnetic resonance imaging. Can J Cardiol, 32（8）：1039 e15-e17.

Park MA, Padera RF, Belanger A, et al, 2015. ^{18}F-florbetapir binds specifically to myocardial light chain and transthyretin amyloid deposits：Autoradiography study. Circ Cardiovasc Imaging, 8（8）：e002954.

Rinuncini M，Zuin M，Scaranello F，et al，2016．Differentiation of cardiac thrombus from cardiac tumor combining cardiac MRI and ^{18}F-FDG-PET/CT imaging．Int J Cardiol，212：94-96．

Plutchok JJ，Boxt LM，Weinberger J，et al，1998．Differentiation of cardiac tumor from thrombus by combined MRI and ^{18}F-FDG PET imaging．Clin Nucl Med，23（5）：324-325．

Siddiqi OK，Ruberg FL，2018．Cardiac amyloidosis：An update on pathophysiology，diagnosis，and treatment．Trends Cardiovasc Med，28（1）：10-21．

Stats MA，Stone JR，2016．Varying levels of small microcalcifications and macrophages in ATTR and AL cardiac amyloidosis：Implications for utilizing nuclear medicine studies to subtype amyloidosis．Cardiovasc Pathol，25（5）：413-417．

Trivieri MG，Dweck MR，Abgral R，et al，2016．^{18}F-sodium fluoride PET/MR for the assessment of cardiac amyloidosis．J Am Coll Cardiol，68（24）：2712-2714．

Yaddanapudi K，Brunken R，Tan CD，et al，2016．PET-MR imaging in evaluation of cardiac and paracardiac masses with histopathologic correlation．JACC Cardiovasc Imaging，9（1）：82-85．